JN298484

THE ENCOUNTER OF PSYCHIATRY AND PHILOSOPHY

精神医学と哲学の出会い

脳と心の精神病理

中山剛史・信原幸弘 編著

The Encounter
of Psychiatry
and Philosophy

玉川大学出版部

はじめに——精神医学の新展開と哲学

　現在日本では，うつ病を中心とする精神疾患にかかっている人は100万人近くになり，毎年約3万人を超える自殺者のうち，その半数以上が何らかのうつ状態を抱えていると言われている．これは本人や家族にとって悲劇であるのみならず，大きな社会問題の一つであると言えるだろう．

　そもそもうつ病，双極性障害（躁うつ病），統合失調症などの精神疾患は「心の病」なのだろうか，それとも「脳の病」なのだろうか．たとえば，うつ病の場合，気分が沈む，物事を悲観的に考えてしまう等々といった気分や感情に支配されることになる．その反対に，双極性障害の「躁」局面の患者は，気分や感情が昂揚し，ハイな気分になってしまう．こういう主観的な側面から見ると，精神疾患は通常の見方では，まさに「心の病」にほかならないだろう．

　しかし，上記のような「うつ」状態は，心的要因のみならず，遺伝的要因や環境によるストレスなどの要因によって引き起こされるものである．さらに，それが明確に「うつ病」と診断されるときには，脳内の何らかの不具合や異常——たとえば，神経伝達物質であるセロトニンの減少や樹状突起の変化など——に起因する「内因性」の精神疾患と判定される．そうすると，うつ病や躁うつ病をはじめとする精神疾患は，「心の病」というよりも，脳神経生物学的な視点からすると脳機能の疾患としての「脳の病」にほかならない，ということになるであろう．

　すでに20世紀初頭のドイツの精神医学界でも，自然科学的・唯物論的な精神医学が優勢を占めており，精神医学者グリージンガーは「精神疾患は脳の病である」と断言している．こうした精神疾患をすべて「脳」の障害へと還元してしまう「唯脳論」的な見方に対して，当時新進気鋭の精神病理学者（のちに哲学者）であったカール・ヤスパースはその一面性を批判し，自然科学的な因果的「説明（Erklären）」の方法と並立して，「心」を「心」として内的に理解しようとする「了解（Verstehen）」の方法の重要性を強調した．現代においても，精神疾患を「脳の病」としてその科学的・因果論的メカニズムを解明し，「薬物療法」を施すことは精神医学にとって不可欠な方法であることはいうまでもないが，しかしそうした脳科学的な見方に加えて，同時に「心」を「心」として内的に理解するという「了解」の視点も不可欠なものであり，こ

うした前提の上に立って，はじめて「精神療法」の意味も基礎づけられると言えるだろう．

ここで重要なのは，「脳の病」か「心の病」か，因果的「説明」か内的「了解」か，という二者択一のどちらかに軍配をあげることではない．むしろ本書では，「心の病」と「脳の病」，内的「了解」と因果的「説明」とをたんに対立的に捉えるのではなく，両者の相互補完的で協同的な関係を明らかにし，それによって精神疾患の全体像を提示することが重要であると考えているのである．

こうした「説明」と「了解」といった古典的な議論を超えて，近年では英米圏を中心に，「心」と「脳」との関係をめぐる「心の哲学」が，デネット，チャーチランド，チャーマーズなどの哲学者によって営まれている．こうした「脳」と「心」の関係に関しては，二元論，心脳同一説，機能主義，行動主義，随伴現象説等々のさまざまなスタンスがある．その中には，そもそもなぜ「意識」や「心」はあるのかといった「ハードプロブレム」，ないしは「クオリア」の問題，「わたし」という自我は脳科学的な説明によって還元ないしは消去されるのかといった問題，脳科学の進歩の結果，われわれの「意志の自由」は否定されるのか，といった問題なども展開されている．これらの問題に関しては，前著『脳科学と哲学の出会い──脳・生命・心』（玉川大学出版部，2008年）を参照されたい．

さて，本書は『脳科学と哲学の出会い』のいわば続編であるが，今回は『精神医学と哲学の出会い』というテーマを設定した．では，なぜ今「精神医学と哲学」なのか．このテーマを現在取り上げる意義はどこにあるのか．

前著の「はじめに」では，アメリカにおいて，20世紀最後の10年間が「脳の10年間」と位置づけられ，脳科学の進展が進められてきたことに触れたが，本書の第1章で取り上げられているように，2010年の *Nature* 誌の第1号では「精神疾患の10年（A decade for psychiatric disorders）」という論説が掲載され，今後の10年間はまさに「精神疾患の10年」と謳われているのである．これは脳科学や精神医学が進歩した今日，ようやく精神疾患を解明すべき時期が到来した，その際に精神疾患の治療のために精神医学と脳神経生物学とが今こそ手を結ぶべきだ，ということを意味するものであろう（⇒本書第1章参照）．

現代では，脳科学や精神医学のめざましい発達に伴って，精神疾患をめぐるさまざまな事実や知見が明らかになったと言いうるが，他面において精神疾患

の原因やメカニズムはいまだに未解明の部分が多い．たとえば一時期，うつ病における抑うつ気分や不安感は脳内の神経伝達物質であるセロトニンの量の減少に起因するとか，ドーパミンの過剰が統合失調症などの疾患と深く関連しているといった仮説が有力なものとして注目されたが，これらは一つの「仮説」より以上のものではない．最近では，脳の中の神経細胞の樹状突起の研究や，遺伝子レベルおよび分子生物学レベルでの研究も進められている．あるいはまた最先端の研究では，双極性障害（躁うつ病）の原因を神経細胞レベルのストレスや，細胞の中のミトコンドリアの異常によるものではないかという仮説まで出てきている（⇒第1章）．いずれにしても，精神医学が脳科学や遺伝的研究などを武器にして，具体的に精神疾患を解明するための新たなステージに入ったと言っても過言ではないだろう．しかしそこにはまた，さまざまな困難があることは否定できないだろう．

　このように，昨今では精神医学の側にも新たな展開が起こっており，そうした展開がまた精神医学に対する哲学的な吟味の必要性を要請しているということができよう．それゆえに，このたび本書で「精神医学と哲学」というテーマを取り上げるのは，上述の「精神疾患の10年」というスローガンを視野に入れて，こうした脳科学や精神医学の「新展開」を見すえつつ，精神医学の哲学的基礎づけや「精神医学と哲学」との対話を促進させることを試みようと考えるからである．

　しかし，一口に「精神医学」とは言っても，本書でも脳神経生物学（加藤忠史），精神療法とくに認知行動療法（榊原，田所），精神病理学（生田），「臨床哲学」（加藤敏）などのさまざまなスタンスがあり，また一口に「哲学」と言っても，さまざまなスタンスがありうる．特に本書では「哲学」サイドとしては，分析哲学的な「精神医学の哲学」（信原，榊原，田所）という流れから，「精神医学と実存哲学」（松丸，中山）というスタンス，「精神疾患の当事者研究」（河野，石原，村上）という流れといったさまざまな領域の方々に執筆いただいた．

　本書の第Ⅰ部は，精神医学・精神療法の第一線で活躍されている方々に，「生物学的および了解的アプローチの実践的な関連」という方向から，それぞれのスタンスに立って執筆していただいた．そこには，最先端の脳神経生物学の知見から，精神医学における「臨床哲学」の視点，そして精神療法の現場の視点に至るまで，さまざまな立場からの考察がなされている．とりわけ，冒頭の加藤忠史氏の論考は，現代日本の精神疾患（躁うつ病・うつ病等）研究のフ

ロンティアであり，脳神経生物学の最先端の研究成果や治療の現状等について述べられたものとして，重要な意義をもつものと言えよう．

他方，本書の第Ⅱ部は，科学哲学・心の哲学・現象学・実存哲学などの哲学的な立場から，精神医学や精神疾患に関する論考を執筆していただいた．そこでは，精神医学の科学化，発達障害と脳科学，精神疾患（特に妄想症状）と合理性，精神疾患と芸術的創造（ヘルダーリンとファン・ゴッホ），〈気分〉についての哲学的考察，「精神障害の診断・統計マニュアル」などといったテーマが論じられている．

第Ⅲ部の「座談会」では，脳と心の関係，真正のうつ病と偽似うつ病，「社会脳」の問題，「了解」可能性の限界，精神療法における「言葉」の問題，プラセボ効果の問題，遺伝子の問題，精神疾患の「治療」とは何か，精神疾患と創造性との関係，正常／異常とは何か，などのテーマが問題となった．

以上のように，本書では，因果的「説明」と心的「了解」の問題にとどまらず，精神医学と哲学をめぐるさまざまな論点が議論された．うつ病を含めた精神疾患は人間にのみ固有のものなのか，それとも動物も精神疾患にかかるのか．脳神経生物学の立場からすると，神経細胞などの物質的な因果関係の解明によって，結局「心」は消去されてしまうのか．精神療法において「言葉」の果たす役割とは何か．そもそも精神療法における「治療」とは何なのか——症状の消失なのか，社会への適応なのか，あるいは新たな人生の創造なのか．はたして，現代のような社会に「適応」すること自体がよいことなのかどうか．人間にとって，何が正常で何が異常なのか．そもそも「平均性」に正常の指標を求めるべきなのか，それとも「狂気」内包的な正常というものがありうるのかどうか（⇒第7章，第10章参照）等々の問題が座談会においても議論された．

本書の第5章でも問われているように，「なぜ他ならぬこの人に，他ならぬこの症状が，他ならぬこの時に顕在化したのか」(72頁) という問いに，精神医学や脳神経生物学は答えることができない．もちろんこの問いは，精神疾患だけにとどまらない．癌や心臓病のような重篤な身体的疾患，もしくは深刻な事故や災難に直面したときにも浮かび上がってくる問いである．しかし，上記の問いは因果論的な「説明」を超えた，個々人の唯一・一回性と代理不可能性とにかかわる実存的で根源的な問いに他ならない．こうした文脈においても，ここでは精神医学や脳神経生物学などの科学的視点からの「事実」の究明にとどまらず，哲学的視点からの「意味」への問いも必要とされるのではなかろ

うか．そのような意味においても，今こそ脳科学や精神医学は，哲学と相互に連携し合わなければならないのではなかろうか．

　本書を編集するに際して，一般の読者の方々にもわかりやすいように配慮したつもりであるが，専門的でやや難解であると感じられる部分も少なくないかもしれない．しかしながら，編者の一人として，すべての章の原稿に目を通したときに，「精神医学と哲学」，「因果的説明と心的了解」という基本線を中心としつつも，それぞれのスタンスに応じて，これほどバラエティーに富んだ論考や議論が展開されるとは思ってもみなかった．その意味では，大いに刺激になり，また勉強にもなった．読者にも，ぜひこうした感慨を共有していただければ，これにまさる悦びはない．

　編者代表
　　　　　　　　　　　玉川大学文学部　　中　山　剛　史

目　次

はじめに——精神医学の新展開と哲学……………………………中山剛史……3

第Ⅰ部　精神医学の現場から……………………………………11

1　精神疾患の生物学的研究の課題………………加藤忠史……12
1. 序——社会問題としての精神疾患　12／2. 現在の精神科診療の問題点　13／3. 精神疾患解明の歴史　14／4. 精神医学の歴史を振り返る　14／5. 生物学的精神医学をめぐる動き　15／6. 精神疾患はなぜ原因不明なのか　16／7. 神経科学を起点としたモデル動物研究の例　18／8. 精神疾患解明の目的　19／9. 精神疾患の病理学的基盤　20／10. うつ病の神経可塑性説　21／11. 精神疾患の検査法　22／12. 日本の臨床研究　23／13. 目指したい精神科医療　24／14. 精神疾患の克服を目指して　26／15. 我々の研究　28／16. ブレインバンク　29／17. おわりに　29

2　精神医学とは何か
　　　　——統合失調症を通して考える「脳とこころと生活」の医学
　　………………………………………………………………笠井清登……30
1. 脳とこころ（精神）と生活　30／2. 統合失調症——脳の疾患としての普遍性　31／3. 統合失調症を持つ人——生活する主体としての個別性　33／4. 脳とこころと生活の医学としての精神医学　34

3　認知行動療法家は何をしているのか………………榊原英輔……36
1. はじめに　36／2. 治癒と寛解　37／3. 精神医療における免荷と再負荷　38／4. 認知行動療法における目標志向性　41／5. 了解と言語化　43／6. 概念化と協同的経験主義　46／7. 自分自身の治療者になること　50／8. まとめ　51

4　精神療法は精神医学の方法論について何を語るか
　　　　——精神医学基礎論（Philosophy of Psychiatry）の観点から
　　………………………………………………………………田所重紀……53
1. はじめに　53／2. 精神医学における二つの方法論　54／3. 精神療法の定義　56／4. 症例提示　57／5. 精神療法を方法論

的に基礎づけるための心のモデル 57／6. 解釈学モデル(Hermeneutic model) 58／7. 認知行動モデル(Cognitive-Behavioral model) 60／8. 問題提起——新たな心のモデルを求めて 61／9. 語り行動モデル(Talk-Behavioral model) 62／10. 結び 64

5　精神医学と治療のアポリア ……………………………… 生田　孝 …… 69
1. 精神医学における事実学と意味学 69／2. 精神医学の2本の柱 70／3. 精神医学における治療とは 71／4. 事実と意味 71／5. 私の成立自体が問われる事態としての精神病 72／6. 心と脳の関係にともなう原理的困難 73／7. ビーリィのトリレンマ 74／8. 脳と心の対応関係 75／9. 精神障害の成因論 76／10. 心的現象の理解 77／11. 精神医学における「種」と「類型」，疾患単位と症候群 78／12. 精神障害の分類——四つの階層 79／13. 心因性精神障害における精神療法の意味 81／14. 内因性精神障害と了解可能性について 82／15. 精神療法の成立根拠とは 84／16. ヴードゥー死 85

6　子供の死における想像上の過去
　　——助産師Bさんの語りから ………………… 村上靖彦 …… 88
1. 人工妊娠中絶とコンタクトの失敗 88／2. 嘔吐 90／3. 私をばらばらにする他者 91／4. 声をかけられない他者 92／5. 声をかけうる存在としての他者 95／6.「生まれてきたぞ，そして亡くなったぞ」——想像上の過去について 98

7　現代精神医学における正常／異常概念の検討 ……… 加藤　敏 …… 102
1. はじめに 102／2. 分子遺伝学の知見から示唆される正常／異常 102／3. シュナイダーが構想した正常／異常 107／4. 現代における正常基準の上昇 111／5. 正常規範の制定を行う権力としての精神医学 117／6. 病的な規範を正常規範にとりこむ視点 120／7. おわりに 123

第Ⅱ部　精神医学の哲学 ……………………………………………… 125

8　妄想と合理性 …………………………………………… 信原幸弘 …… 126
1. はじめに 126／2. 合理性と理解可能性 127／3. 妄想の合理的理解の試み 129／4. 信念の病理 132／5. 妄想の不合理性の諸要因 135／6. まとめ 139

9　医療の科学化と精神医学 …………………………… 横山輝雄 …… 142
1. 医療の科学化 142／2. 精神医学と科学性の問題 144／3. ヤ

スパース『精神病理学総論』の評価をめぐって　148／4. 科学とアート　150／5. 現代の科学論への示唆　152

10　精神病理学者ヤスパースから見たヘルダーリンとファン・ゴッホ
──精神疾患における人間存在の「深淵性」……………中山剛史……155

1. はじめに　155／2. 狂気と創造性──双極性障害と統合失調症　156／3.「了解」の限界と「了解」の多次元性　157／4. 統合失調症と形而上学的体験──ヘルダーリンとファン・ゴッホ　160／5. 統合失調症と芸術的創造との関係──人間存在そのものの深さと深淵性　164／6. おわりに　167

11　〈不安〉と「不安障害」………………………………松丸啓子……170

1. はじめに　170／2.「気分」としての〈不安〉　171／3.「不安障害」の症状としての〈不安〉　178／4.〈不安〉の克服　183／5. おわりに──〈不安〉の実存的意義　185

12　発達障害と脳科学──教育にとって何ができるのか……河野哲也……190

1. はじめに　190／2. DSM-5 での定義の変化　190／3. 脳科学と教育　192／4. 何が障害なのか──自閉症スペクトラムの本質　196／5. 当事者の視点の重要性　201／6. 障害は社会が生み出すものでもある　204

13　「精神障害の診断・統計マニュアル」（DSM）と医学モデル
…………………………………………………………石原孝二……209

1. はじめに　209／2. DSM-ⅠとDSM-Ⅱ　209／3. DSM-Ⅲと操作的基準　210／4. 医学モデルの(再)導入　213／5. DSM-5　216／6. RDoCプロジェクト　220／7. 結語　221

第Ⅲ部　座談会　精神医学と哲学の出会い……………………………227

1. 精神疾患は「心の病」か「脳の病」か　228／2.「うつ病」と「疑似うつ病」の違い　229／3. ソーシャル・ブレイン(社会脳)・自己回復力　232／4. ヤスパースの「了解」概念　234／5. 双極性障害と統合失調症の場合　235／6. 動物もうつ病にかかるのか　237／7.「言語」の役割　238／8. プラセボ(偽薬)の効果について　239／9.「脳バンク」について　244／10. 脳の言葉と心の言葉　244／11. 精神疾患における「治療」の問題　248／12. 精神疾患と文化・社会の問題　249／13. 感想──「座談会」に参加して　253

あとがき………………………………………………………中山剛史……257

第Ⅰ部
精神医学の現場から

1 精神疾患の生物学的研究の課題

加藤忠史

1. 序——社会問題としての精神疾患

　世界保健機関（WHO）は，命が失われる，あるいは病気で働けないことによって何年失われたか，そのうちどの病気がどれだけ関与しているか，というデータ（disability adjusted life years; DALY）を出している．2009年に初めて日本だけの値を発表したが，その中で1位が精神神経疾患であった．精神神経疾患，癌，心血管疾患が三つの大きな負担になっており，精神神経疾患は，癌よりも大きな負担になっていることになる．自殺はこの精神神経疾患には含まれておらず，第8位の「意図的な怪我」に入っているため，これを合わせると，精神神経疾患が極めて大きな社会問題であることが浮き彫りにされている．このような事情を受けて，2011年，厚生労働省は，精神疾患を5大疾患に位置づけるようになった．

　現在，内科，外科を含めた全ての入院患者の中で13.5%，約20万人が統合失調症で入院しており，全科の疾患中，最大数を占めている．これは一時期，精神科病院数が増大して，多くの患者が入院した状態が後を引いている状態であり，統合失調症入院患者は高齢化していることから，この問題については，時と共に解消されていくことと予測される．

　一方，精神疾患の中で，今後最大の問題がうつ病である．国民の健康の中で最大の課題の一つであると言っても過言ではない．現在通院中の人は95万人という統計が出ているが，疫学調査における受診率などから，実際にはその数倍に上る可能性もある．長期休職者の多くをうつ病がしめると言われている．さらに，自殺者の半数以上は，おそらくうつ状態であったと見られている．

　うつ病の一番の問題は，簡単には治らない，ということである．初診うつ病患者には大体3カ月かかると説明することになっているが，病院に行って3カ月も治らないというのは大変なことである．薬が効き始めるのにすら2週間を要する．抗うつ薬が広く用いられているが，抗うつ薬は，飲んだ直後は効いた感覚はない．1〜2週間たって，やっと効いたかもしれない，という自覚しか

持てないような,非常に効き目の遅い薬であると言わざるを得ない.
　うつ病は,国が発達する段階の中で,最後に残された病気とも言えるかもしれない.貧困で,食べ物のない状態では,栄養失調が最大の問題である.栄養失調があると,感染症が蔓延する.医療が整っていないと新生児死亡率が高い.日本は戦後,こういった問題に取り組み克服してきた.しかし現代の最先端の医療をもってしても,いまだ克服できない大きな社会的負担として取り残されているのが,うつ病である.世界的にみると,感染症や栄養失調などが問題となっている地域も多くあるため,WHOの統計では,うつ病はまだ社会負担の第1位ではない.しかし,中国やインドなどの大国が成長を続け,その後に続く発展途上国が栄養や医療の問題などをすべて克服していくと,2030年にはうつ病が世界で最大の課題になると予測されているのである.
　これだけ治療が不十分なうつ病を克服するのは誰の仕事か,と考えてみると,脳科学が発達して多くの研究が行われ,医療も進んでいる国としては,アメリカ,ドイツ,日本などがある.世界の中で,脳科学と医療が発達した日本は,うつ病の克服という課題に大きな貢献をする責務があると言えよう.

2. 現在の精神科診療の問題点

　精神疾患患者は三つの苦しみを背負っていると言われる.
　第一に,病気そのものの辛さがある.それから,副作用の問題.精神科の薬の副作用は,深刻なものが多く,この副作用の苦しみが二つ目の苦しみと言われている.さらに三つ目の苦しみは,その副作用の強い薬を我慢して飲んでいるのに,「気持ちの問題なのだから,薬に頼ってはいけない」などと周りの人に言われてしまうなど,病気だということがなかなか理解してもらえない辛さである.精神疾患患者は,現代医療の中で,この三重苦を抱えていると言われているのである.
　薬物療法の問題点としては,抗精神病薬は幻聴や妄想にはある程度効いても,陰性症状への効果が限定的であるなど,効果が不十分であること.効くのに時間がかかること.そして,副作用が強いこと.さらに,どの人にどの薬が合うかわからないという問題.また,薬物治療は対症療法的なものであり,根本治療ではないため,いつまでも飲み続けなくてはならないという問題もある.診断法の問題点としては,検査法がないため,医師によって診断が違うという問題がある.また,検査法がないため,病気が目に見えないことが,周囲

から「気の持ちようではないか」といった無理解や偏見にさらされる原因の一つとなっている．

3. 精神疾患解明の歴史

　精神医学は，複雑な歴史をたどってきた．紀元前にはヒポクラテスがメランコリーやマニアの概念を述べた．メランコリーは，メラン＝黒，コリー＝胆汁を意味し，黒胆汁が暴れるのが病気の原因であると考えられた．すなわち，当時から，精神疾患は身体の病気であるととらえていたことになる．ところが中世になると，より魔術的な考えとなり，魔女狩りと称して精神疾患患者が殺されたりしていた．19世紀になり，中世の間絶えていた，精神疾患を病気ととらえようという気運が高まった．この時代は，現代よりもさらに脳一辺倒の時代であったと思われ，盛んに脳研究が行われた．

　日本で初めて大学に精神医学の教室ができたのは1886年で，1900年代初め頃に行われていた研究は，脳を観察する神経病理学的な研究ばかりであった．初期の神経病理学的研究により，多くの精神疾患の原因が見出された．脳に老人斑と神経原線維変化がある病気，アルツハイマー病が発見された．また，当時精神病院に入院している人の2，3割を占めていた進行麻痺は，脳にスピロヘータが侵入して発症したものであることが判明し，抗生物質により治療可能となったため，現在では非常に少なくなっている．この時代，多くの精神疾患の原因が次々と解明され，克服できたものもあったのである．

　こうした中，原因がわからないまま取り残されてしまったのが，現在精神疾患と呼ばれている，統合失調症などの疾患群である．当時の技術でいくら脳を調べても，これらの疾患では，特異的な所見を見出すことはできなかった．もちろん，実際には多くの所見が報告されたが，それらの多くは，アーチファクトであった．そのため，統合失調症は神経病理学者の墓場である，と言われた．

4. 精神医学の歴史を振り返る

　このように，原因がわかっていない状態にもかかわらず，精神疾患に対し，侵襲的な治療が行われるようになった．サルで，前頭葉破壊により静穏化するといった観察など，さまざまな知見に基づいて，主に興奮して暴力をふるうよ

うな患者を対象として，精神外科が行われた．しかし，その後，人格に後遺症を残すことがわかったことに加え，当時はまだ倫理原則が確立しておらず，同意に基づかずに行われていたという問題もあり，治療法として用いられることはほとんどなくなった．

一方，神経病理学的な研究では結果が出ないことから，遺伝学にも関心が向けられた．モレルの提唱した変質論は，精神疾患の遺伝子が蓄積し，世界が堕落していくというものであり，精神疾患患者の遺伝子を途絶えさせるべきだ，という考え方から優生学が生まれ，この考えを元に，ナチスは精神疾患患者を次々と虐殺するという蛮行に及んだ．当時の人体実験などに対する批判からニュルンベルク綱領を経て，ヘルシンキ宣言ができ，研究倫理が一応確立した．

並行して，偶然に精神疾患に効く薬が発見され，それまで精神病院に閉じ込められていた患者が，外来で治療できるようになってきた．ところがその時代に，並行して，「精神病は存在しない，社会が精神病者を迫害するために作りだした装置である」「精神病者は精神病者のままで生きる権利がある」といったような，反精神医学的な考え方も提唱されるようになった．学生紛争の時代には，これが紛争と結びついて，当時の精神医学の大きな潮流をなした．国によっては，精神病院が次々に廃止された結果，浮浪者が増えてしまうなどの問題も起きたが，抗精神病薬の発達によって，外来治療が可能となったことと相まって，患者が地域で生活できるようになってきた．

5. 生物学的精神医学をめぐる動き

こうして，脳一辺倒の初期の精神医学から始まり，紆余曲折を経て，再び生物学的精神医学に陽が当たるようになった．現在行われているのは，脳一辺倒ではなく，生物・心理・社会モデルの文脈の中での生物学的な研究である．

しかし，実際に研究を進める上で，障害となったのは診断の問題である．

数十年前までは，医師によって診断が違うのはごく普通のことであった．診断が一致しないというだけでなく，用いる病名すら，医師によって違っていたのである．しかし，これでは研究の進めようがない．そこで，各疾患をどのように定義するかを逐一定めた，操作的診断基準ができた．当初は，生物学的な研究を含め，研究のための診断分類としての側面が強かったが，現在では，この診断基準に基づいて一定の治療をしようという治療アルゴリズムも整えられている．こうして，精神医学が科学への一歩を踏み出した．しかしながら，最

近ではまた，新たな問題も生じている．利益相反である．製薬会社と医師が結託して，新しい病気を作っているという「疾患喧伝（disease mongering）」の問題が取り上げられ，社会が翻弄されている感がある．

また「うつ病は心の風邪だ」といったキャンペーンによって，多少なりとも精神疾患に対する偏見が減り，精神科にかかりやすくなったのは良かった点であるが，逆に患者自身が，本来は直面すべき悩みであることに対しても，これは病気であり，病院で治療して治してもらおう，と考える場合もでてきた．すなわち，医学化（medicalization）現象である．また，研究を進めるための取り決めとしてできた診断基準が，あたかも実体であるかのように感じられてしまう現象も起きており，この診断基準のままで治療を進めれば良い，という思考停止につながりかねないと危惧される．

このような中で，一時おさまった反精神医学が，宗教団体により再度提唱されるようになっている．その団体は，全ての精神科の薬は良くない，9・11のテロも精神科医が処方した薬のせいで起きた，と主張しているという．

このように，さまざまな動きがある中，今後10年間を精神疾患解明の10年にしよう，というキャンペーンも提案されている．2010年の *Nature* 誌の第1号に，「A decade for psychiatric disorders」という論説が掲載され，脳科学が進歩した今，いよいよ精神疾患を解明する時が来た，精神疾患の治療を改善するために精神医学と生物学が協調して取り組むべきである，今後10年間を精神疾患解明の10年にすべし，と高らかにうたいあげている．

6. 精神疾患はなぜ原因不明なのか

精神疾患解明はどこまで来ているのだろうか．

そもそも，研究が進んでいる病気というと，自閉症，認知症，依存症，統合失調症，気分障害，不安障害だけであり，ほとんど研究が進んでいない病気も少なくない．なぜこんなに原因が不明のまま放っておかれているのだろうか．

一つには，常に，精神疾患は心の問題，社会の問題であるとされがちであるという問題がある．しかし，病気は，原因が解明されていない場合，大抵ストレスのせいにされてきた．例えば胃潰瘍は，昔はストレスが原因と言われていた．まさかピロリ菌というものが胃の中にいるとは，誰も考えなかった．ピロリ菌が発見され，それが抗生物質で治ってみると，ストレスは悪化の要因ではあるが，決して原因ではなかったことが明らかである．

同じように，精神疾患もストレスで悪くなることは確かであるが，それが原因かと言うと，それほど単純ではないと考えられる．また，精神疾患の臨床研究では，倫理的な困難を伴う．精神疾患患者の自発性とは何か，という点についても議論がある中で，精神医学の臨床研究は，あらゆる臨床研究の中で倫理的な困難さにおいても最もハードルが高いと言っても過言ではない．実際，これまでの生命倫理の歴史の中でも，精神科領域で問題が顕在化することが多かった．インフォームドコンセントの問題も，精神科領域で最初に大きく取り上げられたし，ある意味では，精神医学は生命倫理の最もフロンティアにあるといっても良いであろう．

また，解明された精神疾患は神経疾患とよばれるという面もある．アルツハイマー病も進行麻痺も，解明されるまでは精神疾患であった．しかし脳に顕微鏡で見える病変が見つかった時点で，神経疾患ということになっていく．精神疾患はいくら研究しても解明されない，というわけではなく，解明された精神疾患は，順次精神疾患のカテゴリーから除外され，これまで解明されなかったものが精神疾患として，まだ残っている，というのが現状である．実際，精神疾患の診断分類であるDSM-IVに含まれていたレット症候群は，原因が特定されたとして，DSM-5からは外される見込みである．

また，精神疾患解明の基盤となる脳の解明が遅れていたというのも一つの要素であろう．しかし，この20年間の脳研究により，脳について多くのことがわかり，多くの研究技術が開発された．100年前の技術で見えたのは，老人斑やスピロヘータだけだったかもしれないが，今の技術を使って脳を調べれば，おそらく多くの精神疾患で，病変を可視化することができると考えられる．

もう一つ，精神疾患を解明しにくかった理由として，動物実験だけでは精神疾患を解明できない，という問題がある．まず，動物に幻聴があるか，と考えてみると，おそらく，言葉がない動物に，対話性幻聴はあり得ないだろう．また，症状が似ていたら原因は同じか，という問題もある．例えば，肝臓病のマウスを研究した結果，マウス肝炎ウイルスを発見したとして，マウスの肝臓病モデルで原因を発見したので，これが人の肝炎も引き起こしているだろう，というのは単純すぎるであろう．予防接種のときに針を換えないでいたからC型肝炎ウイルスが蔓延した，というような真の原因は，やはり人で研究しなければわからない．

また，うつ病の研究で現在最も確立した実験方法として使われているのが，強制水泳試験である．ラットやマウスを水の中に入れると泳ぎ始めるが，その

うち動かなくなる．ところが抗うつ薬を注射してから泳がせると，泳いでいる時間が長くなる．これが抗うつ薬のテストとして使われているが，これは単に抗うつ薬をスクリーニングするためだけの方法であり，動かないからうつ病だというわけではない．人のうつ病とは異なる現象である．こうした実験に使われるマウスは，1秒前まで健康なマウスだったわけであり，水の中に入れられて動かなくなったからうつ病というわけではない．しかし，そのような基本的なコンセンサスは，まだ得られていない．実際には，この強制水泳試験でマウスが動かなくなるメカニズムがうつ病のメカニズムであるとして研究される場合も少なくない．

7. 神経科学を起点としたモデル動物研究の例

　神経科学領域における典型的なモデル動物研究を紹介してみよう．Sapap3というノックアウトマウスがある．Sapap3という遺伝子は，脳の一部である線条体に局在しており，これが一体何を意味しているのだろうかと興味をもった研究者が，Sapap3ノックアウトマウスを作製した．すると，このマウスは，目の周囲の毛がはげて，皮膚にもびらんが生じてしまった．これは，マウスが目をずっと掻き続けるために生じたものである．さらにさまざまな行動試験により，不安が強いと考えられた．線状体にSapap3を発現させると症状が改善した．この行動の原因は線条体であり，線条体からの神経伝達が異常をきたしたことが原因と考えられた．フルオキセチンという強迫性障害に有効な抗うつ薬を投与すると，目の周囲を掻く行動は減少した．以上からこれは強迫性障害のモデルマウスだと主張された．

　しかし，マウスの場合，目のところを掻いたとしても，強迫的に掻いていたのかどうかわからない．強迫観念の定義には，不合理の自覚があることが含まれるが，マウスが不合理と思っているかどうかは，知りようがない．また，先述のマウス肝炎ウイルスの例と同様に，これが人の強迫性障害と同じ原因で起きている現象かどうかはわからない．この遺伝子の異常で強迫性障害が起きているケースがあるのでなければ，これは人の病気のモデルとは言えないのではないかという問題も残る．

　また，抗うつ薬が効いたことを証明した点はモデル動物研究として有意義な点であるが，痒み止めが効くかどうかも試す必要がある．そんなわけで，この研究が本当に人の病気の解明に役立つかどうかはまだまだ未知数である．神経

科学の領域での精神疾患研究は，まだこのような段階にある場合も多いのが現状である．

　モデル動物は，構成概念妥当性，すなわち原因が同じであること，表面妥当性，すなわち症状が似ていること，予測妥当性，すなわち同じ薬が効く，という三つの妥当性を満たさなくてはいけないと言われている．ところが精神疾患研究は，この三つのどれか一つしか満たしていないようなモデル動物で行われていることが多い．例えば，先ほどの強制水泳試験は，実は予測妥当性＝薬が効く，という点しか満たしていないが，うつ病のモデル動物であるとされる場合が少なくない．

8. 精神疾患解明の目的

　精神疾患解明の最大の目的は，現在の精神科医療を変革することである．NPO法人日本双極性団体連合会（ノーチラス会）という当事者団体で行われたアンケートによると，初めて行った病院で双極性障害と診断されましたか，という質問に対し，驚くべきことに，77％もの人が，「いいえ」と答えている．それでは，何と診断されましたか，という質問で，一番多い回答は，「うつ病」であった．双極性障害の患者がうつ病と診断されて抗うつ薬を処方されると，躁転を引き起こし，病状が悪化する場合があるにもかかわらず，多くの患者がうつ病の治療を受けていたことになる．

　「精神科医は77％も誤診するのか」と思われるかもしれないが，これは誤診ではない．双極性障害は躁状態とうつ状態を繰り返す病気であるが，過半数の患者では，うつ状態から病気が始まる．双極性障害の人が初めてうつ状態になって病院を受診した際，「貴方は10年後に躁状態になるはずだから双極性障害です」という，予言のような診断をするわけにはいかないので，まだうつ状態しか現れていないのなら，「うつ病」と診断するのが正解なのである．すなわち，この77％の患者は，精神病理学的には正しい診断をされたが，その診断は脳とは対応していなかった，ということになる．残念ながら，双極性障害という病気は，現状の精神病理学では診断できないというのが現実である．この現状を，我々精神医学に携わる者は認めざるを得ない．

　言うまでもなく，精神医学は，医学の一分野である．医学であるからには，形而上学ではなく，実学として機能しなければならないという宿命を負っている．患者がそこに存在し，その人を治すにはどうしたらよいのかを考えるとい

う、誠に現実的な学問である．ところが，現状の面接診断では，そのニーズに十分応えられていない．患者の役に立つ精神医学であろうとしたとき，脳のレベルで病気を定義し，脳の病態に基づいてうつ病なのか双極性障害なのかを診断することが，最終的には必須となる．現状では，精神疾患を精神病理学的に分類しているが，研究を進めることによって，これを本来の病理学に変えていかなくてはならない．精神病理学は，医学としては，完成されたものではないのである．

9. 精神疾患の病理学的基盤

　例えば，脳の病気であることが広く知られている，パーキンソン病の原因が見つかった経緯を考えて見てみよう．パーキンソン病の原因は，中脳の黒質とよばれる部位の神経細胞の変性である．なぜこれが100年も前に発見されたかというと，黒質のドーパミン含有神経細胞が，メラニンを有しているために，肉眼でも黒く見えるからである．その結果，最終的に，パーキンソン病は黒質のドーパミン神経が変性する病気であることがわかった．

　この黒質の隣にも，やはりドーパミン細胞が集まっている場所がある．これは中脳腹側被蓋野（ventral tegmental area; VTA）と呼ばれているところである．ここは，意欲に関わる部位であるが，黒くはないため，肉眼では見えない．この部位のドーパミン神経を観察するには，脳を免疫組織化学的手法を用いて染色する必要がある．この方法で調べてみると，パーキンソン病の人で黒質の部分が少なくなっているのがわかるのと同じように，VTAのドーパミン神経細胞が変性している症例が見つかっている．こうした症例6例のうち4例は，うつ病と診断され，抗うつ薬や電気けいれん療法を受けていたという．つまり，うつ病の方の中には，実はVTAの神経細胞が変性している人も存在するということになる．

　そこまでわかっているのなら，どんどん研究を進めればよい，と思ってしまうが，この論文が1988年に出版されて以来，こうした研究は全く進んでいない．高齢うつ病患者の何割でVTAの神経細胞が変性しているのかを調べた研究もない．それがなぜかについては，最後に説明したい．

10. うつ病の神経可塑性説

　うつ病の原因仮説として今最も確立しているのが，神経可塑性説である．まず，この説が出てきた経緯について説明しよう．当初から，抗うつ薬は，セロトニンなどのモノアミンを増やすことが作用機序だろうと言われていた．しかしマウスの場合，抗うつ薬を注射すると脳の中のセロトニンなどは1時間後には増えるが，臨床で抗うつ薬の効き目が出てくるのは1，2週間後くらいである．ということは，セロトニンだけが原因ではないのではないか，と考えられ，研究された結果，BDNF（脳由来神経栄養因子）が増加することが抗うつ薬の効果と関係があると考えられるようになった．

　BDNFは，脳の中で，神経細胞の突起を伸ばしたり神経細胞の数を増やしたりする役割をもっている．1990年代にこの発見がなされるまでは，うつ病では，ある物質が多い，少ないといった，機能的な変化が原因と思われていたが，この発見から，うつ病では神経細胞の形態が変化しているのではないか，と考えられるようになった．この仮説に基づいて多くの研究が行われ，動物にストレスを与えると神経細胞の突起が萎縮したり，神経新生が減少したりしてしまうといった，形態変化が起きていることがわかってきた．現在では，うつ病は単にセロトニンが減少しているわけではなく，神経細胞が萎縮したり，あるいは数が減少したりしている病気ではないかと考えられている．

　ただし，脳内のどの部位の神経細胞萎縮が重要かは，まだ十分にはわかっていない．この発見のきっかけは，抗うつ薬が海馬でBDNFを増やすという知見から始まっているが，海馬だけが重要なのかどうかは，不明である．ここで調べられたのが海馬である理由は，整然と神経細胞が並んでいる海馬でしか，これを調べることができなかったからである．したがって，うつ病に重要な役割を果たす脳部位については，うつ病の研究をさらに進めなければわからないであろう．しかしながら，脳のどこの部位がうつ病の原因なのかを網羅的に探索した研究は少ない．

　さらに，亡くなったうつ病患者さんの脳で神経細胞の形がどうなっているのかを調べた研究は，ほとんど行われていない．その理由の一つは，神経突起の形態を細かく調べるゴルジ染色では，新鮮な脳を直接ゴルジ染色液で染色しなければならず，他の染色が何もできなくなってしまうため，こうした方法で調べることは容易でない，という実際的な問題もあると思われる．

11. 精神疾患の検査法

　現在，精神疾患は面接に基づいて診断しているが，これでは，どうしても評価者によって判断が異なる場合がある．さらに，患者が受診した時間によっても診断が変わるということさえ起こり得る．例えば，メランコリー型うつ病の患者は，朝に具合が悪く夕方にはましになるという日内変動がある．そのため，朝に面接を行えば，主観的な症状と客観的な徴候が一致しており，診断に迷わないが，夕方のかなりよくなったときに診察すると，客観症状と主観的症状に乖離があると判断してしまうかもしれない．このように，面接に頼った診断では，どうしても限界がある．最終的には，血液検査や脳画像診断などを取り入れていく必要がある．

　うつ病の血液検査として有望なものの一つが，デキサメサゾン抑制試験である．身体がストレスにさらされると，視床下部からCRHというホルモンが分泌されて下垂体に作用し，これに反応して下垂体がACTHというホルモンを分泌して，これが腹部にある副腎に働き，副腎からコルチゾールというホルモンが分泌される．これが副腎皮質ホルモン，コルチゾール（マウスではコルチコステロン）である．

　例えば，アトピー性皮膚炎など，幅広い目的で，この人工コルチゾールが薬として使われている．コルチゾールは，身体をストレスに適応させる作用があるが，長く分泌されていると，免疫が低下したり血圧が上がったりといった作用により，問題も生じてくる．そこで，コルチゾールが分泌されると，コルチゾールの受容体であるグルココルチコイド受容体を介して，この反応が抑制されて止まるという，ネガティヴフィードバック機構が存在する．このネガティヴフィードバック機能を調べる検査が，デキサメサゾン抑制試験である．

　デキサメサゾンという人工コルチゾールを投与すると，正常であれば，もともと身体がもっているコルチゾールの値が低下する．ところが，この人工コルチゾールを投与しても，ネガティブフィードバックが働かず，コルチゾールが下がらないという現象が，1960年代にうつ病において見出された．うつ病患者の約3分の2がこの異常を示す．特に当時内因性うつ病と言われた，現在のDSMの基準ではメランコリー型に相当する患者で，非抑制率が高い．さらに，うつ病が治ってもこれが正常化しない人では，早期に再燃しやすいと言われている．

これは診断に使えるのではないかと期待されるが，50年も前にこのような論文が出ていたのに，未だに診断には使われていない．その理由の一つは，他の精神疾患でも同じような非抑制パターンが出ることである．統合失調症，双極性障害，摂食障害，神経性無食欲症など，さまざまな精神疾患でも同様の異常が出るため，あまり疾患特有性がないとされて，結局臨床診断への応用はなされなかったと思われる．

　しかし，筆者は，これは今こそ臨床診断として使えるのではないかと考えている．なぜなら，現在問題になっているのは，うつ病と，統合失調症などの重症な精神疾患の鑑別ではない．現代の臨床では，同じうつ病でも，内因性のうつ病で，しばらく休養しながら薬物療法を中心に進めるべき人なのか，それとも非定型うつ病で，薬よりも精神療法を中心にしながら，生活の中で治療していくべき人なのか，それを鑑別して，治療選択を行いたいというニーズがあるからである．

　非定型うつ病は，メランコリーうつ病とは対照的な症状を呈するが，デキサメサゾン抑制試験でも，むしろ反対の結果を示すという報告がある．したがって，うつ病における治療選択ぐらいには使える可能性もある．この検査が臨床検査として応用されていないもう一つの理由は，大規模研究が行われていないことかもしれない．臨床検査として認めてもらおうとすると，主要誌に何百人，何千人のデータを報告して，この検査の有用性を示す必要がある．

12. 日本の臨床研究

　日本から出ている基礎医学の論文は，アメリカ，イギリス，ドイツに次いで世界で4番目であり，日本は基礎医学大国と言ってよい．ところが臨床研究の論文となると，世界で18位である．アメリカ，イギリス，カナダ，ドイツ，フランス，オランダ，イタリア，オーストラリア，スイス，ベルギー，スウェーデン，スコットランド，スペイン，デンマーク，中国，ノルウェー，フィンランドに次いで18位である．それだけ日本における臨床研究の勢いは，世界的に見ると弱いというのが現状である．これはなぜだろうか．

　精神疾患に関して言えば，厚生労働省の施策では，精神疾患を障害＝disabilityとしており，身体障害，知的障害，精神障害の3障害の一つとしてくくっている．これに従って，社会援護局の中に精神保健福祉課があり，精神疾患を，社会的に援助するものとして捉えている．そのために，精神障害者の

福祉が充実し、患者さんたちはその恩恵を受けている。その反面、精神疾患を病気として捉えて研究を推進しよう、精神疾患を解明して克服しようというような流れには、構造的に、つながりにくい。

しかし、これは、厚生労働省の官僚の方々に訴えるべきことではない。社会援護局の担当者は、自らのミッションをこなしているのであり、こうした人たちに、病気としての解明を進めることを援助して下さい、と言ってもそれは無理であろう。国の体制を変える、ということを考えていかないといけないのである。

例えば精神科の医局で勤務している人の数は、おそらくアメリカと日本では1桁違う。アメリカでは数百人が働いているが、日本では数十人である。そのため、常に人手が足りず、スタッフは外来診療、病棟診療、教育で忙しく、研究の時間がなかなかとれないことが多い。アメリカで研究をやっているのは、多くの場合、医師ではなく、Ph.D.研究者である。

脳、神経細胞、というキーワードで論文数をサーチすると、日本は世界3位くらいとなるが、精神疾患の臨床研究となると、世界の中で戦えている状況とは言えない。

もう一つ、臨床研究が困難な理由として、倫理や偏見の問題があげられる。うつ病は会社にとっても大きな問題であるということで、2011年に、血圧や血糖をチェックするのと同じように、うつ病も検診でチェックしようと政府が提案した際、その直後に、産業衛生学会が反対声明を出した。これは、うつ病をチェックするだけだと偏見を助長するだけに終わってしまう可能性があることや、個人情報保護という観点からの懸念、うつ病疑いの人が何百万人も現れても、精神科医には対応できない、産業医も不足しているし、特に精神科医の産業医は少ない、などさまざまな理由があった。これをうけて、国も、チェックはするが、本人にフィードバックするだけにする、とトーンダウンした。本当は、会社がしっかりとメンタルヘルスに気を配り、偏見も存在しない状況こそが理想的であろうが、残念ながら、現状ではそのようにはなりそうにない。

13. 目指したい精神科医療

さて、我々研究者は、こういった問題点を克服して、どんな精神科医療を目指すべきだろうか。まず即効的治療法を可能にしたい。現状では、うつ状態で病院に行ったら、三カ月くらいかかる、と説明しなければならないが、この治

療期間は，あまりにも長い．しかし最近，少し希望が持てる研究が出てきた．麻酔薬であるケタミンを，量を減らしてうつ病の人に注射したところ，40分後からうつ病評価尺度が低下し，その状態が3日ほど続いた，という論文がある．幻覚や解離症状などの副作用が現れる場合があるため，ケタミンそのものは治療には使えないと思われるが，このような即効的治療法を目指すべきだ，ということを思い出させてくれたという点では意義があったと言えるだろう．

それから根本的な治療法の確立である．患者会で講演をした際，「双極性障害の薬の開発を目指しています」と話したところ，患者さんから，作られた薬を一生飲まなければいけないのか，自分は一生薬を飲みたくはない，と言われたことがあった．最終的には，一度治療したらもう大丈夫，というような治療法を目指したいところである．具体的には，再生医療などが考えられる．筆者は，双極性障害は特定の神経細胞が機能を喪失する疾患と考えており，こうした細胞を補う再生医療により，長期に効果を維持する方法などが考えられる．

昨年，患者さん，ご家族，メンタルヘルスのプロフェッショナルの人たちが集まり，国に提言を行うための，「心の政策構想会議」という会が開催された．その会議で，患者さんたちから「現在は3分診療であるが，30分診療を実現してほしい」という提案がなされた．

確かに，現状の「3分診療」は，医療の改善すべき課題としてとりあげられることが多い．しかし，例えば虫歯になって歯科を受診したとき，ぜひじっくりと30分かけて治療してほしい，などと願うだろうか．30分診療してほしいと思うのは，病気が完全に治っていないからで，3分ですっかり治るのならその方がよいということはないだろうか．我々が究極的に目指さなければいけないのは，診療時間を30分に延長することより，短時間ですっかり治るような治療法なのではないだろうか．

また，悩みと病気をきちんと仕分けできるようにしたい，ということもある．昨今の患者さんが精神科の外来で訴えることは，必ずしも病気の症状ばかりではない．ごく当たり前の悩みや葛藤を，病気として訴える場合も少なくない．現在メンタルクリニックに来られる患者さんの多くは，実は悩みを相談したくて来院するという側面もある．これは，心理相談のシステムが整っておらず，とりあえず相談できそうな場所として，メンタルクリニックを訪れているという面があるのではないか．これに対し，精神科医は，悩み相談に1人1時間かける余裕もなく，結局薬物療法を選択することになりがちである．これは全くのすれ違いと言うべきであろう．薬物療法や心理療法による「治療」と，

心理的葛藤の克服は，本来別の課題である．直面すべき悩みと，薬などを使って治すべき病気を，脳科学の診断技術などを使って，仕分けられるようにしていく必要がある．

しかしながら，こうして治療を向上させ，最終的に精神疾患を100%撲滅すべきなのだろうか．筆者は，そうは考えていない．例えば季節性うつ病という病気がある．これは，冬になると食欲が出てきて，眠くなって，今ひとつやる気が出ない，という症状が，冬になるたびに出現する．これはもちろん，現代では病気であって，治療の対象となる．しかし，この季節性うつ病は，いつの時代も「病気」だったのであろうか．おそらく氷河期は「病気」ではなかったと思われる．寒くて食べ物が何もなくなる時期は，普通に歩き廻って過ごしている方が「病気」で，冬の間，寝て過ごす方が適応的と考えられる．こう考えると，精神疾患は，人類がいろいろな状況に適応できるように用意された多様性と，現代の環境との相互作用により生まれるものと捉えることもできる．従って，精神疾患を撲滅するのでなく，そのような病気を持っていても現代社会に適応できるようにする，ということを目指すべきであろう．

14. 精神疾患の克服を目指して

精神疾患は，どうしたら克服できるであろうか．アルツハイマー病研究の前例に学ぶのであれば，まずはゲノム研究により，まれな家系で，この遺伝子異常があると必ず精神疾患になる，というような遺伝子変異を見いだすことが有効と思われる．

現在，精神疾患のゲノム研究では，コピー数変化（CNV）が注目されている．これは，染色体の大きな領域が失われていたり，重複していたりする現象である．特に，両親が変異を持っていないのに，子どもがCNVを持っている場合が少なくないことが注目される．自閉症では，孤発例の10%程度が，こうした新しくできたCNV（de novo CNV）を持っている．自閉症は，一卵性双生児の一致率が非常に高く，遺伝子の病気だと推定されていたが，遺伝子の異常は，遺伝によるものとは限らなかったのである．

今後は，全ゲノム解析が行われていくであろう．現状では1人50万円程度を要する．アメリカでは，数百人の患者で全エクソーム（アミノ酸の配列に関係しているところを全部読む）を解析する研究が何十億円もかけて，盛んに行われている．こうしたまれな変異の研究では，数万人のDNAサンプルが必要

とされ，現状では多額の研究費を投入する他ない．しかし，これを可能にする方法がもう一つあるかもしれない．23&meという会社は，199ドルの費用で，いくつかの病気のリスクに関係した遺伝子多型を調べるサービスを行っている．その同意書には，このDNAを他の研究に使っても良い，という項目があり，この会社は，こうして研究を行っている．被験者に費用を負担してもらって研究する，という，目から鱗が落ちるような方法である．今のところ，日本人類遺伝学会は，こうしたDirect-to-Consumer（DTC）型のサービスはさまざまな問題を含むとして，反対しているが，今後，こうした方法についても検討が必要かもしれない．

アルツハイマー病の場合は，大多数の患者では原因遺伝子変異は見出されないにもかかわらず，まれな家系における原因遺伝子変異を導入したマウスを作ることにより，創薬研究を行うことができた．これは，老人斑，神経原線維変化などの特徴的な神経病理学的変化を持つという，アルツハイマー病の定義がしっかりしていたため，こうした特殊な動物モデルによる研究が，大多数の，遺伝子変異を持たない患者にも適用されるだろうと推測できたからであろう．

なお，精神疾患の動物モデルが，本当に動物モデルたり得るかどうかは，議論のあるところである．精神症状そのものを確認できなくても，患者で観察される生理学的な所見など，エンドフェノタイプと呼ばれるものを動物で確認することで，妥当性を検証することが試みられている．精神疾患では，アルツハイマー病のような病理学的基盤が明らかでないため，まずはそれを見出す必要がある．そこで，こうした遺伝子改変動物を用いて，脳の病理学的基盤を同定することが次のステップとなる．人の死後脳でこうした研究を行えばよいかもしれないが，人の脳は貴重な上，大きいので，全脳部位の中から異常なところを探すというような網羅的な解析は難しい上，さまざまなアーチファクトがあり，研究が困難な面もある．動物実験とヒトの死後脳を両方調べていく必要がある．

最終的に，神経病理学的な所見が確認できたら，その時点で初めて，医学的なレベルで「病気」「臨床単位」とよべるものとなる．現状の病名は，残念ながら「病気」ではなく「症候群」でしかない．こうして臨床単位が確立したら，次はこの臨床単位を診断できる方法を，先ほどのモデル動物で開発し，人における非侵襲的な診断法を確立する．また，動物モデルを使って，根本的な治療や予防法を開発し，特定の病理学的基盤を持つ患者群を対象として，臨床試験を行う．

現在行われている臨床試験では，面接診断に基づく診断を受けた人が被験者となる．しかし，精神疾患の薬の開発は，限界があると言われており，最近，いくつかの製薬会社が精神疾患の創薬開発から撤退したと言われている．その理由の一つは，プラセボ反応が高いという問題である．アメリカでは，謝礼を求めて，同じ人が複数の臨床試験を掛け持ちするなどの問題も生じているという．日本の臨床試験は遅れていると批判されてきたが，最近では，診療の枠内で行っている日本の臨床試験は質が高いと評価されている．このように，面接に基づく診断のみで臨床試験をしていると，対象が不均一となり，シャープな結果が出にくい．そのため，創薬開発と診断法開発は並行して進めていく必要がある．

こうした精神疾患克服へのロードマップを実現するための課題としては，現状では臨床研究と基礎研究が乖離しているという問題がある．動物実験は動物実験，臨床研究は臨床研究，ということで，両者が有機的につながっているとは言えないのが現状である．

しかし，今や，臨床研究，基礎研究などと言っている場合ではない．本当に医学を変える成果は，両者が融合した研究からしか生まれ得ないであろう．今まで100年かけてわからなかった精神疾患を解明しようとすれば，新しい技術をすべて注ぎ込んで研究しないといけないだろう．

15. 我々の研究

我々は，1980年代終わりから，磁気共鳴スペクトロスコピーという，MRI（磁気共鳴画像）装置を使って脳の中の物質を調べる研究を，双極性障害について行っていた．その結果，ミトコンドリア病という遺伝病と似たデータが得られた．ミトコンドリア病という遺伝病の家系で，双極性障害を伴う家系があることから，このミトコンドリア病の原因遺伝子を脳だけに発現させたマウスを作成し，行動を観察すると，よく動いたり，あまり動かなくなったりを繰り返すという，双極性障害によく似た行動の変化が現れた．このマウスに，双極性障害の治療薬であるリチウムを飲ませると，この行動が改善した．

以上から，我々はこのマウスがモデルマウスの3大要素を満たしていると考え，このマウスを用いて，脳病態の解明，治療薬の開発，診断法の開発を進めたいと考えている．

16. ブレインバンク

　この遺伝子改変マウスで見られる脳の病態を，今後，実際の患者の死後脳で確認する必要があるが，双極性障害患者の脳があまり保存されていないという現状に直面している．

　精神科の患者さんは，通常，外科や内科で亡くなるため，精神疾患の原因解明のために剖検されるということは少ない．まれに精神科で亡くなる場合は，事件性のあるケースが多く，研究にはつながりにくい．こうした理由で，双極性障害の死後脳研究は，滞っている．したがって，精神疾患のブレインバンクを設立する必要があるであろう．ブレインバンク事務局が広報を行い，患者さんの中に協力者を探し，しっかりした精神医学的な診断をしてから，献脳登録カードを所持していただき，亡くなったときに連絡をいただいて，脳を保存する．保存した脳は研究者に提供される．こういう流れができればよいと考えられる．気の遠くなるような話ではあるが，長い間原因不明だった精神疾患を克服するには，こうした社会的問題も克服していく必要がある．

17. おわりに

　精神疾患を病理学的に再定義できるようになったときこそが，精神医学の再スタートとなろう．そして，将来的には，脳を見て精神疾患を診断する時代が来るだろう．精神科医療にイノベーションがやってくるのである．2011 年に，文部科学省の脳科学戦略推進プログラムで精神神経疾患の克服という課題が取り上げられ，うつ病研究にも年間 3 億円弱の研究費が投入されることになった．また，ブレインバンクの準備調査研究も行われた．こうした研究をサポートする倫理グループも加わった体制で，研究が始められている．我々は，今，まさに，精神疾患克服への道を歩み始めたのである．

■参考文献
加藤忠史（2009）．『うつ病の脳科学―精神科医療の未来を切り拓く』幻冬舎新書．
加藤忠史（2012）．『動物に「うつ」はあるのか』PHP 新書．
加藤忠史・ブレインバンク委員会編（2011）．『脳（ブレイン）バンク―精神疾患の謎を解くために』光文社新書．

2 精神医学とは何か
統合失調症を通して考える「脳とこころと生活」の医学

笠井清登

1. 脳とこころ(精神)と生活

　身体のみならず、こころ(精神)の健康は、一人ひとりの願いであり、国民としての基本的な権利である。これからの社会の目標は、経済的な富の追求ではなく、ライフステージに沿って一人ひとりのこころの健康を向上させることであり、この実現が結果として社会全体の幸福度の上昇にもつながる、との認識が世界的に広まっている(Beddington et al., 2008)。その中で、疾患の生命・生活への損失の指標である DALYs(障害調整生命年)が癌、循環器疾患等を上回りトップである精神疾患の早期発見や予防は最重要課題となっている(Prince et al., 2007)。精神医学・医療は、ライフステージに沿った一人ひとりのこころの健康をどのように実現するか、という社会全体の目標の中に位置づけられる、重要な学問・実践なのである。2010年の Nature 誌新春号の巻頭言が、「これからの10年を精神疾患のために」と宣言した(Nature, 2010)ことは、このような背景を持つものと言える。
　精神医学は、医学の一分野として位置づけられてきた。医学の各分野は、特定の臓器とその機能を扱うが、精神医学の場合、臓器＝脳であり、機能＝こころである。精神医学は医学という科学の一分野であるから、「脳がなくなればこころはなくなる」という立場をとるが、それは必ずしも還元論を意味しない。なぜなら、人間の精神機能は、「メタ認知機能により、自分自身の像を表象し(自己意識)、それを言語(内言)によって改変する(自己制御)(滝沢ほか, 2010)」能力を持つからである。したがって、従来の脳科学は、こころを知るには脳(遺伝子、分子、回路レベル)を知らなければならない、という還元論の立場をとってきたが、特に心理社会的治療ということを考える場合、その作用点としてこころという機能を想定することは欠かせない。
　そして、脳やこころは、それ単体で自律的に機能するものではない。社会(家族、友人、他者、コミュニティ、環境、文化)との相互交流の中で機能している。この、脳とこころが機能する場を「生活」と呼ぶ。人間のこころは社

会からの評価を表象し，それにより自己像を改変し，社会へと行動を出力する．

このような脳とこころと生活の相互関係を成立させるために，人間に固有の言語は極めて重要なはたらきをしている．すなわち，言語とは，単なるコミュニケーションの道具としてではなく，自己像の表象，その改変，他者からの評価の表象において，これらの過程（思考）を明晰化する役割を持っている．

2. 統合失調症——脳の疾患としての普遍性

統合失調症は，一般人口の約1％が罹患する非常に頻度の高い精神疾患であり，自我の障害を中核とする．自我とは，自己の知覚・思考・行動と外界（他者）のそれらとの明確な境界の認識であるため，その障害は，幻聴（自己の内言が他者の声として知覚される），妄想（外界の無関係な事象が自分に関連付けられる）といった精神病症状として表現される．脳科学は，知覚・認知（cognitive neuroscience）→情動（affective neuroscience）→社会性・内発性（social neuroscience「社会脳」）の順で発展し，ついに最も高次の精神機能である自我の解明を目指す，「自我脳」とでもいうべき段階にきた．自我の生理的側面は脳研究により，病理的側面は精神疾患研究，特に統合失調症研究によ

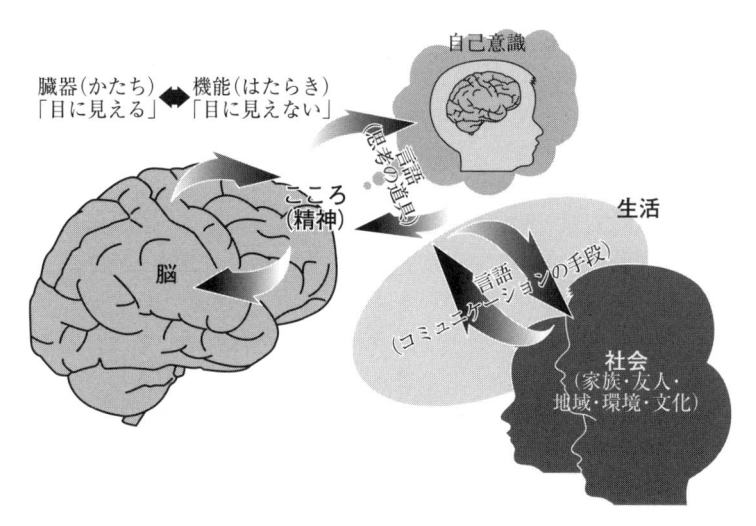

図1　脳とこころ（精神）と生活の関係

り,双方向的に理解を進めるパラダイムが生まれつつある.

統合失調症は,程度の差はあるものの,発症前に比べて発症後に社会的な機能が低下する.E.クレペリンが「早発性痴呆 (dementia praecox)」と定義した1世紀前から,臨床的な病態進行に対応する進行性脳病態の存在が想定されていた.しかし,半世紀以上にわたる死後脳研究で,認知症のような神経変性所見(グリオーシス)が見つからず,「統合失調症の死後脳は神経病理学者にとって墓場である」との言葉が残され,統合失調症の発症後の進行性脳病態は否定されるに至った.一方,疫学・遺伝子研究の進展により,周産期のリスク因子や,神経発達に関連するリスク遺伝子が報告され,1990年代までに神経発達障害仮説が確立した.こうした病態仮説の確立は,逆に,抗精神病薬のほぼ生涯にわたる服薬で症状を緩和するという,ややもすると悲観的な治療観の確立につながった.しかし,神経画像工学の進歩と,精神病未治療期間 (duration of untreated psychosis; DUP) と社会的予後不良の関係の疫学的解明により,統合失調症発症後の脳病態進行の有無を再検討する神経画像研究が盛んとなった.その結果,初回エピソード(統合失調症を初めて明確発症した時期)患者において,大脳新皮質を中心とした進行性脳体積減少が明らかとなり(Kasai et al., 2003),DUPを短縮し,早期支援を行うことの科学的根拠が明らかにされた.身体疾患では,臨床病期(ステージ)と病理学的所見が対応しているが,精神疾患にはこれまで臨床病期概念が適用されてこなかった.2006年にマックゴーリーらが提唱した統合失調症の臨床病期概念(素因形成期,前駆期,初回エピソード,再発,難治化)(McGorry et al., 2006) は,精神医学の歴史上,画期的なことである.これも,神経画像の進歩によって,統合失調症の前駆期や初回エピソードにおける進行性脳病態の存在が発見されたことが大きい.

統合失調症を含む精神疾患の診断は,面接によるいくつかの臨床所見の組み合わせによって症候学的になされており,治療法選択,予後予測などの臨床判断について客観的なバイオマーカーが存在しないことが多くの医学疾患と異なる点である.統合失調症の科学的早期診断補助法の確立は,支援が必要な個人の同定の感度・特異度を向上させることにつながる可能性があり,医療従事者にとってのみならず,患者・家族にとっても切実な課題である.簡便・非侵襲的で,自然な状態で計測でき (real-world neuroimaging),信号解析法・データ解釈法が標準化されており,個々の症例に適用可能で,かつ多施設で実施可能な神経画像検査法が求められている.それらの条件を満たす近赤外線スペク

トロスコピー（near-infrared spectroscopy; NIRS）は，うつ症状を呈する患者の統合失調症と気分障害の鑑別診断補助について，2009年より先進医療に認められた（Cyranoski, 2011）．また，統合失調症前駆症状を呈する個人の発症リスク予測などにも応用が期待されている（Koike *et al.*, 2011）．客観的なバイオマーカーの開発は，血圧・血糖値といった生体計測値がまさに診断や治療の根拠そのものとなっている高血圧や糖尿病と同様，バイオマーカーを介して医療従事者と患者が双方向的に診断・治療を進める医学疾患モデルに，精神疾患を適用しようとする試みでもある．

ここまで，統合失調症を脳の疾患としての普遍性の側面からとらえ，従来の医学疾患モデルを適用しようとする営みを紹介した．精神疾患に対するスティグマを解決する上でも必ず経なければならない道程である．

3. 統合失調症を持つ人――生活する主体としての個別性

統合失調症の本質的特徴は，ライフステージ上思春期に好発することである．系統発生上，ヒトは「生活」を成立させるため，進化の過程で霊長類に比べて格段に大きな前頭前野を持つに至った．個体発達上もヒトは「生活」を成立させる基盤としての前頭前野の機能を成熟させるために，長い思春期という

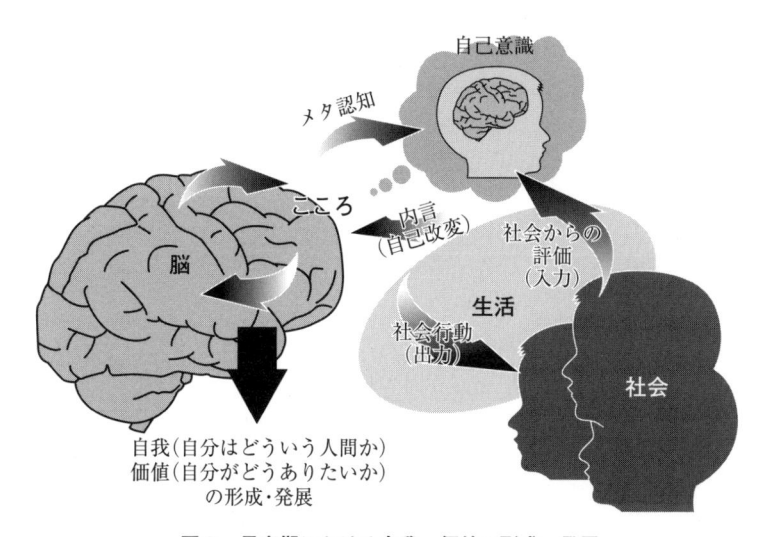

図2 思春期における自我・価値の形成・発展

ライフステージを持つに至り，それを通じて自我を確立する．

　思春期は，メタ認知機能が発達し，それに伴う自己像の形成，仲間からの評価の入力，そして自己の改変という回路を間断なく働かせ，これにより自我が発達する時期である．また，報酬系の発達においても，親の愛情や規則による基本報酬を通じて辺縁系が発達する小児期から，第二次性徴を通じて，仲間との関係（社会報酬），そして価値形成（将来の希望に向かって自己を発展させる；内的報酬）へと成熟を遂げる．おそらく統合失調症は，こうした自我や価値が思春期に形成されるプロセスの障害が本態ではないか．だとすれば，統合失調症を持つ人への支援は，自我や価値の形成の揺らぎをささえ，本来の方向に気づき，再び向かうことを助ける営みではないか．これが統合失調症を持つ人のリカバリー支援ではないかと考える．

　系統発生上も個体発達上も，脳とこころは生活を成り立たせるために進化し，発達してきた．コミュニティにおける生活は，人間の自我や価値の形成・発展にとって本質的なものであるはずである．だからこそ，一人ひとりのwell-beingの実現のためには，病院中心ではなくコミュニティ中心のアプローチが正当化されるし，就労ということがリカバリーのために本質的な役割を果たすのではないかと考えられる．知的障害を持つ人を多数雇用してきた日本理化学工業の大山氏が禅僧に，「なぜ知的障害を持つ人は，施設にいれば楽ができるのに，これほどまでに真剣に働こうとするのか」と尋ねた（大山, 2011）．そうしたところ禅僧は，こう答えたという．「人間の幸せとは，人に愛されること，人にほめられること，人の役にたつこと，人に必要とされることである．愛されること以外の三つの幸せは働くことによって得られる」．

4. 脳とこころと生活の医学としての精神医学

　今後，思春期の脳科学と統合失調症の発達精神病理学が双方向的に発展することで，コミュニティで生活すること，就労することの人間にとっての意味が統合的に解明され，統合失調症を持つ人の支援の理念が確立されるのではないだろうか．そこには，生物学を振り回す教条主義でも，反精神医学を叫ぶポストモダニズムでもない，総合人間科学とヒューマニズムにもとづく，脳とこころと生活の医学としての精神医学が確立するだろう．

　精神疾患とそれを持つ人は，脳の疾患としての普遍性と，障害のあらわれとしての生活における個別性の両面を持つ．この中で，医学的治療と生活支援，

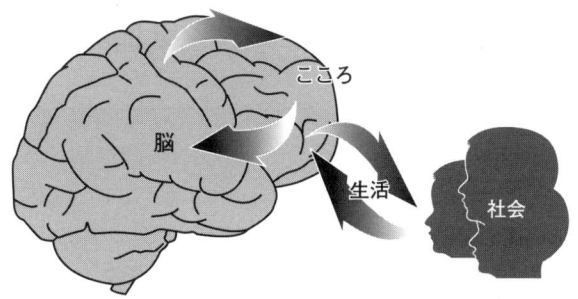

疾患の基盤としての脳 ⟷ 障害のあらわれとしての生活
脳の疾患としての普遍性 ⟷ 人間としての個別性・価値
医学的治療 ⟷ 生活支援・well-being
病院 ⟷ 地域
アカデミア ⟷ コミュニティ

図3　脳とこころと生活の医学としての精神医学

病院と地域，アカデミアとコミュニティのバランスモデルが確立されていくであろう．

■**文献**
Beddington, J., Cooper, C. L., Field, J., Goswami, U., Huppert, F. A., Jenkins, R., Jones, H.S., Kirkwood, T. B., Sahakian, B. J., and Thomas, S. M. (2008). The mental wealth of nations. *Nature*, 455: 1057-60.
Cyranoski, D. (2011). Thought experiment. *Nature*, 469: 148-9.
Kasai, K., Shenton, M.E., Salisbury, D.F. et al. (2003). Progressive decrease of left Heschl gyrus & planum temporale gray matter volume in first-episode schizophrenia: a longitudinal magnetic resonance imaging study. *Arch Gen Psychiatry*, 60: 766-75.
Koike, S., Takizawa, R., Nishimura, Y., *et al.* (2011). Different hemodynamic response patterns in the prefrontal cortical sub-regions according to the clinical stages of psychosis. *Schizophr Res.*, 132: 54-61.
McGorry, P. D., Hickie, I. B., Yung, A. R. et al. (2006). Clinical staging of psychiatric disorders: a heuristic framework for choosing earlier, safer and more effective interventions. *Aust N Z J Psychiatry*, 40: 616-22.
Nature (2010). 463: 9.［A decade for psychiatric disorders］
大山泰弘，(2011).『利他のすすめ』WAVE 出版，27-8.
Prince, M., Patel, V., Saxena, S., Maj, M., Maselko, J., Phillips, M.R., and Rahman, A. (2007). No health without mental health. *Lancet*, 370: 859-77.
滝沢龍・笠井清登・福田正人 (2010).「自分自身を変えるこころと脳―人間の精神機能と自己制御性」.『こころの科学』150: 100-6,

3 認知行動療法家は何をしているのか

榊原英輔

1. はじめに

　精神療法とは何だろうか．精神療法とは，言語的な働きかけで精神疾患を治療する営みである．この定義は，逆説的な響きを持っている．なぜなら「病気を治療する」という行為は，普通，言葉を用いて為しうることの一種であるとは考えられていないからである．

　私たちは一方で，精神療法家が，提案する，教える，指示する，褒める，同意する，質問するといった言語行為を行っていることを知っている．また他方で，精神療法家が病気を治療しようとしていることも知っている．だが，どうしたら言語行為によって病気を治療することができるのか，それが分からないのである．精神療法家が何をしているのかを理解するためには，言語行為という手段と，病気を治療するという目的がどのように結びついているかを理解する必要がある．そして，精神療法家が何をしているのかを理解することこそ，精神療法とは何であるかが分かるということに他ならない，と私は考える．

　本稿で取り組みたいのは，言語行為という手段と，病気の治療という目的の間の道筋に，大まかな見通しをつけることである．精神療法には様々な流派があるが，ここでは精神療法の中でも，多くの精神疾患に対する有効性が繰り返し実証され，日本でも最近保険が適用されるようになった認知行動療法を専らとりあげることにし，うつ病の治療過程を例として見ていくことにしたい．

　2節から4節では，認知行動療法において，病気を治療するということは何をすることなのかを明らかにすることで，目的の側から「病気の治療」と「言語行為」の間のギャップを縮めていく．5節から7節では，認知行動療法において言葉が何をするために用いられているかを論じることで，手段の側からこのギャップを埋めていきたい．

2. 治癒と寛解

疾患とは，広義には苦痛や機能障害を生じる状態一般を意味するが，狭義には，生物学的に規定された身体的異常が原因となって一定の症状や徴候を呈するものを指す．K. シュナイダーは，精神科領域において狭義の意味で疾患と呼べるのは，様々な精神症状が生物学的に規定された身体的異常によって生じたものに限られることを強調してきた（シュナイダー，2007: 7）．例えば，梅毒トレポネーマ菌の中枢神経感染症である神経梅毒は，狭義の意味での疾患である．神経梅毒では様々な精神的変調が生じるが，これは発熱が感染症の徴候であるのと同じように，疾患の徴候であるに過ぎない．

うつ病や統合失調症などの精神疾患は，遺伝性があることや薬物療法が有効であるといった間接的な証拠から，生物学的要因が関与していると想定されている．だが，それがいかなるものであるかは未解明である．また，各精神疾患に一対一対応する身体的原因が存在しない可能性もある．このため現状では，身体的基盤が同定されていない精神疾患は，一定の症状の組み合わせによって診断が下される．うつ病を例に挙げるなら，抑うつ気分，意欲減退，罪責感，不眠，食欲不振といった症状が見られるものを，私たちはうつ病と呼び慣わしているのである．

精神疾患の神経基盤（neural basis）を探る研究が近年盛んである．しかし，この種の研究が精神疾患の病態解明をもたらすためには，症状の組み合わせではなく，そのような神経基盤こそが，その疾患であるか否かの境界線を定義するものとなるように，概念のシフトが生じなければならない．てんかんは，まさにそのような概念シフトを経験した疾患である．てんかんはかつて，躁うつ病，統合失調症と並ぶ三大精神病と考えられていた．しかし，脳波計の発明とそれに続くてんかん学の発展は，てんかんが，大脳ニューロンの同期的な異常興奮（てんかん性放電）を生じさせる慢性の脳疾患であることを解明した．この「解明」によって，てんかん発作のような発作があるのにてんかん性放電がない〈偽発作〉と，てんかん性放電はあるが発作はない〈潜在性発作〉という概念が生じることになった．

てんかんの例と同様に考えると，うつ病においても，その生物学的原因が解明された暁には，抑うつ症状はあるがうつ病の身体的異常を欠いた〈偽うつ病〉や，うつ病の身体的異常はあるが抑うつ症状を呈さない〈潜在性うつ病〉

という概念が，意味をなすようになるはずである．だが，そのような概念に現代の私たちは戸惑いを抱くであろう．そして，戸惑いを抱くちょうどその分だけ，私たちはうつ病の生物学的原因が解明されたと言える地点から隔てられているのである．

　骨折とは骨が折れる疾患であるから，骨折の治癒とは骨が癒合することを意味している．ところが，多くの精神疾患はその病態が解明されていないために，何をもってその治癒と呼ぶべきかを定めることができない．それゆえに，精神疾患の治療では，治癒（cure）の代わりに寛解（remission）という言葉が用いられることになる．ここで寛解とは，一定の基準以下まで症状が軽快することである．精神医療における病気の治療は，薬物療法であれ精神療法であれ，病気の治癒ではなく，寛解を目指しているのである．

3. 精神医療における免荷と再負荷

　本論では，医療にかかり医療から離脱するまでの過程を描写するために，〈免荷〉と〈再負荷〉という一対の概念を提案したい．例えば転倒して足を捻り，くるぶしの痛みが引かず徐々に腫れてきたら，私たちは整形外科を受診する．受診するとレントゲン写真を撮られ，「右足関節内果骨折」と診断される．診断がつくと，足にギプスを巻かれ，足に体重をかけないように言われて松葉杖が渡される．医師からは，体力仕事は当面不可能である旨の診断書を渡される．数カ月後，骨が癒合してきたら患肢に徐々に体重をかけるよう指示される．衰えた筋力を回復させるために，リハビリをする必要もあるだろう．

　免荷とは，人が病気になった際に，その人に元々かかっていた負荷を取り除くことである．上述の例では，患者はまず身体的な免荷をする．具体的には，ギプスや松葉杖を用いて骨折した足に体重がかからないようにすること，そして骨が癒合するまでは力仕事を避けることである．身体的免荷は，侵襲性が高い治療を施すためにも必要である．例えば，外科手術や，激しい副作用を伴う抗がん剤の投与は，安静が保てる入院環境で行われる．

　身体的免荷が円滑に行われるためには，周囲の人々の理解と援助が必要である．T. パーソンズは，病気が有する社会学的な機能を，病人役割（sick roll）という概念を用いて説明した（Parsons, 1951: 436-7［邦訳 1974: 431-3］）．彼によれば，「病人」とは日常の社会的責務が減免される権利を得るかわりに，医療者と協力して治療に取り組む義務を負う，そのような社会的立場にある人

のことである．医師が発行する診断書には，人を社会的な意味での「病人」と認定し，身体的な負荷を避けている人を，「怠けている」という非難から守る免罪符の効果がある．病人役割のこの側面は，「社会的免荷」と呼ぶことができるだろう．

　これに対して，治療が進み医療から離脱していく過程は，免除されていた負荷を再び背負っていく再負荷の過程として描くことができる．骨が癒合しつつある足に荷重をかけ，筋力をつけるためにリハビリをするのは身体的な再負荷である．身体的に負荷のかかる仕事を，再び引き受けることが可能だと見做されるようになるのは，社会的な再負荷である．

　精神医療の治療過程も免荷と再負荷という観点から捉え直すことができるが，身体疾患の場合とは異なる点が少なくとも二つある．一つ目は，精神疾患の原因となる身体的異常が何であるかが未解明であるという点である．患者が社会的に免荷される根拠となっているのは，患者が健常者のように機能できることを妨げている身体的異常が，患者のうちに見出されることである．骨折の場合，身体的異常は誰の目にも明らかだろう．だが精神疾患では，原因となる身体的異常が何であるか，まだ解明されていないのであった．これは，精神疾患に対し，「単に怠けているだけなのではないか」という懐疑的な意見がいつまでもくすぶり続ける原因にもなっている．

　二つ目は，物理的・社会的な免荷と再負荷に加え，精神医療には心理的な免荷と再負荷という第三の過程が伴っていることである．足を骨折した場合，歩けなくなったのが怪我のせいであるのは本人にも周囲の人にも明らかである．だが精神疾患の場合は，発症後しばらくの間，病気のために生じている身体的・精神的な変調を，本人は，「怠けているだけ」「疲れがたまっているからだ」などと自分のコントロールと責任の及ぶ正常範囲内の調子の変化だと考える傾向にある．人が精神科を受診するのは，自力での対処に行き詰ったときである．さらに言うと，本人は最後まで自分が病気であるとは考えず，病識を欠いたまま，周囲の強い促しでしぶしぶ受診するという例も少なくないのである．

　心理的免荷とは，当初「気の持ちよう」「疲れがたまっているだけ」とされていた変調を，自分の責任とコントロールの及ぶ範囲外にある病気の症状として患者が捉え直すことである．以下では，Aさんといううつ病を発症した架空の症例を通してこのことを考えてみよう．Aさんは40歳の会社員で，3カ月前に課長に昇進した．しかし2カ月前から，夜に寝付けないようになり，頭

が回らず，仕事がはかどらないと感じ，遅刻を繰り返すようになった．産業医の勧めでAさんが精神科を受診すると，精神科医は詳しい生活歴と最近の変化を聴取した．ひとしきり話を聞き終えると，精神科医は「Aさんはうつ病です」と伝えた．そして，「Aさんは最近2カ月間ずっと気分の落ち込みがあり，夜は眠れず，頭がうまく働かず仕事が進まないということが続いていますね．これらは典型的なうつ病の症状です」と説明した．笠原嘉は，精神科を受診しうつ病と診断された人に，うつ病は単なる怠けや気のゆるみではなく，治療の対象となる病気であると伝えることを推奨している（笠原，1996: 149）．診断とは，「主訴」という日常生活上の問題を，医学の言語に翻訳するプロセスである．診断をつけるということには，患者に生じている問題の責任を，医療が引き受けるという含意が伴っている．それに呼応して，患者は問題に対するある種の監督責任を免除されることになるだろう．

　心理的免荷は，身体疾患の診断においても生じることがある．例えば軽度の倦怠感が初期症状となるある種の膠原病では，診断がつく前に，患者は「だるく感じるのは気持ちがたるんでいるからだ」と考えていたかもしれない．自分を責めていた人が，膠原病の診断を下され，倦怠感が膠原病の症状であったと知ったときには，診断に愕然とする一方で，安堵する気持ちもあるに違いない．とはいえ，心理的免荷はやはり精神科領域において特に重要である．なぜなら，精神疾患を構成する一つひとつの症状は，程度や質の差を無視できないとはいえ，日常に見られる心身の状態変化と大きくオーバーラップしているからである．憂うつはうつ病の一症状であると同時に，人生を彩る正常な情感の一つでもあるのだ．

　うつ病と診断されたAさんは，抗うつ薬を処方され，療養のために仕事を休む必要があると書かれた診断書を発行された．この診断書によってAさんは社会的免荷を受け，身体的負荷を軽減することが可能となった．治療開始から3カ月後，不眠や食欲不振，抑うつ症状にある程度の改善が見られたAさんは，段階的に復職することになった．復職の過程というのは，骨折の場合と同様，身体的再負荷と社会的再負荷の過程である．

　精神医療が身体疾患の治療過程と異なるのは，この過程に心理的な再負荷の過程が付け加わる点である．ここでいう心理的な再負荷とは，病気の症状とされていた心身の調子の変動を，患者が自ら責任を持って管理するべきものとして再び引き受けることである．

　精神医療の中で認知行動療法が担っているのは，身体的・心理的再負荷の過

程である．J. S. ベックは，認知行動療法家は「認知モデルを巧みに強調し，患者が自分の回復に対してある程度のコントロール力（そして，それゆえにある程度の責任性）を有することを暗に示す」と述べている（Beck, 1995: 47-8 [邦訳 2004: 62-3]）．認知行動療法は，再負荷の過程を担うという点で，外科手術よりも身体リハビリテーションに似ているといえるだろう．次節では，この再負荷の過程の内実を見ていくことにしよう．

4. 認知行動療法における目標志向性

　認知行動療法の重要な特徴の一つは，それが目標志向的な精神療法であるという点である（*ibid.*, 6 [邦訳: 8]）．ここでいう目標志向性というのは，病気の治癒や症状の軽減を目標にするという意味ではない．というのも，病気の治癒や症状の軽減を目指しているのは，認知行動療法に限らず，あらゆる治療行為に共通のことだからである．認知行動療法が目標志向的であると言われるのは，患者自身が立てた生活上の目標を，治療の目標とするからに他ならない．

　病気によって損なわれた対人関係や社会的役割を再構築し，その人らしい生き方を取り戻すことは，病気からの回復（recovery）と呼ばれている．一般的な医療では，治療者は病気の治療にのみ関与し，病気からの回復は患者に任せて，治療者はなるべくこれに干渉しないようにする．認知行動療法はこれに対して，病気の治療と病気からの回復を一つの不可分なプロセスと捉え，治療者と患者が協力してそれらに同時に取り組んでいくのである．

　認知行動療法では，回復を目指す際に課題となる点を整理し，長期的な目標や一連のセッションを通じての目標を何にするか患者と話し合う．この目標を見据えて，短期的な目標が組み立てられ，セッションごとの課題が設定されることになる（Kuyken et al., 2009: 152-7 [邦訳 2012: 217-25]）．目標として設定されるのは，患者の日常生活体験に即した事柄である．例えばAさんが，「また仕事ができるようになりたい」と言えば，それがそのまま目標となるだろう．しかし，Aさんが「うつ病を治したい」と言ったときはどうするか．そのときは，治療者が次のように患者を誘導するのである．

　治療者：Aさんが目標としたいことはございますか？
　患　者：うつ病を治したいです．とにかく何もする気が起きないんです．
　治療者：どのようなことができれば，うつ病が治っている状態だとAさん

は考えますか？やる気があるときには，Aさんは何をしているでしょうか？
患　者：以前は同僚と食事に行くことも多かったし，朝早くから出勤することができました．
治療者：なるほど．では，それを目標の形にして言い直すことはできますか？
患　者：はい．「同僚と食事に行く」，「遅刻せず出勤する」というのは目標になりそうです．

　ここで治療者は，病気を治療する，症状を軽減させるという医学的な課題を，生活上の課題に置き換えるように，患者を促しているのである．
　目標志向性と深く関係していることに，認知行動療法ではセッションとセッションの間の時間が重視されていることがある．セッションが週1回1時間であったとして，1週間のうち残りの167時間を活用できるかどうかが治療の成否にとって重要であるのは明らかである．認知行動療法では，各セッションの最後に，次のセッションまでの間に取り組むホームワークを相談して決める．ホームワークの目的は，セッションの中で立てた計画を実行に移したり，セッションで学んだことを生活の中で試し，その有効性や妥当性を身を以て検証したりすることである．治療の過程と回復の過程を一つのものとして捉えるということは，生活の場が治療の場でもあるということなのである（大野，2010: 42）．
　A. T. ベックは，認知行動療法の特徴を説明する件において，「治療者は，情緒障害を日常体験領域（realm of everyday experience）に引き入れ，使いなれた問題解決技法を用いるよう勧める」と述べている（Beck, 1976: 20 ［邦訳 1990: 13］）．診断の過程では，「あなたが経験している心身の不調は，うつ病の症状です」と患者に伝え，医療が問題解決の責任を預かった．これが心理的免荷である．これとは反対に，認知行動療法では「何ができればうつ病が治ったことになるのか」と患者に問い，医療が一度預かった問題解決の責任を患者に返す．診断が日常体験領域の問題を医学的問題に翻訳する〈順翻訳〉であるとすると，認知行動療法における目標設定は，「病気」を「治療」するという医学的問題を，「課題」を「解決」するという日常体験領域の問題に翻訳しなおす〈逆翻訳〉なのである．
　これは，来た道を引き返しているだけのようにも見えるが，実際には，診断

されるときと認知行動療法が開始されるときの間には一定の期間があるのが普通である．Aさんのように，自宅療養や薬物療法が試されることもある．また，自殺のリスクが高い場合や，症状が重い場合は，入院が必要となる．うつ病の認知行動療法は，軽症から中等症の症例において最も有効である．認知行動療法は，心身に負荷をかける治療なので，ある程度負荷を引き受けることが可能な状態になってから導入するのが望ましいだろう．

認知行動療法のスタンスは，典型的な医学のスタンスとは対照的である．後者では，患者の訴えと症状から病気の診断を導き，病気の身体的原因に基づいて治療法が選択される．例えば，急激な右下腹部痛と，腹部CTスキャンの所見から虫垂炎の診断に至り，虫垂切除術が施行される．つまり一度診断に至ったら，問題が医学的なものであるという位置づけは変わらないまま解決法が探られるのである．

だが，両者は敵対するどころか，免荷―再負荷という一連の経過を辿る精神医療のプロセスの中で，相補的な役割を担いうると私は考える．療養と薬物療法を武器としてきた精神医療は，免荷は得意なのに対し，再負荷は苦手である．認知行動療法は，そのような精神医療が苦手としていた再負荷の過程を補完することで，実り多い協力関係を築いていけるのではないだろうか．もちろん，精神医療の中で，再負荷の役割を担っているのは認知行動療法だけではない．デイケアや社会技能訓練などの精神科リハビリテーションの取り組みは，長らく再負荷の機能を担ってきた．また，認知行動療法ほど体系的でなくとも，精神医療に携わる者は，患者との関わりの中で回復のための援助を行ってきたはずである．

認知行動療法では，医学的問題が日常生活上の課題に置き換えられる．患者からすると，これは免除されていた身体的・心理的な負荷を再び背負っていくよう求められることである．認知行動療法家の仕事とは，患者が無理なく再負荷の道程を歩んでいけるように，患者を援助することなのである．以下の節では，この援助の際に，認知行動療法家がどのような言語的働きかけをするのかを具体的に見ていくことにしたい．

5. 了解と言語化

認知行動療法家がまず行うのは，患者が陥っている苦境がどのようなものであるかを言語化するよう患者に促し，明確にしていくことである．C. A. パデ

スキーらは，患者の苦境を，きっかけとなった状況，その時に生じた認知（考え），感情，身体的変化，取った行動に分けて表現する五部構成モデルの有効性を説いている（Padesky and Mooney, 1990）．以下では，うつ病で休職中のAさんと治療者とのやりとりを例として示そう．

　患　者：毎朝，目が覚めるとどんよりした気持ちになります．
　治療者：「どんより」というのは，もう少し具体的にはどのような感情でしょうか．
　患　者：自分に対するいらだち……というか「情けない」という感情ですかね．
　治療者：「どんより」ということは，体が重たい感じもするのでしょうか．
　患　者：そうですね．目覚めてもしばらくは起きる気がしなくて，時計を見ると11時で．
　治療者：時計が目に入ったとき，Aさんにはどんな思いがよぎりましたか．
　患　者：「同僚は自分のせいで余計に働いているのに，何をしているんだろう」と考えました．
　治療者：自分のせいで同僚に迷惑をかけていると思うと，情けない気持ちになりますよね．
　患　者：そうなんです．
　治療者：そのような気持ちになって，Aさんはどうしましたか．
　患　者：布団を頭にかぶって，もう一度寝ようとしましたが，眠れずに悶々としていました．

　上記のやり取りから，本来ならとうに出社しているはずの時間を指した時計を見たという〈状況〉において，同僚に迷惑をかけているという〈考え〉や情けなさという〈感情〉，体が重いという〈身体的変化〉が生じ，布団を頭にかぶってふさぎ込むという〈行動〉を取るということが明らかにされる．うつ病の症状という観点からすれば，これらは「無価値感」「日内変動を伴う抑うつ気分」「精神運動制止」と呼ばれるものであるが，同じ出来事を，患者の視点に立って，本人の体験に即して表現し直すことが重要である．
　患者の心境を本人の体験に即して言語化する上記の作業には，K. ヤスパースの言う了解（Verstehen）の過程が含まれている（ヤスパース，1971: 27）．了解とは，生活史上の出来事や心情や行動の展開に意味連続性（Sinnkontinuität）

を看取することである（シュナイダー，2007: 9）．認知行動療法では，治療者が一方的に患者を了解するのではなく，治療者が了解したことを患者に提示し，その了解の仕方が的確なものであるか患者自身からフィードバックをもらいつつ，患者と共有していくことが重要であると考えられている．

　患者を了解することは認知行動療法の出発点である．それゆえ，患者の了解可能性は認知行動療法の必要条件である．だがこのことは，認知行動療法が有効な精神疾患は心因性の病気であるとか，正常心理と何ら異ならないということを意味しているわけではない．ここでは，日本における従来の精神医学と，認知行動療法を見比べてみる必要がある．従来の精神医学では，正常範囲内の心理的変動から精神疾患を弁別（discriminate）し，的確な診断をつけることを重視してきた．そこでは，了解可能な正常心理との差異を求めて，精神疾患の了解不可能な側面や，正常心理との異質性が着目されることになる．一方，言語的な働きかけで精神疾患を治療しようとする認知行動療法は，精神疾患の了解可能な側面に着目し，努めてそれを誰もが経験する日常心理の延長線上に位置づけようとする．これは，ノーマライジング（normalizing）と呼ばれる認知行動療法の重要な発想である（Kuyken *et al.*, 2009: 149［邦訳 2012: 214］）．免荷の過程では健康と病気の不連続性が強調され，再負荷の過程では健康と病気の連続性が強調される．両者は医療の中で担う役割が違うのであり，一人の患者の二つの異なる側面に着目しているのである．

　患者の心境を言語化することには少なくとも三つの狙いがある．第一の狙いは，患者治療者間の信頼関係を強化することである．上述のやり取りで治療者が行っているように，治療者は「自分のせいで同僚に迷惑をかけていると思うと，情けない気持ちになりますよね」と患者の感情を繰り返すことで共感を示している．共感を示すことで，患者は治療者に「分かってもらえた」と感じ，治療関係が強化されるのである．

　第二の狙いは，患者が陥っている状況を整理することである．患者は，しばしば自分が陥っている苦境が何であるのかを正しく捉えることができない．患者は例えば「つらいんです」と言うかもしれない．しかしそれが絶望感なのか，空しさなのか，不安なのか，悲しみなのか，罪悪感なのかによって対処法は全く異なるだろう．また，実際に生じた出来事と，そのときに生じた価値判断が混同されていることもある．患者の苦悩に名前を与え，上述の五つの要素を区別して対象化することは，患者の自己理解を助ける働きがある．

　第三の狙いは，認知行動療法特有の介入技法を導入するための下準備であ

る．精神療法は，言葉を用いて病気を治療する営みである．さらに言うなら，「アブラカタブラ」という呪文によってではなく，言葉の意味を介して患者を治療する試みである．それゆえ，言語行為による働きかけが可能なものとなるように，患者の問題は神経生理学の概念によってではなく，常識心理学の概念を用いて表現されなければならないのである．うつ病のモノアミン仮説によれば，うつ病とはセロトニンやノルアドレナリンなどのモノアミンが不足した病態である．このような仮説から，薬物療法の指針は得られるかもしれない．だが，どのように言語的に働きかけていけばよいかは分からないだろう．対して，うつ病が現実にそぐわない否定的な考えや，行動レパートリーの縮小によって生じているなら，それを変えるために患者にどのように言葉をかければよいか，私たちは知っているのである．

6. 概念化と協同的経験主義

　患者の苦境を言語化し，それに共感を示すというのは，認知行動療法に限らず多くの精神療法に共通する手法である．認知行動療法にはさらに，患者への共感を前提とした上で，患者に変化をもたらすために積極的な働きかけを行うという特徴がある．そこで本節では，認知行動療法を特徴づける介入的な技法について簡単に説明していくことにしたい．

　介入を行うためには，どのように介入するかをまず決めなければならないだろう．その際の指針となるのが，症例の定式化（formulation），または概念化（conceptualization）と呼ばれているものである．概念化とは，前節で述べたように患者が〈どのような〉苦境に陥っているのかをまず同定し，その上で，患者がそのような苦境に陥っているのは〈なぜ〉なのかについての仮説を立てることである．W. クイケンらは，前者を記述的概念化（descriptive conceptualization），後者を説明的概念化（explanatory conceptualization）と呼んでいる（Kuyken et al., 2009: 26-9 [邦訳 2012: 37-40]）．介入の仕方を決定する指針になるという点で，概念化は診断に似ている．だが，診断には患者の苦境を医学的な問題と位置付けて，医療が責任を引き受けるという含意があったのに対し，概念化は患者の苦境を日常体験領域の問題として位置づけ，患者に問題解決への主体的な取り組みを求めるという点では，両者は対照的である．

　認知行動療法は，その名の通り，患者の苦境を不適切な認知や行動の問題と

して概念化する．そこで，まずは認知的概念化について見ていこう．うつ病の認知的概念化では，うつ病の発症と維持に，将来に対する否定的な認知（ex. この苦しみは永遠に続くだろう），自己に対する否定的な認知（ex. 自分は駄目な人間だ），周囲に対する否定的な認知（ex. 自分と付き合ってくれる人などいない）という，三つの否定的認知が関与すると考える（Beck, 1976: 105-6 [邦訳 1990: 86]）．うつ病患者は，自分が置かれた状況を現実以上に否定的に考える傾向があるわけである．

前節では，患者が陥っている苦境について，状況，認知，感情，身体的反応，行動の五つの要素に着目しつつ，その関連を患者の体験に即して了解することが重要であると述べた．うつ病の認知的概念化ではさらに，状況にそぐわない否定的な認知が，抑うつ的な感情や行動の減少や身体的不調の原因であり，認知が変われば，感情や行動や身体的反応もそれに応じて変化すると考える．うつ病で休職中の A さんの例を見てみよう．

患　者：自分は家でごろごろしてばかりで，役立たずです．情けなくなってきます．

治療者：うつ病の人は，将来や自分や周囲に対するネガティブな考え方を持つ傾向にあることが知られています．現実を見ずに極端な考え方に陥ってしまうことがあるわけです．極端な考えで気持ちが辛くなったり，体が重くなったりもします．そこで，「自分は役立たずだ」という考えが実情に合ったものかどうか，根拠を集めて吟味してみましょう．

患　者：分かりました．

治療者：まず，「役立たずだ」という考えを支持する根拠は何でしょう．

患　者：毎日昼近くまで何もせず，同僚に自分の穴埋めをさせて，迷惑をかけています．

治療者：では，逆に「役立たずだ」という主張に反対する根拠はありますか．

患　者：……いや，思いつきません．

治療者：もし，A さんの同僚がうつ病で休んでいて，「自分は役立たずだ」と言っていたら，どんな言葉をかけますか．

患　者：「病気の療養なんだから，怠けてるんじゃない．元気になればまた活躍できる」かな．

治療者：同じ言葉を自分自身にあてはめることができそうでしょうか．
患　者：ああ，そうですね．休んでいるのは病気の治療のためだということは，「自分は役立たずだ」という主張への反論になりそうです．
治療者：両方の根拠を考慮したうえで，バランスよく考えるとどうなりますか．
患　者：病気で一時的に人に迷惑をかけているが，きっとまた役に立つことができる，かな．
治療者：そのように考えると，情けない気持ちは変化するでしょうか．
患　者：はい，少しだけ変わったような気がします．

　患者の考えの妥当性を検証し，必要な場合には，より現実的な考え方に改めることで感情や行動の変化をもたらすこの技法は，認知再構成（cognitive restructuring）と呼ばれている．認知的概念化では，患者が陥っている苦境を，真偽を問いうる信念の問題に落とし込む．信念の問題なら，その真偽を検証するという言語的な介入が可能となるからである．先のやりとりで示したように，その際に認知行動療法家は質問を多用する．問うことによって患者に再考を促し，より現実的な考え方を患者自身に発見させるのがその狙いである．このような技法は，ソクラテス式問答法（Socratic method），あるいは導きによる発見（guided discovery）と呼ばれている（Beck, 1995: 8 [邦訳2004: 11]）．
　患者が生活上の課題に取り組む過程では，否定的認知は問題の深刻さの過大評価や，問題に対処する自分の能力の過小評価として表れる．認知再構成を用いれば，患者が本来悩む必要のない問題に悩まされていることが明らかになるかもしれない．注意すべきは，患者の否定的な考えが，現実の困難を正しく反映している場合もあるということである．実際に問題が存在するなら考え方を変えても無意味であり，現実に対処するために行動を起こさなければならない．その際は，問題解決技法という別の技法が用いられることになる．
　次に，行動的概念化である．行動的概念化では，先の五つの要素のうち，行動の失調に着目する．うつ病では，不快な経験を回避しようとして行動のレパートリーが縮小し，行動が環境によって強化される機会が減少するとされる．すなわちうつ病とは，行動に良い結果が伴うことで再び行動するようになる，という好循環が回らなくなってしまっている状態であると概念化されるわけである．それゆえ，行動を変えれば悪循環から抜け出すことができ，行動の変化

を追って気分や考えや体の調子にも改善が見られる，と説明がなされる．これは，外側から内側を変える（outside-in）方法と呼ばれている（Martell, 2001: 63 [邦訳 2011: 84]）．再び，Aさんとのやり取りを見てみよう．

患　者：会社からは，リハビリのために会社に来るのは構わないと言われています．でも朝は気持ちがどんよりして，出勤できないでいます．気分が晴れるといいんですが．

治療者：逆説的ですが，気分を変えるためにはまず行動から変えていくのが肝心です．うつ病になってから，1日の生活はどのように変わりましたか．

患　者：ほとんど家に引きこもっています．外に出ると，白い目で見られる気がしてしまって．

治療者：うつ病では，不快なことを避けようとして活動の範囲が狭まり，「やって良かった」と思えることが少なくなってしまうのが，悪い気分が続く要因だと言われています．まず行動を変えてみて，それによってどんよりした気持ちが変わるかどうか試してみましょう．

患　者：分かりました．でも何をすればいいのか．

治療者：うつ病になる前は，Aさんは落ち込んだときにどうしていたんですか．

患　者：そういえば，昔は嫌なことがあったときにはよく友人と食事に行っていました．

治療者：では，その友人とまた会ってみることはできそうでしょうか．

認知的介入が導きによる発見と呼ばれていたのに対し，行動的介入は導きによる活動（guided activity）と呼ばれている（*ibid.*, 73 [邦訳: 96]）．認知行動療法では，セッション中に行動計画を立て，セッションとセッションの間にそれを実行してもらい，効果を検証していく．萎縮した行動レパートリーを広げるために新しい行動を促すこの技法は，行動活性化（behavior activation）と呼ばれている．この際，患者が過去に困難に直面したときにどうしたかを尋ねることは重要である．というのも，患者が元々持っていた強みや社会的資源を利用できることが分かるかもしれないからである．新たな能力を教え込むより，既に持っている能力を活用することの方が容易である．さらに，自分が元々持っていた強みや社会的資源を用いて問題を解決できたという経験を重ね

ることができれば，患者は治療者から自立するための自信を回復することができるのである．

　認知行動療法が理想とするのは，協同的経験主義（collaborative empiricism）という姿勢である（Kuyken *et al.*, 2009: 68-9 [邦訳 2012: 97-8]）．協同的経験主義の「協同性」とは，患者が治療者と共に協力して課題に取り組むことを意味している．対して「経験主義」が意味しているのは，第一に，多くの患者に当てはまることが先行研究で実証されている概念化のパターンを，治療の際に積極的に利用するということである．認知行動療法では，うつ病における三つの否定的認知など，患者の精神疾患で一般的に見られる概念化のパターンを最初に患者に提示する．これは心理教育（psychoeducation）と呼ばれる認知行動療法の重要なステップである．過去の治療経験に裏打ちされた概念化のパターンを目の前の患者にもあてがうことで，私たちはゼロからでなく，「巨人の肩の上」から治療にとりかかることができるのである．第二の意味は，概念化は問題解決に向けての作業仮説であり，その概念化に基づいて患者が実際に課題に取り組んでみる，という「実験」の成否によって「経験の裁き」を受けるということである．既製の概念化はあくまで「第一近似」であり，それに基づいた取り組みが成功しなかった場合は，患者に合わせて概念化は修正され，修正された概念化の妥当性が，実生活の中で再び検証に付されることになるだろう．

　認知再構成と行動活性化は，認知行動療法を構成する多様な技法の一部分をなすに過ぎない．認知行動療法では，この他にも，課題を小さなステップに分けて解決法を探る問題解決技法や，自分の意見を適切に人に伝えるスキルを訓練するアサーション・トレーニング，身体に働きかけて不安や緊張を解きほぐす呼吸法や漸進的筋弛緩法，不安障害の認知行動療法では中心的な役割を果たす暴露反応妨害法などがある．しかし，これらの技法の解説については，成書に譲ることにしたい．

7. 自分自身の治療者になること

　認知再構成や行動活性化は，患者が自らの認知や行動を変えることによって，苦境から脱し，課題に取り組んでいくための技法である．認知行動療法家は，問題となっている認知や行動を同定し，患者がそれを改めていくことができるように言葉をかけて患者を導く．しかし，セッションの回数は有限であ

り，治療はいずれ終結を迎える．それゆえ，患者はセッションを通して，自分の力で認知再構成や行動活性化を行う能力を徐々に身につけていかなければならないことになる．

　L. S. ヴィゴツキーは，子供の精神的発達とは，子供がはじめ大人との言語的交流の助けを借りてようやく達成できたことが，大人とのやり取りが子供のうちに内面化されることによって，子供一人でも達成できるようになる過程のことであると述べた（ヴィゴツキー，2001: 302）．薬物療法と異なり，認知行動療法は治療者と患者の言語的交流によって病気を治療する営みであるから，ヴィゴツキーの考える精神的発達の過程は，認知行動療法にもそのままあてはまることになろう．すなわち患者は，はじめ治療者の導きが必要であったとしても，治療者との言語的交流が患者のうちに内面化されることによって，徐々に自らの力で課題を解決していくことができるようになるのである．

　認知行動療法では，上記の技法を患者自身が習得し，患者が「自分自身の治療者になる」ことが目指されている（Beck, 1995: 7［邦訳 2004: 9］）．したがって，よき認知行動療法家というのは，よき外科医ではなく，よき教師のことである．よき教師は，生徒が自分自身で問題に取り組めるようになるように，「魚を与えるのではなく釣り方を教える」のである．

8. まとめ

　本稿では，認知行動療法において，「言語行為」という手段と「病気の治療」という目標がどのように結びつくのかという問いが立てられた．本節では，2節から7節までの内容をまとめ，この問いにどのような答えが与えられたのかを振り返ってみることにしよう．

　まず，認知行動療法における「病気の治療」とは何であるかが論じられた．身体的基盤が未解明な精神疾患において，病気の治療とは症状の軽減を目指すことである（2節）．精神医療の中で，認知行動療法は身体的，心理的な再負荷の過程を担っている（3節）．認知行動療法における再負荷は，病気の治療という医学的目標を，課題の解決という日常体験領域上の目標に置きかえて，患者がそれに主体的に取り組む点に見出せる（4節）．

　次に，認知行動療法において，言語行為が何をするために用いられているかを見てきた．認知行動療法家はまず，患者が陥っている苦境を患者の体験に即して言語化し，患者の感情を繰り返すことで共感を示す（5節）．さらに，苦

境を認知や行動の問題として捉え直し,質問によって認知の正しさの検証を促したり,提案によって行動の変容を促したりすることで,課題に取り組む患者を導く(6節).患者は,治療者とのこのような言語的交流を内面化することで,課題を解決する力を身につけていくのである(7節).

認知行動療法ではこのように,「病気の治療」という目的と「言語行為」という手段が,「課題の解決」という媒介項によって結び付けられているのである.

謝辞

独立行政法人国立精神・神経医療研究センターの認知行動療法センター長の大野裕先生,同認知行動療法センター研修指導部長の堀越勝先生には,本稿の精神医療と認知行動療法の記述に関して丁寧なご指導を賜りました.また高千穂大学人間科学部准教授の金杉武司先生,玉川大学脳科学研究所研究員の小口峰樹氏,中央学院大学非常勤講師の村瀬智之氏,東京大学博士課程の森永豊氏からは,本稿の検討会で有益なコメントを頂戴し,原稿に反映させることができました.ここに記して,諸氏に感謝の意を表します.

■参考文献

Beck, A. T. (1976). *Cognitive therapy and the emotional disorders*, International Univ. Press; 大野裕訳『認知療法―精神療法の新しい発展』岩崎学術出版社, 1990.
Beck, J. S. (1995). *Cognitive therapy: basics and beyond*, The Guilford Press; 伊藤絵美・神村栄一・藤澤大介訳『認知療法実践ガイド 基礎から応用まで―ジュディス・ベックの認知療法テキスト』星和書店, 2004.
ヤスパース, K. (1971). (西丸四方訳)『精神病理学原論』みすず書房.
笠原嘉 (1996).『軽症うつ病』講談社.
Kuyken, W., Padesky C. A., and Dudley, R. (2009). *Collaborative case conceptualization: Working effectively with clients in cognitive-behavioral therapy*, The Guilford Press; 大野裕監訳『認知行動療法におけるレジリエンスと症例の概念化』星和書店, 2012.
Martell, C. R., Addis, M. E., and Jacobson, N. S. (2001). *Depression in context: Strategies for Guided Action*, W. W. Norton & Co., Inc.; 熊野宏昭・鈴木伸一監訳『うつ病の行動活性化療法―新世代の認知行動療法によるブレイクスルー』日本評論社, 2011.
大野裕 (2010).『認知療法―認知行動療法治療者用マニュアルガイド』星和書店.
Padesky, C. A. and Mooney, K. A. (1990). Clinical tip: Presenting the cognitive model to clients. *International Cognitive Therapy Newsletter*, 6: 13-4.
Parsons, T. (1951). *The Social System*, Free Press; 佐藤勉訳『社会体系論』青木書店, 1974.
シュナイダー, K. (2007). (針間博彦訳)『新版 臨床精神病理学』文光堂.
ヴィゴツキー, L. S. (2001). (柴田義松訳)『新訳版 思考と言語』新読書社.

4 精神療法は精神医学の方法論について何を語るか
精神医学基礎論⁽¹⁾（Philosophy of Psychiatry）の観点から

田所重紀

1. はじめに

　精神医学を他の領域の医学から際立たせているもの，その最も重要な要素が精神療法という営みにあることに異議を唱える人はいないだろう．手術のような他の治療とは異なり，患者の身体に直接触れることなく，主に言葉のやり取りを通じて行われる精神療法には，精神医学固有の何か根本的に異質な要素が含まれているように感じられる．何より，こうした一見奇異にも思える精神療法という治療に魅了され，そこにある種の憧憬を覚えて精神科医を志した臨床家は，決して筆者だけではないはずである．
　さて，いかに異質に見える営みであったとしても，精神療法が精神医学という学問分野の中で扱われる治療法の一つである以上，そこには何らかの基礎となる方法論が存在するはずである．例えば精神医学のもう一方の柱である薬物療法は，神経生物学を中心とした自然科学的方法論に基づいて日々研究が行われ，新しい治療法の開発やその効果の検証がなされている．それでは，精神療法が依拠している方法論とはどのようなものなのだろうか．残念ながら現時点においては，この問いに対する明確な答えはない．しかしながら，精神療法が他の領域における治療と同様に進歩・発展することが期待されている限り，新しい治療法の開発やその効果の検証を可能にするような，何らかの方法論が必要とされる．これは形式的な学問的要請にとどまらない．公的保険制度の下，公認された医師という立場で治療に関わる以上，その治療効果を裏づけるエビデンスだけではなく，その治療を行う理論的根拠（rationale）を示す必要が生じる．これはまた，治療者の患者に対する説明責任（accountability）としても要請されることになるだろう．
　本章では主に，精神療法を行う理論的根拠を与え，その進歩・発展に寄与するような方法論とはどのようなものなのかを考察する．そして，こうした精神療法の方法論的基礎づけを試みる過程を通じて，精神医学全体の方法論について再検討することが本章の目的である．ここでは，他の領域の医学との連続性

を示していると思われる自然科学的性格と，精神医学に特異的と思われる人文科学的性格との間の関係が再検討されることになる．つまり本章における論考は，精神療法の方法論的基礎づけを通じ，精神医学の固有性やアイデンティティの拠り所に光をあてる試みだと言える．

2. 精神医学における二つの方法論

　精神医学に関わる臨床家や研究者の多くは，精神医学が先に記したような一見相異なる二つの性格——自然科学的性格および人文科学的性格——を持つ，という直観を共有している．ここでは，こうした直観の源泉となっているであろう，精神医学における二つの方法論について考察する．本章で言う「方法論」とは，精神医学に関連した研究や実践における理論的根拠や哲学的前提のことである．言うまでもなく，精神医学は人間の心を対象としている．したがってここでは，人間の心ないし心的事象——いわゆる知性・感情・意志——がどのような存在として捉えられているか，そして，それらをどのように理解しようとしているか，という観点から考察を進めていくことにする．

　最初に，精神医学に特異的と思われる人文科学的方法論の方に焦点をあててみたい．このような方法論が明確になる典型的な場面は，目の前にいる患者の心的状態（精神状態）を理解しようと試みているときであろう．言わば，精神科医療における重要な第一歩である．例えば，目の前に「死んでしまいたい」という希死念慮を抱いている患者がいたとする．私たち臨床家がまず行うことは，この患者の希死念慮の背景となっている心的状態を理解することである．少し話をしてみると，この患者から，最近離婚をして急に孤独感に苛まれるようになったこと，さらにそんな折に仕事で大きな失敗をしてしまい，上司からひどい叱責を受けたことが明かされたとしよう．こうした情報をもとに臨床家は，この患者の心的状態を次のように理解する．すなわち，この患者は「自分は誰からも必要とされていない」「自分は社会の落伍者だ」という思いを強め，「生きている限りこのような状況はずっと続くだろう」という絶望感とともに，「死ぬ以外にこの状況から抜け出る方法はない」と考え，「死にたい」という希死念慮を抱くに至ったのだろう，といった具合である．このように，目の前の患者に様々な心的状態，すなわち信念や欲求などを帰属させることによって，その患者の心的事象——苦痛となっている感情や行動——を理に適ったものにするというのが，ここで言う人文科学的方法論の骨子なのである．

以上のような方法論と好対照をなすのが自然科学的方法論である．こうした方法論が明確になる典型的な場面こそ，薬物療法を試みているときであろう．現代の精神医学における薬物療法は神経生物学に依拠している．ここでは，抑うつ気分や不安さらには幻覚など，精神医学の対象となるあらゆる心的事象は，すべて神経生物学的事象として捉えられている．そして，こうして同定された神経生物学的事象の間に何らかの法則性を見出し，そうした法則性を利用して治療に結びつけようというのが，薬物療法の方法論的特徴だと言える．例えば，抑うつ気分を脳内のセロトニン濃度の減少という神経生物学的事象として捉え，セロトニン濃度を増加させる薬剤を投与して抑うつ気分の改善を図ったり，幻覚を脳内のドーパミン刺激が過剰に加わっている状態として捉え，ドーパミン受容体を遮断する薬剤を投与して幻覚症状の改善を図ったりする営みは，自然科学的方法論に依拠した営みの典型であろう．

　ここで両方法論の間の相違を明確にしておきたい．人文科学的方法論においては，目の前にいる一人の患者に信念や欲求などの様々な心的状態を帰属させ，心的事象を「理に適ったものにする（rationalize）」ということに尽きている．つまり，自然科学的方法論のように，こうした心的状態同士が必ずしも因果関係を取り結んでいると想定しているわけではないし，ましてやそこに法則性を見出そうという意図もない．つまり，同じ人間の心という対象について，人文科学的方法論は，様々な心的状態が互いに理に適った関係を取り結びながら複雑に絡み合う場とみなしているのに対し，自然科学的方法論は，様々な心的事象が因果的・法則的関係に従って生起する場とみなしているのである．

　こうした方法論上の相違を，精神医学の中で最初に明確に提示したのはヤスパース（Jaspers）である．彼は，様々な信念や欲求を帰属させることによって心的状態を理に適ったものにしようとする方法論を「発生的了解（genetisches Verstehen）」と名づけ，心的事象を因果的・法則的に理解しようとする方法論である「因果的説明（Erklären）」と区別している[(2)]．さらに，現代の哲学者マクダウェル（McDowell）は，こうした方法論の相違を，心的事象同士が取り結んでいると想定される関係性の相違として表現している．すなわち，心的事象を理に適ったものとして了解しようとしているとき，私たちはそれが「理由の空間（space of reasons）」に属しているものと想定しているのであり，他方，心的事象を神経生物学的に説明しようとしているとき，私たちはそれが「法則の領域（realm of law）」に属しているものと想定している

のである[3].

以上のように精神医学は，一見したところ全く相容れない二つの方法論を抱え込んでいるように思われる．実際，先のヤスパースは，発生的了解（genetisches Verstehen）と因果的説明（Erklären）は人間の認識における根本的に異なる二つの源泉であると主張している[4]．本章では，精神療法の基礎づけを試みるにあたり，ヤスパース以来の伝統となっている，上記のような方法論上の区別をたたき台とする．

3. 精神療法の定義

ここで，本章において考察の対象としている精神療法とはどのようなものなのかを定義づけておきたい．井村（1952）によれば，精神療法とは，治療者の言葉や態度などによって，相手の欲求や感情や思考に何らかの変化を与える治療法のことである．おそらく，この定義に異議を唱える臨床家はほとんどいないだろう．ここで重要な点は二つある．

まず一つは，精神療法の対象が広い意味での心的状態，すなわち信念（思考），欲求，感情などにある，という点である[5]．ある種の行動療法など，行動を主たるターゲットとした精神療法もたしかに存在するが，この場合でも，行動の変化だけをもって治療終結というわけにはいかないだろう．どのような行動療法であれ，人間を対象とした精神療法である以上，こうした行動変化によって感情や考えにどのような変化が生じたのか，そうした心的状態の変化を自覚し振り返れるようになることが最終目標とされているはずである．

そしてもう一つは，こうした患者側の心的状態の変化が，主として治療者側の言語的働きかけによってもたらされる，という点である．言うまでもなく，現実の精神療法において患者に変化をもたらす要因は，治療者の言語的働きかけだけにとどまらない．治療者の態度や立ち居振る舞いはもちろんのこと，治療が行われる場の雰囲気など，他にも様々な要素が変化をもたらす要因となり得る．とはいえ，治療者の言語的働きかけこそが主たる要因であり，そもそも言語的働きかけ自体に治療的効果がない限り，精神療法という治療そのものが成り立たないことは明らかであろう．

以上のような論点を踏まえ本章では，精神療法に関わる様々な臨床家たちの考えから最大公約数的な要素を抽出し，次のような定義を採用する．すなわち精神療法とは，主に治療者の言語的働きかけにより，信念や欲求などの患者の

心的状態に治療上好ましい変化をもたらし，苦痛となっている感情や問題行動などを改善する治療法のことである．

4. 症例提示

本章では，以下のような架空の症例における治療経過に注目することで，より具体的かつ実践的な形で，精神療法の方法論的基礎づけを試みる．

【患者】毎晩のように繰り返される過食（むちゃ食い）と嘔吐（自己誘発性嘔吐）に悩む30歳女性．
【現病歴】3カ月程前から将来結婚を考えている男性と同棲生活を開始したが，その頃より過食嘔吐が出現したとのこと．同棲相手の帰りが遅くなるときは特にひどく，近くのコンビニで菓子パンなどを大量に買いつけて食べては吐くという状況が続いている．
【治療経過】治療開始当初は，「過食嘔吐することの辛さ」「過食がコントロールできないことの辛さ」に関する訴えが一貫して続いていた．これに対し治療者は，「これほどひどい過食や嘔吐が続いているからには，よほど厳しい生活状況にあるのではないか」といった対応の仕方で，患者の食行動異常の背景にある心理社会的状況を探っていった．その結果，「彼の帰りが遅いと自分が見捨てられているような気がする」「自分にはこの身体しか取り柄がない」「常に彼の注目を惹きつけていたい」など，食行動異常に関連した信念や欲求を少しずつ表出するようになった．さらにその後は，「そもそも彼と同棲を始めること自体に迷いがあった」「司法試験の受験を諦めて彼からの同棲の提案を受け入れた」など，患者の人生設計に関わる背景についても自ら語るようになっていった．やがて，「もう一度司法試験を受けたい」と語り出し，面接のテーマは司法試験のための受験勉強の計画へと移っていった．試験勉強についての具体的な話が出始めた頃より過食の頻度は次第に減少し，実際に受験勉強が開始されるのに伴い，過食と嘔吐はほとんど認められなくなった．

5. 精神療法を方法論的に基礎づけるための心のモデル

本章では，先に提示したような精神療法による治療過程を適切に説明し，そ

うした過程がなぜ治療となり得るのかを明らかにしてくれるような心のモデルを構築する，という観点から考察を進めていく．ここで言う「心のモデル」とは，精神療法という営みの背景にある理論的根拠や哲学的前提を直観的に把握することを可能にしてくれるような，模式化された心の概念のことである．実は，以下で提示する心のモデルは，もともとは，先に述べたような精神医学における二つの方法論——人文科学的方法論（発生的了解）および自然科学的方法論（因果的説明）——が，それぞれ人間の心をどのようなものとみなしているかを明確にするために提唱されたものである．本章ではまず，こうした心のモデルをほとんどそのままの形で転用し，精神療法を適切な形で方法論的に基礎づけられるかどうかについて考察する．

　本章の最終的な目的があくまで精神医学全体の方法論に光をあてることにある以上，こうした転用には重要な意義がある．というのも，以下で提示される心のモデルがそのままの形で精神療法の基礎づけに転用できないのであれば，そのことは，これらの心のモデルが精神医学全体の方法論を基礎づけるためのものとしても不完全であり，改正の余地があることを示唆しているからである．

6. 解釈学モデル（Hermeneutic model）[6]

　先に述べたように，精神療法の場に限らず精神科医療の出発点は，患者の心的状態を的確に把握することである．このとき治療者は，患者が言語的に表出する心的状態だけでなく，患者が置かれている心理社会的状況をも聴取することにより，その患者に様々な信念や欲求を帰属させる．こうすることにより，患者の症状——苦痛となっている感情や問題行動——を理に適ったものとして理解することができるようになる．このような理解の仕方，すなわちヤスパースの言う「発生的了解」，あるいは，心的事象がマクダウェルの言う「理由の空間」に属している点に着目して構築した心のモデルが，解釈学モデル（Hermeneutic model）である．

　このモデルにおいては，信念や欲求などの心的状態同士，さらに，こうした心的状態と行動との間にあるのは専ら理に適った関係のみであり，因果的・法則的な関係は想定されていない[7]．つまり解釈学モデルは心を，様々な心的状態が互いに理に適った関係を取り結びながら——ここには社会的規範や文化的意義など様々な要素が複雑に関係するが——，多面的・多元的に千変万化し

ていく場とみなしているのである.

　このモデルの最大の長所は，少なくとも精神療法の初期段階については，その過程を極めて適切に基礎づけてくれていることである．先の症例に即して言えば，「彼に見捨てられた寂しさを紛らわせたい」という欲求や「太ると彼に見捨てられる」といった信念を帰属させることにより，過食嘔吐という問題行動を理に適ったものとして理解することに相当する．患者の話を丁寧に聞き，その生活環境や心理社会的背景に関する理解が進むにつれ，その患者に帰属させることのできる信念や欲求は加速度的に増加し，苦痛となっている感情や問題行動がより深く多面的に理解できるようになるのである．目の前の患者を患者としてではなく，私たちの仲間として共感をもって受け入れられるようになるのはこのような状況にあるときであり，ここにこそ臨床家の喜びの源泉があるように思われる．

　しかし，いざ治療を進めようという段になると，このモデルの短所が明らかになる．たしかにこのモデルは，目の前の患者の行動や感情を深く多面的に理解することを基礎づけてくれるが，それを一体どのようにして治療に結びつけたらいいのかについてはほとんど何も教えてはくれない．先の症例に即して言えば，どのような治療的介入をすれば，主訴である過食嘔吐を減少ないし消失させられるのであろうか．治療者が帰属させてきた様々な心的状態が互いに理に適った関係を取り結びながら複雑に絡み合う場——理由の空間——に対し，どのような介入をすれば治療となり得るのであろうか．例えば，理に適った説得などによって，「彼に見捨てられた寂しさを紛らわせたい」という欲求をなくせば過食行動は治まるのであろうか．それとも，「太ると彼に見捨てられる」という信念を変化させれば嘔吐行動は治まるのであろうか．

　たしかに日常の場においては，私たち臨床家も，上記のような理に適った説得が有効であるかのような素朴な直観をもっており，実際にそのような説得を行ってもいる．しかしながら，心的状態同士，さらに，こうした心的状態と行動との間に因果的・法則的な関係を想定していない以上，苦痛となっている感情や問題行動の改善といった治療的変化が起こる原理を説明したり，そのメカニズムを提示したりすることはできない[8]．そうなると，新しい患者に出会うたびに，毎回新たな治療的介入を盲目的に試みるような事態に陥ることになる．このような無鉄砲な営みを，専門家が行う治療とみなすことはできないように思われる．つまり解釈学モデルでは，精神療法という治療的営み全体の過程を適切に基礎づけることができないのである．

7. 認知行動モデル (Cognitive-Behavioral model)[9]

　上述したような解釈学モデルにおける欠点を克服し，治療に即した心のモデルとして提唱されているのが認知行動モデル (Cognitive-Behavioral model) である．このモデルにおいては，精神療法の基本的要素である信念や欲求などの心的状態同士，さらに，こうした心的状態と行動との間には因果的・法則的関係があると想定されている[10]．つまりこのモデルは心を，様々な心的事象が因果的・法則的関係に従って生起する場とみなしているのである．つまり，ヤスパースの言う「因果的説明」，あるいは，心的事象がマクダウェルの言う「法則の領域」に属している点に着目して構築した心のモデルが，認知行動モデルである．

　このモデルは，先の解釈学モデルとは対照的に，治療の段になってこそ，その長所が活かされる．というのも，認知行動モデルによる説明は，過食嘔吐を引き起こし維持している因果的・法則的メカニズムとして提示されることになるからである．先の症例に即して言えば，「彼の帰りが遅い」という出来事が「彼に見捨てられた」という患者の信念を引き起こし，無力感や絶望感といったネガティブな感情体験を介して過食行動を引き起こす．過食行動は「このままでは太ってしまう」という信念の生起を介して嘔吐行動を引き起こすが，今度は嘔吐行動が「こんなことをしたら彼に見捨てられる」という信念の生起を介して再び無力感や絶望感をもたらす．こうして過食と嘔吐の悪循環が維持される，といった説明がなされる．ということは，「彼の帰りが遅い」という出来事に対して「彼に見捨てられた」という信念を抱くことがなければ，あるいは，過食行動を引き起こすことのないような信念に取って代えることができるなら，過食行動は起こらないことになる．こうして，「彼の帰りが遅い」という出来事によって自動的に引き起こされる「彼に見捨てられた」という信念（自動思考）をターゲットとし，それをもっと中立的な信念――例えば「今夜は仕事が忙しくて残業している」という信念――に修正し，無力感や絶望感を抱くことがないようにする，という認知療法の方法論が生まれてくる．ちなみにこのモデルは，そのまま薬物療法を基礎づける心のモデルにもなり得る．例えば，何らかの向精神薬を内服することによって，「彼に見捨てられた」という信念から無力感や絶望感が生じないようにできれば，それに後続する過食行動を抑えることができることになる．このように認知行動モデルは，患者の症

状——苦痛となっている感情や問題行動——を引き起こし維持している因果的・法則的背景を明らかにすることにより，薬物療法や手術のような治療と同じような方法論を適用することを可能にしてくれるのである．

　しかし，こうした治療は果たして本当に効果的だと言えるだろうか．ここで問題となるのは，問題行動（症状）の背景となる心的状態は，認知行動モデルが想定するほど単純なものではないという点である．先の症例に即して言えば，「彼の帰りが遅い」という出来事に対して「彼に見捨てられた」という信念を抱くことがなくなり，「今夜は仕事が忙しくて残業している」という信念に修正し得たとして，これだけで本当に過食行動が治るだろうか．現実はそれほど単純ではない．というのも，この患者が他にも「彼に隠れて甘いものを過食したい」という欲求と「嘔吐すれば太らない」という信念をもっていたとしたら，たとえ「彼に見捨てられた」という信念が修正されたことによって無力感や絶望感を抱くことがなくなったとしても，過食行動は治らないだろうからである．先の解釈学モデルが明らかにしているように，患者の症状の背景には様々な心的状態が複雑に絡み合っているのであり，その中の一部のみに着目し，そこに因果的・法則的関係をあてはめて治療を行おうというのは，いささか単純に過ぎる考えではなかろうか．このように認知行動モデルは，薬物療法や手術といった治療と同じような方法論を精神療法に適用する道を拓くという大きな利点をもたらしてくれた反面，まさしくこの利点のために，症状の背後にある心的状態の複雑な全体論的性格を軽視せざるを得ないという，大きな代償を払っているのである．

8. 問題提起——新たな心のモデルを求めて

　ここまで，精神療法を方法論的に基礎づけるための心のモデルとして，解釈学モデルと認知行動モデルの二つを提示した．どちらのモデルも，精神療法に関わる臨床家たちが想定しているであろう，心のあり方の一面を上手くモデル化し得てはいる．しかしいずれのモデルも，それ単独で精神療法を適切に基礎づけているとは言い難い．それでは，精神療法を適切な形で方法論的に基礎づけるためには，どのような心のモデルを構築したらいいのだろうか．

　これまでの考察から，精神療法を適切に基礎づけるための心のモデルには，次のような条件が求められることが明らかとなった．すなわち，何よりもまず，患者の症状の背景にある複雑な心的状態をきちんと表現し得るモデルでな

くてはならない．しかしその一方で，精神療法という治療を基礎づけるモデルである以上，そこには何らかの因果的・法則的介入が可能となるようなモデルでもなければならないのである．つまり，先の解釈学モデルと認知行動モデルの長所を併せ持ったモデルを構築しなければならないのである．

9. 語り行動モデル（Talk-Behavioral model）

　先に述べたように，精神療法を適切な形で方法論的に基礎づけるためには，患者の症状——苦痛となっている感情や問題行動——の背景にある心的状態——信念，欲求，感情など——の複雑な全体論的性格をきちんとすくいとりながら，同時に因果的・法則的な治療的介入を可能にするような心のモデルを構築する必要がある．そして，そのための心のモデルとして筆者が提唱しているのが「語り行動モデル（Talk-Behavioral model）」である[11]．

　語り行動モデルにおいても，信念や欲求など患者に帰属させられた心的状態は，他の心的状態や行動と理に適った関係を取り結んでおり，少なくとも他者から帰属させられているだけという状況下では，ここで想定されているのは専ら理に適った関係だけであり，因果的・法則的関係は想定されていない．ここまでは，心を様々な心的状態が互いに理に適った関係を取り結びながら複雑に絡み合う場とみなす，先の解釈学モデルとほとんど同様である．しかし，こうした心的状態が患者自身によって言語的に表出されるようになると，このモデルは解釈学モデルとは異なる様相を呈する．すなわち語り行動モデルにおいては，患者に帰属させられた様々な心的状態は，そのままでは因果的・法則的な関係を取り結ぶことはないが，まさしく「語る」という具体的な行動として，他の感情や行動と因果的・法則的関係を取り結ぶと想定される．つまり，治療者が患者の感情や行動を理に適ったものとして理解するために帰属させる様々な信念や欲求——例えば「彼に見捨てられた」という信念——は，それ自体では何ら因果的な力をもたないが，「彼に見捨てられた」と語ることによってはじめて，無力感などの感情や，他の心的状態を表す「語り」——「彼の注意を惹きつけたい」など——を惹起する力をもつと考える．留意すべきは，ここでの「語り」は必ずしも，他人に向かって実際に音声として発せられるものだけではないという点である．他人に向かってはいるが声にならない音量ゼロの発話——いわゆる「語るふり」——はもちろんのこと，自分自身に向かって秘密裏に発せられる音量ゼロの語りも含めて考えている．特に重要なのは，こうし

た「自分語り」を行うことによって，自分自身の感情や行動に対して信念や欲求などを自ら帰属させる状況である．この場合，これらの信念や欲求同士，さらにはそれらと感情や行動との間に理に適った関係が成立するだけでなく，これらの信念や欲求を表す「自分語り」は，感情や行動――他の「自分語り」も含む――に対して因果的・法則的関係を取り結ぶことになる．語り行動モデルにおいては，こうした音量ゼロの「自分語り」がもたらす，理に適った関係と同時に因果的・法則的な関係をも取り結ぶ力を重視する．以下では，こうした語り行動モデルを先の症例にあてはめてみることにより，その治療過程を適切に基礎づけられるかどうかを検討する．

　患者の話を丁寧に聞き，様々な信念や欲求を帰属させることにより患者の症状――苦痛となっている感情や問題行動――を理に適ったものとして理解するという，精神療法の初期の過程については，語り行動モデルにおいても当然のことながら適切に基礎づけることができる[12]．その一方で，患者との間で治療同盟が確立された後の治療者は，患者の主訴である過食嘔吐に関連した事項を語らせることにそれほど熱心ではない．むしろ，こうした語りをできるだけさせないようにしながら，代わりに，治療的変化に結びつくような患者の語りを引き出すことに腐心している．このような関わりの中で，「司法試験の受験を諦めて彼からの同棲の提案を受け入れた」という挫折感を表明する語り，さらには「もう一度司法試験を受けたい」という将来の希望を表明する語りがなされ，それを重要な契機ととらえて面接を進展させている．その後は，司法試験を受験するための計画について共に検討し――同棲相手の説得や具体的な生活プランの策定なども含む――，実際に受験勉強を開始するに至っている．最終的には，こうした過程の中で，もともとの主訴であった過食嘔吐という問題行動が改善されていったのである．

　以上のような治療過程において最も重要なことは，患者の語りと患者の現実の行動とを結びつけることである．というのも，ただ単に「もう一度司法試験を受けたい」と語るだけでは，何らの行動変容も引き起こせないからである．面接の場を離れた日常生活において，「司法試験を受けたい」という音量ゼロの自分語りを何度も繰り返し行うだけでなく，この語りに関連した「同棲相手を説得しよう」「勉強時間を作ろう」という語りを引き出し，こうした語りと実際の行動――「同棲相手と話し合う」「試験勉強をする」――との結びつきが確立されてはじめて，治療的な行動変容がもたらされるのである．こうした行動変容の過程は，まさしく行動主義心理学において確立された連合学習の過

程そのものである.すなわち,ある特定のタイプの語り――音量ゼロの自分語りを含む――と,それに関連した特定のタイプの行動との結びつきが,何らかの外的要因――ここに治療者の治療的意図が関わる――によって強化されることで連合化され,治療上好ましい行動習慣が確立されるというわけである.つまり,語り行動モデルの観点からみると,言語的介入によって引き出された患者自身の理に適った語りと,それを治療的な行動変容へと結びつける因果的・法則的な学習過程こそが,精神療法における本質的な要素だということになる.

結局のところ,語り行動モデルに従えば,精神療法という営みは,医師(セラピスト)と患者(クライアント)の間で行われる「語り稽古(Talk-Behavioral training)」とみなすことができる.すなわち,患者との間でなされる理に適った言語的交流は,患者の症状――苦痛となっている感情や問題行動――を理に適ったものとして治療者が理解することを可能にするとともに,治療的変化に結びつくような患者自身の語りを引き出す.こうして引き出された語りは,因果的・法則的メカニズムである連合学習の過程を経て,治療的な行動変容さらには好ましい行動習慣の確立をもたらすのである.このように語り行動モデルは,解釈学モデルと認知行動モデルを統合する形で,精神療法を方法論的に基礎づけるための道を拓いてくれているのである.

実は,語り行動モデルによって記述される治療過程と酷似したものが,成功を収めている様々な精神療法の流派によっても記述されている[13].さらに,こうした流派の中では,語り行動モデルに沿った形でしか治療原理が説明できないようなテクニックさえ提唱されている[14].語り行動モデルは,これまで各流派の中で,各流派による専門用語によってしか説明され得なかった精神療法の治療原理について,流派を超えて統一的に説明し得る可能性を秘めている.これはすなわち,精神療法一般について,成功する精神療法に求められる条件とは何か,そしてその条件を満たすために治療者はどのようなことをすればいいのかといった,私たち臨床家にとって最も知りたい事項を明らかにしてくれる可能性を示唆しているのである.

10. 結び

ここまで,精神療法を方法論的に基礎づけるための心のモデルを構築するという観点に立ち,精神療法を行う理論的根拠を与え,その進歩・発展に寄与す

るような方法論とはどのようなものなのかを考察してきた．その結果，これまでに提唱されている解釈学モデルも認知行動モデルもともに，それ単独では適切なモデルとは言えず，両者の長所を併せもった心のモデルが必要とされることが明らかとなった．そこで本章では，新たに「語り行動モデル（Talk-Behavioral model）」と名づけた心のモデルを提唱し，それによって精神療法を適切な形で方法論的に基礎づけられる可能性を示した．

さて，精神療法を基礎づけるために上記のような統合的な心のモデルが必要とされるということは，精神医学全体の方法論について非常に重要なことを示唆しているように思われる．それはすなわち，ヤスパース以来の伝統となっている二つの方法論——人文科学的方法論（発生的了解）および自然科学的方法論（因果的説明）——を並べ立ててその相違を明らかにするだけでは，精神医学全体を適切に基礎づけることはできないということである．精神療法が精神医学における治療の大切な一角を担っている——それどころか精神医学のアイデンティティの拠り所となっている——限り，これを適切な形で基礎づけることのできる方法論こそ，精神医学に求められていると言える．語り行動モデルの提唱に集約される本章における考察は，精神療法の基礎づけという臨床的な視座に立って，伝統的に二分されてきた方法論を統合するための具体的なやり方の一つを提示する試みとも言えるのである．こうした論考は，精神医学の存在意義を明らかにし，その進歩・発展に寄与するような方法論とはどのようなものなのかという精神医学にまつわる根本問題に，一筋の光明をもたらしているとは言えないだろうか．

最後に，本稿のような精神療法や精神医学の方法論に関する論考が，人間の本性——人性（human nature）——について何を明らかにしてくるかについて簡単に触れ，本章を閉じることにしたい．

ある種の精神疾患，例えばうつ病に罹っている患者と同じような行動を示す動物——学習性無力ラットなど——は現に存在するし，そうした動物に対して薬物療法を行うこと——抗うつ薬の開発の過程では実際にこうした実験が行われている——は想定可能である．しかしそれでもなお，こうした動物に対して精神療法を行うことはとうてい想定不可能なように思われる．このように，精神療法は言語をもつ私たち人間に固有の営みだと言えそうである．しかしここで重要なのは，「言語をもつ人間にとってのみ有効な治療が存在する」，あるいは「そのような治療が有効となる疾患が存在する」という事実である．

言うまでもなく，私たちは因果的に閉じた物理的世界の中に生きる動物であ

る．そうである限り，私たちの行動や感情はすべて自然法則に従って生起する自然現象に過ぎない．しかしその一方で私たちは，言語を用いることで，こうした行動や感情を理に適ったものとすることによってはじめて，社会的な生を全うすることができる．精神療法という治療の存在は，法則の領域と理由の空間の両方に生きる，私たち人間の本質的特徴を反映しているように思われる．精神医学の対象が，法則の領域のみに生きる単なる動物ではなく，理由の空間にも生きる人間である以上，精神医学には，このような人性に関する洞察を深めつつ発展することが期待される．本章で提示したような精神療法や精神医学の方法論に関する研究は，ここで期待されているような精神医学の発展において，少なからぬ光明をもたらしてくれるはずである．

謝辞

　本稿の構想段階から何度も貴重な議論を重ねて下さった信原幸弘先生，哲学と科学論の立場から貴重な御示唆を下さった石原孝二先生，廣野喜幸先生，東大科史科哲の大学院生の方々，精神科臨床の立場から貴重な御示唆を下さった，小堀修先生，長谷川直先生，吉田泰介先生，木村大先生，半田聡先生，松木悟志先生，榎原雅代先生，小田靖典先生，野々村菜穂先生，そして何より，私の我が儘な研究生活を支えて下さっている，伊豫雅臣先生はじめ千葉大精神科の医局の先生方に，この場を借りて心から感謝申し上げます．

■注
（1）　この訳語は，「哲学」という語が与えるネガティブな印象に配慮した上で，筆者が独自に提唱しているものである．"Philosophy of Psychiatry" という新しい研究領域の概要や来歴については，Fulford *et al.* (2006) を参照．
（2）　ヤスパース (1971) を参照．彼は「Verstehen（了解）」を複数のサブタイプに分類しているが，その中で「理に適った関係（合理的関係）」という側面が最も強調されているものとして「発生的了解（genetisches Verstehen）」を選び，本章ではこれを「因果的説明（Erklären）」と対比させることとした．
（3）　マクダウェル (2012) を参照．ただし「法則の領域」という語は，「realm of law」に対する筆者独自の訳語である．
（4）　ヤスパース (1971) を参照．著書全体から明らかではあるが，彼にとっては，Verstehen（了解）という方法論の限界を見定め，Erklären（説明）という方法論の精神医学における役割を明確にすることが主要な関心事であったと考えられる．
（5）　「『私は太っている』と信じる」「『皆から注目されたい』と欲する」といったように，「『命題』＋心的態度」という形式で表現される心的状態のことを，心の哲学（Philosophy of Mind）では命題的態度と呼ぶ．多くの哲学者は，このような命題的態度によって表現される心的状態は信念と欲求が基本になっており，他の恐れや願望など多くの感情は，信念と欲求の組み合わせによって表現され得ると

考えている．ただし，すべての感情が命題的態度として表現され得るかどうかについては議論が分かれている．命題的態度に関する平易な解説は金杉（2007）を，信念と欲求の基底性についてはサール（1997）を参照．
(6) 本章で提示する解釈学モデルの典拠はSchwartz and Wiggins（2004）が提唱している「Phenomelogical and Hermeneutic Models（現象学的および解釈学的モデル）」だが，本章では，ここから現象学的な要素を取り除き解釈学的な要素を強調して用いている．ここで言う「解釈学（Hermeneutics）」とは，19世紀の哲学者ディルタイが，因果性や法則性に依拠した自然科学的方法論とは異なる，歴史学を中心とした人文科学固有の方法論として提唱したものに由来する（ディルタイ，1973参照）．解釈学モデルに基づいて目の前の患者を理解しようとする試みは，その患者の人生を主題とした歴史学だと言えるかもしれない．
(7) 命題的態度同士，さらにそれらと行動や感情との間にあるのは専ら理に適った関係（合理的関係）だけで，そこに因果的・法則的関係はないと考える立場を，心の哲学では解釈主義（interpretationalism）と呼ぶ．ただし，法則的関係は認めないが因果関係については認める，ディヴィッドソン流の解釈主義を支持する論者も多いことには留意されたい（信原，1999参照）．なお，あらゆる心的事象を考察の対象とするためには，心的状態や行動だけでなく，外界からの刺激や知覚についても考慮する必要があるが，過度の複雑さを避けるために本章では省略した．
(8) ナラティブ学派と呼ばれる精神療法の流派においては，本章で提示したような理に適った言語的介入——問題のあるストーリーを問題解決につながる代替的なストーリーに書き換えること——こそが治療原理だとみられている．しかしながら，こうした非因果的・非法則的介入が，どのようなメカニズムに基づいて治療的変化を引き起こしているのかについては，きちんとした説明が必要だと考える．
(9) 本章で提示した認知行動モデルの典拠については，Erwin（2004）を参照．
(10) 信念や欲求などの命題的態度同士，さらにそれらと行動や感情などが因果的・法則的関係を取り結ぶと考える立場を，心の哲学では機能主義（functionalism）と呼ぶ．機能主義についての平易な解説は金杉（2007）を，その哲学的含意や解釈主義との関係については信原（1999）を参照．
(11) 筆者が提唱する「語り行動モデル」の詳細と哲学的含意——心身問題や行為論に及ぼす影響——については，2013年1月提出の筆者の修士論文（東京大学大学院総合文化研究科）において展開されている．
(12) 語り行動モデルは，こうした初期段階での営みが単なる患者理解にとどまらず，場合によっては治療的効果さえもたらすメカニズムを提示することができる．すなわちこの段階での営みが，条件さえ整えば，患者に何らかの治療的に好ましい感情体験——「理解してもらえた」感じや安心感など——を喚起するような「自分語り」を引き出す可能性が考えられる．いわゆる「話を聞いただけで治る」「転移性治癒」「カタルシス」などと呼ばれる現象がそれであると考えられる．
(13) その代表例が森田療法である．森田療法こそ，語ることのうちにある合理性（理に適った関係）と因果性のダイナミズムを意識的に利用した精神療法であると考える（森田，1974参照）．他にもその典型例として山上による行動療法が挙げられるが（山上，2007参照），その名人芸的な治療過程は語り行動モデルによってこそ適切に説明し得ると考える．
(14) こうした例として，動機づけ面接法における「チェインジ・トークの引き出し」（ミラー，2007参照）や，解決志向ブリーフセラピーにおける「ミラクル・クエスチョン」（森・黒沢，2002参照）などが挙げられる．しかし，いずれのテクニックにも「稽古（training）」という観点が欠けていることは指摘しておく必要がある．本章の中で再三強調しているように，特定の語りが治療上好ましい行

動変容をもたらすまでには，継続的な連合学習の過程を経なければならない．

■参考文献
ディルタイ，W.（1973）.（久野昭訳）『解釈学の成立』以文社.
Erwin, E. (2004). Cognitive-Behavioral Models: Cognitive-Behavior Therapy. Radden, J. ed. *The Philosophy of Psychiatry: A companion*, Oxford University Press, 381-92.
Fulford, K. W. M., Thornton, T., and Graham, G. eds. (2006). *Oxford Textbook of Philosophy and Psychiatry*, Oxford University Press.
井村恒郎（1952）.『心理療法』世界社.
ヤスパース，K.（1971）.（西丸四方訳）『精神病理学原論』みすず書房；Jaspers, K. *Allgemeine Psychopathologie: für Studierende, Ärzte und Psychologen*, J. Springer, 1913.
金杉武司（2007）.『心の哲学入門』勁草書房.
マクダウェル，J.（2012）.（神崎繁他訳）『心と世界』勁草書房；McDowell, J. *MIND AND WORLD: With a New Introduction*, Harvard University Press, 1994, 1996.
ミラー，W. R.・ロルニック，S.（2007）.（松島義博・後藤恵訳）『動機づけ面接法――基礎・実践編』星和書店；Miller, W. R. and Rollnick, S. *Motivational Interviewing: Preparing People for Change*, 2nd ed., The Guilford Press, 2002.
森田正馬（1974）.『森田正馬全集 第四巻』白揚社.
森俊夫・黒沢幸子（2002）.『〈森・黒沢のワークショップで学ぶ〉解決志向ブリーフセラピー』ほんの森出版.
信原幸弘（1999）.『心の現代哲学』勁草書房.
Schwartz, M. A. and Wiggins, O. P. (2004). Phenomelogical and Hermeneutic Models: Understanding and Interpretation in Psychiatry. Radden, J. ed. *The Philosophy of Psychiatry: A companion*, Oxford University Press, 351-63.
サール，J. R.（1997）.（坂本百大他訳）『志向性―心の哲学』誠信書房；Searle, J. R. *Intentionality: An essay in the philosophy of mind*, Cambridge University Press, 1983.
山上敏子（2007）.『方法としての行動療法』金剛出版.

5 精神医学と治療のアポリア

生田　孝

1. 精神医学における事実学と意味学

　医学の知の構成は，一般的には図1のように生理学と病理学からなり，その両者に基づいて臨床医学が成立している構造になっている．生理学とは生体の正常な構造と機能を解明する学問であるが，それに対して病理学はいわば生体の「故障」学である．医師は，生理現象を理解したうえで，病理的逸脱をとらえ，その病理現象を生理現象に復旧させようとつとめるのである．これが臨床医学の基本的手法である．この場合，正常から異常への逸脱の有無が，つまり「差し引きのパラダイム」が，想定されている．極端に言えば，身体医学においては，異常を引き算し正常を足し算することで，身体の治療がなされると考えるのである．

　このような生理学と病理学の2本の柱という考え方は，精神医学においてはあまり有効性を持たなかった．その理由は事実と意味の区別に由来する．身体医学において，生理学も病理学も，物質的基盤を有する事実を解明することにある，つまり「事実学」である．そこにおいては，病をこうむっている人間における「病の意味」次元の問いは原則的には不問にされている．ところが精神医学においては，物質次元の事実究明学である身体学と同等の重要性を持って，病をこうむっている人においてどのような体験がなされているのかということが問題となる．つまり患者における主観的体験の次元が問われるのであ

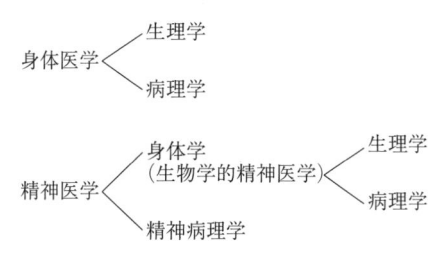

```
                    ┌─ 生理学
          身体医学 ─┤
                    └─ 病理学

                    ┌─ 身体学          ┌─ 生理学
                    │  (生物学的精神医学)┤
          精神医学 ─┤                   └─ 病理学
                    │
                    └─ 精神病理学
```

図1　身体医学と精神医学の成り立ちの相違

る．それは当然のこととして意味の次元の問いとなる．

2. 精神医学の2本の柱

　先に述べたように身体医学の2本の柱は生理学と病理学からなるが，これは生体の，つまり物質レベルでの学だからである．他方，精神医学の2本の柱は，シュナイダーが述べているように身体学（Somatologie）と精神病理学（Psychopathologie）からなる（図1）（Schneider, 1952）．この場合，身体学を生物学的精神医学と読み替えてもよいだろう．現代的に言うなら精神医学とは，生物学的精神医学と精神病理学の2本の柱の上に成り立っている．この場合に特徴的なことは基本的に，前者は物質次元の問題にかかわり，後者は精神内界の次元にかかわっていることである．

　このことは症状学（Symptomatologie）においても同様である．身体医学の症状学では，痛い・苦しいなどの患者の主観的訴えは付随的なものに過ぎず，主たるものは身体病変についての客観的記述に尽きるのである．他方，精神医学の症状学，つまり精神症状学は，身体症状（客観的身体所見の異常，脳の異常など）と精神症状（主観的・内的体験や表出の異常など）からなるが，その比重は後者においてより大きく，それは精神医学の根幹をなすと言っても良いであろう．そして，それらに基づいて診断と治療が行われるのである．

　この場合，精神医学における身体学とは，身体（脳）の生理学と病理学に対応することになる．たとえば大脳生理学，神経解剖学，神経薬理学，脳画像等々である．それらは脳科学の基礎であるが，しかし精神医学の1本の柱にとどまる．そもそも精神活動の生理学・病理学自体いまだ発展途上にあり，それと精神生活との因果関係・相関関係はまだよくわかっていない．それに関連して，興味深いことに精神医学においては「病理学」と名のつくものが二つある．一つは神経病理学であり，これはイメージ的には脳病変の組織を顕微鏡で調べるような研究をいい，つまり脳病変の病理学である．他方は，シュナイダー（1952）が述べた，精神医学のもう1本の柱である精神病理学である．これは精神障害の患者の心的内容を記述するために精神医学者によってつくり上げられた，いわば異常心理学を指している．この精神病理学を建設する際に，健常者の正常心理学は何ら役に立たなかったために，精神医学者が独自に自前の病態心理学をつくり上げなければならなかった．そして，身体医学ではほとんど問題とならない患者の精神内面の体験こそが，精神医学において，とりわけ患

者の体験世界の理解と，その治療にとって必須のものとなったのである．つまり精神病理学とは，患者の体験世界の（無意味も含めた）意味内容を問う学なのである．

3. 精神医学における治療とは

　精神医学が意味学を含むものであるとするなら，先に述べた正常と異常の差引勘定的治療も精神医学には，あまりそぐわないことになる．精神障害の治療とは，「その障害となる情動・思考・行為的な障害を解消することによって，単に以前の状態へと患者を立ち戻らせることではない」(松尾，1997)．なぜなら発病前の状態に戻るのではなくて，生きなかった自分・生きられなかった自分をもその障害を経由して意味づけることで，以前とは異なったものの見方・考え方・生き方を獲得することによって，結果的によりふさわしい適応が実現されることなのである．つまり精神障害の治療とは，たんに症状の消去ではなくて，症状の発展的解消であり新たな人生の創造である．古い言い方をするなら症状を止揚することなのである．

　さらに前節に関連して言うなら，身体医学の治療は，内科的方法であれ外科的方法であれ，すべて身体病変に対する物質レベルでの変化をもたらそうとしていると単純化することができる．他方，精神医学においては，身体に原因のあるつまり身体因性の精神障害を除いては，身体における物質レベルの変化よりも，患者における主観的体験内容に変化をもたらそうとしているのである．その意味でも，治療は「意味の変化」を目指している「意味学」なのである．

4. 事実と意味

　発病状況において何らかの発病因子（例えば，特有の対人関係や言動のパターン，負荷的状況，病前性格など）が見出されたとしても，それとおそらくは脳内に存在するであろう神経伝達物質の（異常な）変動との間に，直接的な因果関係・相関関係を見出すことにはいまだ成功してはいない（図2 架橋①）(生田，1994)．この場合，一方の発病因子は意味（質）の次元にあり，他方，神経伝達物質の変動は事実（量，ないしは物質的意味における機能と構造）の次元にある．この両者の間をどのように架橋するのかという問題は（ここでは必ずしも因果的関係を考えているわけではないが），ヒューム（1739/40）によ

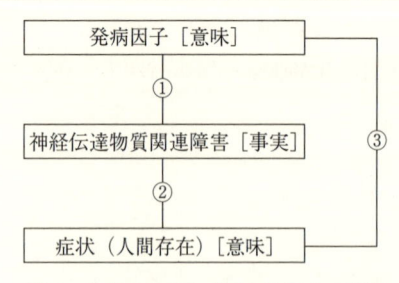

```
        ┌─────────────────┐
        │ 発病因子 ［意味］ │─────┐
        └─────────────────┘     │
                 ①              │
        ┌─────────────────────┐ │
        │ 神経伝達物質関連障害  │ ③
        │     ［事実］        │ │
        └─────────────────────┘ │
                 ②              │
        ┌─────────────────────┐ │
        │ 症状（人間存在）［意味］│─┘
        └─────────────────────┘
```

図2　事実の次元と意味の次元との架橋

って明確に述べられて以来未解決のままである．「事実」からどうして「意味」が（あるいはその逆も）生じることができるのか，という問題に属している．さらには（おそらくは存在するであろうはずの）神経伝達物質の変動という「事実」から，なぜ精神症状という「意味」が顕現するのか，という同様の問題も存在する（架橋②）．しかしこの中間の物質段階を括弧に入れることで図2の上下両端にある，発病因子とそこに成立している症状（人間存在）との間には，何らかの意味連関を見出すことができる（架橋③）．このような発病因子の持つ「意味」と症状（人間存在）の持つ「意味」との間の関連を見出すことこそが，生物学的精神医学ではなしえない，精神病理学の独自の役割でもある．しかしここにおいても，「なぜ他ならぬこの人に，他ならぬこの症状が，他ならぬこの時に顕在化したのか」という問いは開かれたままである．

5. 私の成立自体が問われる事態としての精神病

　哲学とは，単純化していえば，デカルトの有名な「我思うゆえに，我あり」から出発している．この場合には「我の成立」が前提とされている．ところが，この「我の成立」が不確かな事態，つまり「我の成立」に対して根本的な疑義が提出されている事態が，精神病なのである．だから精神病理学は，哲学以前から始まっていると言える．
　ところが精神病とはどのような事態であるかについて，単純明確に述べられている成書はほとんどない．そこでここでは，筆者の考えによって以下のように精神病という事態を考えることにする．それと精神医学で考えられている精神病との間には，大きなずれはないはずである．ヤスパースは彼の有名な『精神病理学総論』（Jaspers, 1913）において，自我意識の指標を四つあげている．

	神経症圏	精神病圏
自我意識の障害	−	＋
現実検討能力	＋	−
病識	＋	−（〜＋）

図 3　神経症圏と精神病圏の違い（＋：あり，−：なし）

それらは，1）能動性意識，2）単一性意識，3）同一性意識，4）外界に対立する自我意識（自我境界）からなる．これらは健常者においては，自明のことであり意識的に自覚しない限り，これらを対象的に意識化することはほとんどない．むしろそれを意識化せざるをえない事態に本人があるとすれば，かなり精神的に危機的な事態であるとさえ言えるかもしれない．

筆者は，この自我意識の指標が損なわれている事態に加えて，現実と非現実の区別ができる能力，つまり現実検討能力と，病識の有無で精神病を特徴付けることを考えている．まとめると，精神病という事態は，自我意識の障害，現実検討能力の障害，病識のなさという三つの部分集合から成ると考えるのである．ただし，病識のなさは，精神病に特徴的なのではない．精神病発病早期には病識が，あるいは「以前とは何か違っていておかしい」といった病感が，認められることは良く知られている．

上に述べた三つの標識から見た精神病圏と神経症圏の関係をまとめたものが上の図3である．このような精神病という事態の典型的な症状を，シュナイダーの一級症状（Schneider, 2007）に見ることができる．

6. 心と脳の関係にともなう原理的困難

精神と身体の関係を考え出すと，古代からの難問である「心身問題」につき当たる．この問題は，いまだ解決されておらず，その解決の見通しすらも立っていない．それを脳に当てはめれば，「心脳問題」と言い換えることができよう．現在における多くの脳科学者や生物学的精神医学者は，心と脳の二元論から成る素朴実在論に拠っているようである．これは，心（精神）の働きと脳（身体）の働きがあって，それらが相互に影響を及ぼしあっているという体験

的事実に根ざした素朴な考え方である．これを学問的に突き詰めて考えた結果の一つが「心脳同一論」となる．それは，心と脳が同じものであり，両者はその二側面（コインの両面）であるという考え方である．それによって「脳は構造であり，心は機能である」（養老，1996）という捉え方も出てくる．これは，一見するときわめて説得力があるように見えながら，このような考え方は，多くの認識論的哲学的矛盾を含みその妥当性はいまだに論証されていない（ブンゲ，1982）．しかしながら，現在の脳研究や生物学的精神医学では，素朴実在論や心脳同一説が無自覚的に自明の前提とされているか，あるいは暫定的な作業仮説とされているようである．しかしながらこれらの根拠はきわめて不確実であり，無根拠でさえある．心脳問題では，いままでも数多くの理論や仮説が立てられてきたが，現在にいたるまで意見の一致を見ていない，つまり問いは開かれたままなのである（ブンゲ，1980）．

7. ビーリィのトリレンマ

例えば文章を読みつつ考えることは，脳と心のはたらきである．両者は，密接不離に相互に干渉しあっているように見える．しかしまた，精神が外界の物質世界に直接的に影響を及ぼすことはないことも知っている（「念力」が作用しうるのは私の身体内部に限られるのであり，外界に直接的に私の心理作用が及ぶことは認められていない），と同時に精神が自己の筋肉運動系（言葉，表情，目の動き，身振り，姿勢，態度など）を介して外部に出力されることも知っている．このような意識活動にともなう心身相関の体験的困難をビーリィは，以下の三つの命題に定式化した（Bieri, 1987）．そのどれもが経験的には妥当しているように見えながら，しかしその三つの同時成立が不可能であるという意味で，ビーリィのトリレンマ（Goller, 1992）と呼ばれる．それらは，
1) 心的現象は非物理的現象である
2) 心的現象は物理現象の領域に因果的に作用する
3) 物理的現象の領域は因果的に閉じている

からなる．ちなみに 1) は，精神と身体の存在論的二元論を意味し，2) は意志行為の存在を認めた心的起因性の表現であり，3) は物質世界における物理主義を意味している．2) と 3) は，明らかに矛盾している．1) を断念すれば，心的現象は物理現象となって 2) = 3) となり，一種の唯物論となる．唯物論にも大きな幅があり，教条的マルクス主義の立場から，創発説さらには機能的

な立場の心脳同一説にまでおよんでいる．澤口（1997）の心＝脳活動説は，「心・意識も脳プロセス」であり「脳活動に作用するのも脳活動」である点において広義の唯物論に含められる．2）を断念すれば，精神は物理現象に随伴するものに過ぎないという随伴現象論か，あるいは精神と身体は相互に独立でありながら偶然的に並行に現象しているという心身並行論となる．3）を個体間レベルで断念すれば，汎神論やアニミズムあるいはオカルトにいたるが，他方，個体内においてのみ断念しそれに科学的装いを施せば心身医学や精神生理学，精神薬理学となる．いずれにせよ来たるべき心脳問題の解決にあたっては（それが可能だとして），ビーリィのトリレンマをどのように調停するのかが問題となるであろう．その一つの解決策が，大森が提唱する「重ね描き」論（大森，1982; 1985）であろうが，紙面の制約上これ以上の言及はひかえておく．

8. 脳と心の対応関係

われわれは，例えば「酒を飲もうと思い（心，意思），飲めば（行動），酔って（身体），少し精神状態（心）が変わる」ことを体験的に知っている．素朴実在論的には，心身がこのように相互作用していることは，経験的事実である．このことを，心と脳の変化の対応関係において見てみよう．注意すべきは，心と脳の変化は一対一対応にはなっていないことである．なぜなら，あらゆる心の変化には脳の物理的変化が対応する（はずである）が，逆にあらゆる脳の変化にともなって心が変化するわけではない，と筆者は考えるからである．このことを図4に示した（生田，1994）．領域Ⅰでは，心の変化と脳の変化は一対一対応をなしている．領域Ⅲでは，脳が変化しても心の変化を伴わない場合である．脳のミクロな物質代謝レベルの変化すべてが，心の内容に逐一変化をもたらすとは一般的には考えられない．例えば，脳内分子の一つがその同位体に置き代わったとしても，心に変化が生じることはないであろう．領域Ⅳは，共に無変化であり，自明（trivial）である．領域Ⅱは，脳は変化しないにもかかわらずに心の変化を伴うものであり，心身相互作用の立場からはそのような事態は成立不可能である．図4から明らかなように，心脳相互作用の立場をとるかぎり，脳の変化と心の変化は非対称であり，脳の構造と機能の変化は，心のそれらよりもより複雑となる．この意味でも，先に述べた心脳同一説は破綻している．

ただし，ベルグソンは『脳と思考』（1904）において「同一の脳の状態にき

		脳の変化	
		＋	－
心の変化	＋	Ⅰ ○	Ⅱ ×
	－	Ⅲ ○	Ⅳ ○

図4　心と脳の変化の対抗関係（＋：あり，－：なし，○：成立可能，×：不可能）

わめて多様な心理状態が対応するでしょう」と述べている．しかし筆者は，これについては同意できない．もしそうであるならたとえ脳をいくら科学的に研究しても心理状態は知りえず，さらには一種の神秘主義に陥ってしまうであろうから．

9. 精神障害の成因論

　精神障害は，成因論的に以下の三つに分けることが慣例となっている．
　・心因性（psychogenic）・内因性（endogenic）・身体因性（somatogenic）
　心因性は，悩み，葛藤など心理的要因から生じるもので，一般に神経症と呼ばれる精神障害を指している．内因性は，内部からひとりでに起こってくるように見える精神障害であり，心因性でも身体因性でもない．いずれは身体因性で解明されるはずであると期待されていながら，今まで100年以上にわたる研究にもかかわらず，いまだ本質的な解明は得られていない．身体因性は，従来，外因性（exogenic）と呼ばれてきたもので，この場合「外」とは心の外部という意味であり，脳や身体に一次性の原因があるという意味である．
　この三つの成因の視点から神経症圏と精神病圏を見ると図5のように整理さ

	神経症圏	精神病圏
心因性	＋	＋
内因性	－	＋
身体因性	－	＋

図5　成因から見た神経症圏と精神病圏の違い（＋：あり，－：なし）

れる．ここで注目すべきことは，神経症圏それ自体は心因性でしか生じないことである．それに対して精神病圏は，心因性でも内因性でも身体因性でも生じうる．なお念のためにつけ加えれば，精神病圏においても神経症圏の症状は出現しうるし，実際にも頻繁に生じているが，病態水準において精神病圏の方がより重篤であると考えられるので，たとえそれらがあったとしても精神病圏の病態に包含されると考えるのである．

10. 心的現象の理解

発達心理学的研究によれば幼児は，直観物理学（技術的知能），直観生物学（博物的知能），直観心理学（社会的知能）と言語構造という少なくとも四つの認知行動の領域において，世界についての直観的な知識が生得的に構造化されているらしい（ミズン，1996）．それらに基づいて，われわれは因果関連による「説明」と了解関連による「了解」という二つの仕方で世界を理解している．これは，ディルタイ（1894）の「われわれは自然を説明し，心的生活を了解する」に由来している．

われわれは，日常生活においてこの両者を，つまり説明と了解を，そのつど自覚せずに併用しつつ世界を理解している．つまり理解とは，説明と了解のアマルガムからなっており，了解は説明に無意識的に取り込まれている．

本論では，説明とは，自然科学的因果関連を求めたうえで「わかる」ことであるとする．例えば，「頭部外傷により，脳損傷をこうむって，あとに高次機能障害を残した」というわかり方は，説明であり，これを理解するためには一定の普遍妥当性を持った医学的知識が必要となる．もう一つの理解の仕方は，了解関連によるもので，相手の心的な内容が観察者にとって「わかる」ことであるが，これには静的了解と発生的了解という二つの仕方がある（Jaspers, 1913）．静的了解とは，例えば，患者が幻聴を体験しているとして，なぜその人がそのような幻覚を体験しているのかはわからないとしても，その患者が幻

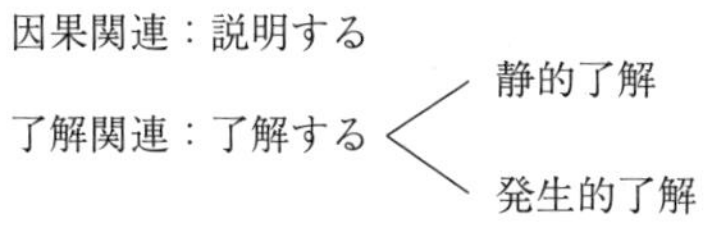

```
因果関連：説明する
                      ┌ 静的了解
了解関連：了解する ＜
                      └ 発生的了解
```

図6　説明と了解

聴を体験しているその精神状態をこちら側で「心に描き出す」こと，つまり相手の心的状態をそのままに把握することをいう．他方，発生的了解とは，例えば，「攻撃された人は怒って防禦行動をし，だまされたものは邪推深くなる」(Jaspers, 1913)と「わかる」ことである．また愛する子を事故で失った母親が一過性にうつ状態におちいった場合に，われわれは「愛の対象喪失」という事実からうつ状態が生じたことを「発生的に了解」する．精神的なものから精神的なものを理解する発生的了解と，先の因果関連の説明とは厳密に区別されなければならない．発生的了解では了解者の側に，「それは確かである」という究極的な明証体験をともなう．しかし了解はいたるところで限界につきあたる．了解できぬことに立ちいたるときに，つまり意味連関が失われてしまうときには，理解しようとする側に戸惑いが生じ，それから先は因果的説明にたよらざるをえなくなる．あとで述べるように，しかし了解可能性は，理解しようとする側の了解能力にも大きく依存している．

さきの「愛の対象喪失」を取り上げてみよう．それが抑うつをもたらすとは必ずしも限らない．例えば，テレンバッハ（1961）によれば，シュルテ(Schulte, 1971)は「四ヶ月来，重いメランコリーに罹っていた一人の農夫が，一人娘の事故死の知らせを聞いて突然治ってしまった例を記載している」し，ビンズワンガー（1960）も61歳のメランコリー患者が「アメリカから見舞いに駆けつけようとした息子が《到着寸前の列車のなかで心臓発作で急死した》ことを聞いて，よくなった」症例を報告している．このような症例はどのように理解すべきであろうか，単純な了解関連では理解しがたいものがある．考え方によっては，このような患者を震撼させる並はずれた出来事が本人をして行動へと動かそうとする逆転の動きをもたらしたのかもしれないと解釈したり，不可避に本人にもたらされた「喪の作業」が自己へと撤収させていたリビドー備給を外部へと向けさせたのだと解釈することができるかもしれない．このように了解の地平は，きわめて遠くにまで及びうるのである．

11. 精神医学における「種」と「類型」，疾患単位と症候群

あらゆる身体の病気は身体の疾患であることに基づいて，グリージンガー(1845)は有名な「精神病は脳病である」というテーゼを主張したが，このことは精神医学ではごく一部においてしか当てはまっていない．

現代精神医学の土台を作ったクレペリンは，身体疾患をモデルにして「疾患

単位」という概念を提示した．これは，ある精神障害においてそれぞれ固有の，
  1. 同一の原因，2. 同一の症状，3. 同一の経過，4. 同一の転帰，
  5. 同一の病理組織変化

をもつ病態を一つのまとまりある疾患単位であるとするものである．これこそが，その実在が実証された原因の明らかな疾患であり，いわば病気の「種 (Gattung)」にあたる．この場合，何らかの病がある疾患単位の 1. から 5. のすべてに当てはまるか否かの判断をおこなうことを，「鑑別診断」をおこなうという．だから疾患単位の診断は，鑑別診断に拠るのである．しかしながら，このような疾患単位の存在が実証されている精神障害は，現在のところ進行マヒのような一部の外因性精神障害にとどまっている．実際，それ以外の多くの精神障害は，2. 症状，3. 経過，4. 転帰についてしか言うことができず，1. 原因と 5. 病理組織変化については現在にいたるまでほとんど何も言うことができないままである．

そこで原因が明らかではない精神障害に対しては，症候群（＝症状群，Syndrom）という概念が提唱されることになる．それは，「一定の△△の症状を満たすものを○○症候群」とする人為的で恣意的な約束（規約）を暫定的に取り決めることであり，だから症候群の存在それ自体は，それに対応する疾患の実在をなんら保障するものではない．疾患単位が「種」であるとするなら，症候群は「類型 (Typus)」となる．ちなみにこの類型概念は，マックス・ウェーバーの理念型 (Idealtypus) に対応している．症候群とは，いくつかの症状が同時的ないし継時的に出現するという経験的事実から「これらの症状がそろったとしたら仮に何々と呼ぶことにしよう」という暫定的な約束事である．精神医学においてこのような類型による診断は，シュナイダー (2007) にならって鑑別類型学と呼ばれている．つまり，疾患単位は鑑別診断によって，症候群は鑑別類型学によって診断されるのである（古茶・針間, 2010）．

このように，疾患単位と症候群は，つまり「種」と「類型」は，概念カテゴリーを異にしており，その区別を自覚していないと，カテゴリー・ミステイク（ライル, 1949）を起こしてしまう．実際にこのことは，世界中の精神医学の現場で広範に起きている不幸な現実である．

12. 精神障害の分類——四つの階層

精神障害の分類における「種」と「類型」，それらと成因分類との関係を古

茶・針間（2010）にならって考えてみよう．精神障害の分類においては，既に述べたように「種」と「類型」が混在しているが，それらは大きく三つの群に分けられる．

　A群：身体的原因がなく，そのため純粋な「類型」でしかないもの，身体医学ではそのような障害は「疾患」としては扱わない（心因性障害のすべて，神経症，人格障害等）
　B群：身体的原因が要請されているのだが，いまだに明らかではない「類型」（内因性精神病）
　C群：身体的原因があって疾患単位であり「種」であるもの（身体因性障害のすべて，脳器質性・症候性・中毒性精神病）

　現代の国際的な診断基準であるWHO（世界保健機関）のICD-10もアメリカ精神医学会のDSM-IVも，「種」と「類型」の区別をしていない．そのためかこれらは，あえて疾患（disease）の定義を避け，障害（disorder）という水準で分類体系をまとめようとしている．だから，明らかな疾患であるものと，疾患ではないものが同じ水準で並ぶことになり，後者があたかも独立した疾患であるかのような錯覚をそれに無自覚な人に与えてしまう一因となっている．
　種と類型の観点から精神障害を区分すると，ヤスパースとシュナイダーに拠って古茶・針間（2010）が示したように四つの階層に区分することができる（図7）．A群からなる第一層は，心因性精神障害の領域であり，疾患単位は存在しえず，あるのは類型分類によって区分される機能的精神障害であって，それは健常域まで連続的に移行するスペクトラムをなしている．そこにおける治療法は，基本的には精神療法的アプローチであり，薬物療法は症状軽減的な意味での補助療法とみなすべきである．
　他方，B群は病態水準的視点から，人間学的侵襲度の比較的浅い第二層の躁うつ病とより深い第三層の統合失調症とに区別される．上述のように，B群においてもいまだ特異的な原因や身体的所見は知られていない．その意味においてB群の診断は，あくまでも精神病理学的な類型学的分類によるしかない．A群とB群との区別は，あとで述べるようにその精神障害がその個人の生活史において持つ意味の不連続性の有無にある．

	病因	種と類型の区別	身体的原因	カテゴリーの性質	診断の性質	精神障害	治療	理解	精神活動の生起する領域
A群 第一層	心因性（心の性質の偏り）	類型	想定されない	疾患ではない	類型であって診断ではない	神経症, 適応障害, PTSD, 人格障害など	精神療法（薬物療法）	了解可能	意味生成のレベル ↑↓
B群 第二層	内因性精神病 非特異的	類型	要請される	原因が明らかではない精神病	鑑別類型学による「診断」	躁うつ病	薬物療法（精神療法）	了解不可能	神経システムの機能レベル ↑↓ 神経システムの構造レベル
B群 第三層	内因性精神病 特異的					統合失調症			
C群 第四層	身体因性（身体的原因が明らかな精神病）	種	明らかに存在	疾患単位	鑑別診断	脳器質性, 症候性, 中毒性精神病	身体療法	説明	↑↓ 神経組織・細胞レベル

図7　精神障害の分類—四つの階層（古茶・針間原図(2010),一部改変）

13. 心因性精神障害における精神療法の意味

　A群からなる第一層の心因性精神障害は，正常心理と境界線なく連続的に移行する領域であり，その違いは相対的なものでしかない．その点で，文化，時代，世代，世相，時代精神といった非生物学的な，特に社会的要因の影響を強く受けている．ここにおいてはとりわけ個人の生活史が重要となる．第一層を他の層の精神障害（精神病）から区別することは，治療上の観点からも重要であり，そこにおける治療の根幹は精神療法である．つまり第一層の心因性精神障害では，一義的には精神療法的アプローチが優先されるべきなのであり，そこにおいては患者のものの見方・考え方・生き方の変更が必要となる．この領域では，傾聴，受容，支持，慰め，共感，認知の修正，葛藤の解消，洞察への導き，環境調整とりわけ対人関係の調整が欠かせない．薬物治療の併用は否定されるべきではないが，個人の生活史（Lebensgeschichte）あるいは生活誌

(Biographie)を捨象してアルゴリズムに偏重した薬物療法には疑問が大きい．

　A群第一層の精神障害は，精神活動の領域においてとりわけ意味生成のレベルで起きている．そこでは個人の来歴と現在そして将来が，生きられた過去と生きられなかった過去がともに絡み合って，その人の生活史に強く結びついた病像形成がなされている．そこでは，なぜ他ならぬこの人に，他ならぬこの時に，他ならぬここにおいて，他ならぬこの病気があらわれるのかということが問われることになる．人の心は，そして人生は，唯一絶対性という特性を有している．だからこそ，このような他者と交換不可能なその人固有の唯一絶対的な意味への問いは，まったく個別的で特異な問題となり，それは科学の範疇外となる（生田，1994;生田・濱中，1999）．実際，この唯一一回性にかかわる主観的な心を科学的な研究の対象とすることは，語義矛盾となる．なぜなら科学は，一回限りの事象に対して，つまり再現性や比較可能性のない事象に対して，原理的に説明方法を有していないのである．「唯一のものは説明できない．なぜなら説明とは，かならず他のものとの関連による説明だからである」（養老，1996）．だからと言って，ここで心の科学的接近がまったく不可能であると言っているのではない．心についての統計的議論や，心の存在様式についての議論，あるいはこの唯一一回性に対応している脳状態を科学的に研究することはできるであろう．だが，マスとしての統計と形式を超えた個別的内容についての議論をすることは，あるいは脳の物理状態から主観的意味を汲み取ることは，先に述べたように原理的困難を抱えている．だからこそ「他ならぬこの私」という問いに対する解釈学的，認識論的，存在論的あるいは人間学的アプローチの存在理由があるのである．

14. 内因性精神障害と了解可能性について

　A群とB群の区別は，精神病であるか否かの鑑別でもある．第一層から第二，三層への移行に不連続性があるという考えの背景に病的過程（Prozeß）という概念がある（Jaspers，1913）．これは，ある時点からその人間に新しい異質な（精神病性の）変化が始まり，おのずから病的過程が進行してゆくと考えるものである．統合失調症を代表としてそれは持続的，非可逆的に進行すると考えられている．この変化を認識するにはもっぱら精神病理学的手法に拠るしかなく，ある患者の生活史で人生の展開における意味連続性や了解可能性における断絶を評価することによってしか認識することができない．その際に，

治療者は「患者に感情移入して，患者の体験を心の中に描き出そうとし（静的了解），その描き出された像の意味関連を吟味してゆく．これは「私」自身を尺度として，患者の心を評価する方法である．この手法は，客観的エビデンスを重視する科学的医学の視点には存在せず，むしろ積極的に排除されてしまったものである．その一方で，「了解可能性」は，精神病理学のもっとも根幹にある概念である．それを判断する能力を磨くためには臨床経験の積み重ねと弛まぬ努力が必要であったはずである．しかし残念ながら，現代の精神医学はそれをすっかり忘れてしまい，むしろ感情移入することを避け，徹底した「症状」の観察者であることを要求しているように感じられる」（古茶・針間，2010）．しかしそれは，人間学と現象学の死でしか，だから精神病理学の死でしかありえないのである．

このようにA群とB群との間には，患者の人生において質的な不連続が存在し，その生活意味上の不連続性に対する感知度は治療者の患者に対する了解能力に拠っている．極端に言えば，共感性の乏しい治療者は患者をより精神病と診断しがちになるであろう．だから，診断者と治療者の能力はお互いに不可分の関係にあり，機械的な観察者では皮相で浅薄なことしか汲み取ることができないことになってしまう．

ところで人が何かに熟達するには，ドレイファスら（1978）に拠れば，以下の5段階があるという．

第1段階：ビギナー　指導を受けて新しい技能を獲得する最初の段階，文脈不要．
第2段階：中級者　状況に依存している要素の取り扱いができる．
第3段階：上級者　文脈を読めて結果が予測できる．
第4段階：プロ　豊富な経験に基づき直観的に対応できるが，新事態には分析的に対応．
第5段階：エキスパート　おのずからわかり，即応的に判断がなされる（例：レーダーのスクリーンを見れば空を飛ぶ飛行機が「見える」）．

臨床精神医学の多くは経験知に基づいており，誰かについて学ぶという師弟関係を通してしか獲得できない暗黙知（M. Polanyi）の次元が含まれている．そのため顕在的・明示的知識は，論文や教科書などで得ることができるが，他

方,臨床の知は,先達のもとでみずから修業することによってしか習得できない. その場合,自分がドレイファスら (1978) の言うどの段階に位置しているのかを自覚することは重要であろう. 同じ患者に接し同じような診療行為をおこなったとしても,その患者に対する理解の深さと,それによる診断と治療の帰結は,ビギナーとエキスパートとの間では雲泥の差が生じるに違いない. 誰が使っても同じであるはずの操作的診断基準で診断し,アルゴリズムに拠って治療するとしても,それは同様である.

15. 精神療法の成立根拠とは

精神療法という営みが成立して,せいぜい 100 年余りであるが,いまだにそれ自体の存立の根拠および存立可能性への問いは開かれたままである (石坂, 1998; 1999). 現在世界中には数百の精神療法の学派や流派が並立しているといわれており,それぞれ独自の説を唱えているが,それらさまざまな理論仮説はその正当性の根拠を実証しえていない. 石坂 (1998) は,精神療法における以下の二つの根本問題をあげている.

Ⅰ.「用いられる技法もその根拠となる理論も違っているにもかかわらず,さまざまな技法が同一の精神障害に用いられ,しかもいずれの技法もその障害に有効であると言われるのは,何ゆえであるかという疑問」
Ⅱ.「ある特定の技法が,ある特定の精神障害にではなくて多くの精神障害に適応可能であり,しかもその治療に有効であると言われるのはなぜかという問い」

しかし,これらはいまだに答えられていない. しかも,精神療法のある技法とある症状の改善を一対一対応させることができていないのも現状である. つまり,精神療法は「全体として概して」有効であるとしか言えていないのである (石坂, 1998).
このことは薬物療法においても同様であり,脳内神経伝達物質の動態薬理学の仮説に基づいた薬物療法がなされているはずでありながら,現実の薬物治療においては仮説通りの効果を見せていない. データによって多少の違いはあるが,最近の知見に拠ればうつ病患者に対して,精神療法だけのグループ,薬物療法だけのグループ,さらにその両方をおこなったグループに対して,それら

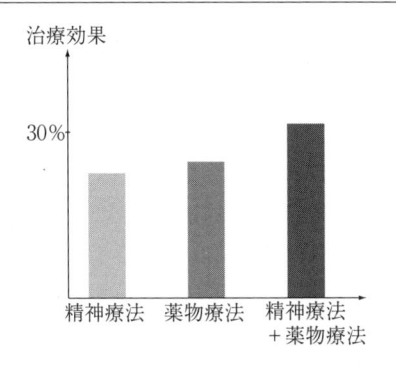

図8 精神療法と薬物療法の比較

の効果を見ると，図8のように精神療法単独と薬物療法単独では，諸家によって多少の違いはあるがそれぞれ20〜30％程度の効果が認められ，両者を併用するとさらに効果がアップするという結果が得られている．つまり薬物療法だけと同程度に，精神療法だけでも効いているのである．そしてそれらの併用でさらに優れた効果が認められている．このことも，心と脳が相互作用していることの一つの実例であろう．しかしここにおいてもまったく性質を異にする精神療法と薬物療法において，どうして同等の効果が得られるのか，どうしてそれらの併用でより効果があるのか，についての問いは開かれたままである．

16．ヴードゥー死

ヴードゥー死（Voodoo death）という現象が知られている．これは，生理学者のキャノンが用いた言葉であるが，恐怖のような強い情動的ショックによって急速に心因性ないしは心身症性の死がもたらされる現象をいう（Cannon, 1942）．具体的には，ヴードゥー教を信じている原住民共同体において，当事者のみならずその周囲の人からも，ある人がタブーを犯したと思われたり，呪い殺される標的になってしまったと思われた場合，当事者が24時間位で死んでしまうという驚くべき現象をキャノンは目撃し，そのことを人類学会誌に報告した（Cannon, 1942）．これによりこのような心因性のショック・恐怖体験から，生体機能がひとりでに蠟燭の炎が消えるがごとく失われて死を迎えるという現象が，広く知られることになった．この死のメカニズムについては，その後，交感神経虚脱説，副交感神経虚脱説，脱水説などさまざまな学説が主張

されるに至ったが、このような現象が存在すること自体は否定されていない。これは、単純化すれば「心因性の死」であり、心が個体の死をもたらすという意味で、心身相関の極北と言うことができるであろう。

心因性に死をもたらすことができるのであるならば、心がそれよりも軽微な（ポジティブであれネガティブであれ何らかの）影響力を身体に及ぼす可能性も否定しえない。ところでこのヴードゥー死は、呪術の構造をなしている。レヴィ＝ストロースは彼の著書『構造人類学』（1955）において、呪術の効果を、

① 呪術師が彼の術の実験を信じていること、
② 呪術の対象者が、呪術師自身の能力を信じていること、
③ 呪術師の属する共同体が呪術者の能力とその実験を信じていること、

をあげている。つまり呪術が信じられている共同体においては、呪術は実効性を持ちうるのである。この意味において、例えば、平安時代において陰陽道が信じられていた頃には、陰陽師の言動が実効性を持ちえたのではないだろうか。だから当時において、呪い殺されることもありえたと思われる。このようなことは過去における迷妄であり、文明開化の現代においてはとてもありえないと、われわれはそれを嘲笑できるであろうか。はたして今の時代において呪術の役割をはたしているものはないのであろうか。例えば、サプリメント・栄養補助食品や代替療法が跋扈している現状を、死後の世界や超常現象を信じている若者が数十％も存在しているという調査結果を、あるいは新興宗教の絶え間なき消長を見るとき、われわれはいまだ現代的呪術の世界に生きているのかもしれない。

学問それ自体をとっても、いまだに精神医学と宗教学は、宗教妄想と信仰の区別ができていない。それどころか「一目ぼれ」と妄想知覚さえも区別することができない（生田, 2008）。だからこそ宗教も精神療法も、いまだに霊験あらたか、なのであろうか。

＊本稿は、紙面の制約上、当初の発表の内容をすべて含んではいない。フルテキストは、生田（2011）を参照されたい。

■文献

ベルグソン, H.（1904）.（池長澄訳）「脳と思考」（澤瀉久敬編『世界の名著53 ベルグソン』中央公論社）1955.
Bieri, P. (1987). Pain: A Case Study for the Mind-Body Problem. *Acta Neurochirurugia, Suppl.*, 38: 157-64.
ビンズワンガー, L.（1960）.（山本巌夫・森山公夫・宇野昌人訳）『うつ病と躁病』みすず書

房,1974.
ブンゲ, M.(1980).(黒崎宏・米澤克夫訳)『精神の本性について―科学と哲学の接点』産業図書, 1982.
Cannon, W. (1942). Voodoo Death. *American Anthropologist*, 44: 169-81.
ディルタイ, W.(1894).(三枝博音・江塚幸夫訳)『記述的分析的心理学』モナス, 1932.
ドレイファス, H. L.・ドレイファス, S. E.(1978).(椋田直子訳)『純粋人工知能批判―コンピュータは思考を獲得できるか』アスキー出版, 1987.
Goller, H. (1992). *Emotionspsychologie und Leib-Seele-Problem*, Kohlhammer.
グリージンガー, W.(1845).(小俣和一郎・市野川容孝訳)『精神病の病理と治療』東京大学出版会, 2008.
ヒューム, D.(1739/40).(大槻春彦訳)『人性論(四)』岩波書店, 1952.
生田孝(1994).「精神医学の立場から見た心身問題―薬効との関連において」『臨床精神病理』15: 287-98.
生田孝・濱中淑彦(1999).「脳と心の関係について―精神医学の立場から」『臨床精神医学講座第21巻』中山書店, 226-32.
生田孝(2008).「妄想」松下正明・加藤敏・神庭重信編『精神医学対話』弘文堂, 3-18.
生田孝(2011).「精神医学と治療のアポリア」『福岡行動医学雑誌』18: 75-87.
石坂好樹(1998).『精神療法の基礎学序説―こころの病とその治療の構造的解明にむけて』金剛出版.
石坂好樹(1999).「精神療法の成立基盤あるいは構成要素」『臨床精神医学講座第15巻』中山書店, 3-17.
Jaspers, K. (1913). *Allgemeine Psychopathologie*, Springer; 西丸四方訳『精神病理学原論』みすず書房, 1971.
古茶大樹・針間博彦(2010).「病の「種」と「類型」,「階層原則」―精神障害の分類と原則について」『臨床精神病理』31: 7-17.
レヴィ=ストロース, C.(1955).(荒川幾男・生松敬三・川田順造他訳)『構造人類学』みすず書房, 1972.
松尾正(1997).「適応障害」『臨床精神医学講座第5巻』中山書店, 405-29.
ミズン, S.(1996).(松浦俊輔・牧野美佐緒訳)『心の先史時代』青土社, 1998.
大森荘蔵(1982).『新視覚新論』東京大学出版会.
大森荘蔵(1985).『知識と学問の構造』放送大学教育振興会.
ライル, G.(1949).(坂本百大・井上治子・服部裕幸訳)『心の概念』みすず書房, 1987.
澤口俊之(1997).『「私」は脳のどこにいるのか』筑摩書房.
Schneider, K. (1952). *Psychiatrische heute*, Thieme.
Schneider, K. (2007). *Klinische Psychopathologie, 15 Auflage*, Thieme.
Schulte, W. (1971). Zum Problem der Provokation und Kupierung von melancholischen Phasen. *Schweiz. Arch. f. Neurol. Neurochirurg.* 109: 427-35.
テレンバッハ, H.(1961).(木村敏訳)『メランコリー 改訂増補版』みすず書房, 1978.
養老孟司(1996).『考えるヒト』筑摩書房.

6 子供の死における想像上の過去
　　助産師Bさんの語りから

村上靖彦

1. 人工妊娠中絶とコンタクトの失敗

　Bさんは臨床経験20年ほどの助産師さんである．Bさんは数多くの死産や選択的妊娠中絶に立ち会ってきているが，今回の2時間強のインタビューのなかで30分弱，そのような場面について語って頂いている．この箇所を中心として以下分析してゆく．このときBさんは同時に数多くの経験を思い出しているようだったが，同時に，とくに消化が難しいある一つの事例のことを主に念頭に置きながらお話になっていた．

　Bさんがとくに想起した妊婦さんは長い間子どもを待ち望んでいたのだが，ある障害の可能性が発見されたために選択的妊娠中絶を選んだ事例である(1)．中絶の場面一般についての語りに続いて，そのときの様子について語り始めた場面をまず引用する．

　　で，あの，私がなんか，すごく，こう，割とその，こう，いままで経験したなかでは，あの，その，なんていうかな，すごくこの，どんだけつらい場面でも，自分がすごく悲しい気持ちになったりとか，そういう気持ちは多々ありましたけども，あのお，なんていうのかな，ほんとになんか，ぼうっとしちゃうみたいに自分自身が，この場にいることすべてが嫌悪感みたいな，そういうふうになったことが一回だけあって，それはちょっとたぶん赤ちゃん生まれてく・る・までに自分とお母さんと生まれてくる赤ちゃんとのあいだでなんかうまくコンタクトを取れなかったんですけどね，ほんとは産んでほしかったなっていう気持ちが自分も強かった，それからお母さんもなんか産んであげたかったけど，ていうそういう気持ちもありつつのそういう場面だったんですけど，(2) (2：以下，数字は逐語録のページ数を示す)

　Bさんはその場に立ち会うことも難しい経験を思い出している．冒頭話し始めようとしたときのためらいに大きな意味があるであろう．話しづらさが事象

の性格を表現している．彼女は長年の実践のなかで数多くの死産・中絶に立ち会っているわけであり，それぞれが外傷的な出来事であったとしても，とくにこの事例が際立っていたと語る．そしてこの外傷体験の受け入れがたさは，(ここには語られていない) 中絶にいたった状況と文脈に由来している．

　Bさんは産んでほしいと思っていた．お母さんも産んであげたいと思っていた．そもそも子どもを長い間望んでいたわけだが，にもかかわらず障害が予見されたため中絶を選択することになった．その間の細かい事情についてはわからない（インタビューにおいては，語りにくい内容を無理に聞き出すことは避けている）．しかし産みたかった，産んでほしかった，と両者が感じているなかでの中絶の選択は背後に大きな葛藤を暗示させる．誰もが望んでいた出産を断念して子どもの死が選択されている．母の産みたいという欲望と子どもの生とを断念する形でしか家族をめぐる生の秩序を維持できなかったかのようである．

　この葛藤はしかし，障害がある子どもを育てるかどうかという妊婦さんと家族の判断の問題だけでは必ずしもない．むしろコンタクトの問題としてBさんには感じられている．「うまくコンタクトを取れなかった」がゆえに，Bさん自身が中絶という選択を受け入れることができていない．Bさんの苦痛は，中絶を選択せざるを得なかったという事態だけでなく，コンタクトの失敗を核に持つ．

　さらに「うまくコンタクトを取れなかった」のは妊婦とBさんのあいだだけでない．二人に加えて赤ちゃんとのあいだででもある．亡くなるべき者であった胎内の赤ちゃんもまたコンタクトを取るべき相手として感じられており，赤ちゃんとのコンタクトに失敗したと感じられていることが，この出来事の受け入れ難さにつながっている．このことは何を意味するのだろうか．

　まず逆に，健康な胎児との間ではコンタクトが成立していることを確認したい(7)．胎児とのコンタクトを重視するのはBさんの特徴かもしれない（インタビューをお願いした別の助産師Eさんは，Bさんと比べると胎児とのコンタクトは意識していないようだった）．

　赤ちゃんとのコンタクトとは，結局赤ちゃんを媒介として妊婦さんとBさんがコミュニケーションをとれることでもある(8)．本論では，言語的あるいは身ぶりで思考や感情を伝えることをコミュニケーション，相手の生を感じとることをコンタクトと呼ぶことにする．つまりお腹のなかの赤ちゃんをめぐって言葉を発することで，Bさんとお母さんたちとは会話が可能になる．Bさ

んが胎児の生命を感じることで，母親とのコミュニケーションが可能になるのである．赤ちゃんとのコンタクトを取れないことがBさんと母親とのコミュニケーションが上手く行かないことと連動していることを感じさせる．胎児の生命（あるいは生きる身体 Leib）を共同注意することがコミュニケーションを可能にする．

　ここまでをまとめると，健康な出産の場合は胎児とのコンタクトを取ると見なせることで，Bさんと妊婦とのコミュニケーションが可能になる．逆にこの外傷的な事例では，赤ちゃんの死は，事前の赤ちゃんとのコンタクトの失敗と，因果関係ではないにせよ連続したものとしてBさんに経験されている．逆向きに考えると，死んだ赤ちゃんの「誕生」というそれ自体外傷的な出来事は，その背後に赤ちゃんと妊婦さんとBさんとのあいだのコンタクトの失敗を抱え，さらにその背後に，検査によって予見された障害のリスクと中絶へ向けての判断という社会状況の水準での葛藤が控えているという三段階の層を持っている．

2．嘔吐

　このような社会的葛藤とコミュニケーションの齟齬という背景のもとで外傷的な出産場面の経験となる．

　　そんときにちょっとお母さんも辛かったんですけど私自身も結構つらかったんですね，やっぱりね．で，あの赤ちゃん，赤ちゃん自身が，ものすごく，あの，自分がものすごく吐いてしまうようなそういうこう衝撃的な感じだったんですけど，生まれた後に，後にその場にいてる自分自身がものすごい嫌悪感みたいな，なんでか知らないですけどね．なんか，そんな気分になって．でも，あの「こんなん初めてやな」ってそのとき思ったんですけど(3)

　この出来事は他の死産や中絶の場面で経験されるような悲しい経験ですらないという．むしろ嫌悪感が際立っている．「なんでか知らないですけどね」というように，言語表現が非常に困難でおそらくはこの引用の言葉だけでは汲み尽しえないような経験に触れている．約20年の臨床経験のなかで，数多くの外傷的な場面を経験したBさんにとっても「こんなん初めてやな」というような経験である．

「ぼうっとしちゃうみたいに自分自身が，この場にいることがすべてが嫌悪感」というように，「ぼうっと」思考が停止してしまうという．世界のなかに存在することが許されない，世界のなかに場所を持つことが許されないように感じられる．しかもBさんはその場から逃げ出すことはできない．

さらに「自分がものすごく吐いてしまうようなそういうこう衝撃的な感じ」とは，吐いてしまうほど自分自身の体からも排除されてしまうような経験であろう．嘔吐は，現実・場への縛り付けと排除，さらには自分自身への縛り付けと自分からの排除という二つの二律背反する縛り付けと排除の身体的なメタファーとなっている．

その場に存在することも，自分自身でいることも許されないような決定的に疎外をもたらすような出来事が問題になっている．ここでは疎外的な現実の持つ極端な特徴が表現されている．すなわち言語化不可能（言語からの排除）・非場所（世界からの排除）・自分自身の身体からの排除である．しかもそこから排除されるのに，そこに縛り付けられてもいる．

3. 私をばらばらにする他者

このインタビューに先だつ別の機会にお話を伺った際にBさんは，多くの助産師が中絶や死産の場面に立ち会うときに「ばらばらになる」体験をすると語っていた[2]．

自分がばらばらになるという経験はウィニコットの破綻恐怖を想起させる．ウィニコットによれば乳幼児期に子どもが受けた極度の外傷は，（本来は母親が与えるはずの）自己の支えの破壊ゆえに，身体感覚の分解，自己感の喪失，自分の体からの排除を被ると考えた．そして治療困難な成人の抑うつの背後にこのような小児の頃の喪失と外傷の体験を発見することになったのである（Winnicott, 1989: ch. 18, 21）．

Bさんにとって死んで生まれた赤ちゃんはいかなる存在だったのだろうか．Bさんのばらばらになる感じについてウィニコットなどの外傷の理論に習うことができるとすると，依存する他者に代表されるような構造を失ったときに，主体は支えとまとまりをうしなってばらばらになり，落下してゆく．具体的な母への依存はこの「構造」の二次的な表現なのであって（Maldiney 1991, 413），構造そのものは成長した後でも対人関係を支える構造として機能している（愛着はこの構造に乗って作動する）．そのためこれが失われたときに同様

の破綻を経験をする．Ｂさんの想起においては，死んだ赤ちゃんとの出会いが，そのような構造の破壊として経験されており，いわばＢさんは，Ｂさんを支える潜在的な「母」構造を失っている（くりかえすとこの「母」は具体的な人物としての母ではなく，機能，構造である）．このときばらばらにさせる赤ちゃんは，愛着の他者とは異なる性格を持つであろう．つまりＢさんを支えるはずの「母」構造を壊す働きをするような他者として赤ちゃんは登場している．出会うことで対人関係の枠組みを壊すような他者，「母」構造の破壊を引き起こす何かとしてここでの赤ちゃんとの出会いは機能している．赤ちゃんの死が〈壊す出来事〉の役割を果たしている．しかも例えば自らを脅かす他者が切迫する場合とは異なり，死んだ赤ちゃん自身がＢさんを脅かす恐ろしい他者であるわけではない．赤ちゃん個人が単独で問題になっているわけではないことがここからわかる．死を選択せざるを得ない周囲の状況とコンタクトの失敗も含めて死んだ赤ちゃんの姿に凝縮し，Ｂさんに対して外傷的に作用している．赤ちゃんの姿のなかに状況の矛盾が圧縮されている．赤ちゃんの姿はＢさんが巻き込まれた受け入れがたい現実を凝縮するシグナルとして機能している．

一般に母性的他者は主体の身体を支え，かつ主体を社会へと開くための基盤となるが，ここでの死にゆく赤ちゃんはＢさんにとってこの二つの面を不可能にするような他者として登場する．すなわち吐き気が示すとおり，身体のうちに住まうことを不可能にして身体のまとまりを壊してばらばらにし，かつ世界へと住まうこととお母さんとのコミュニケーションを不可能にしているのである．

4．声をかけられない他者

次に議論したいのはＢさんと赤ちゃんとの具体的な関わり方である．
もともと出産のなかで，声かけが重要な実践の一部であることをＢさんは強調していた．

Ｂ：話しかけてますね．生まれた瞬間から，ちゃんと赤ちゃんに話しかけてますけどね．生まれたときも．ずっとね，お腹のなかでもそうだけど．ことばわかるんでしょうね，きっとね．お腹のなかの羊水のなかで，赤ちゃんが聞いてますって，こんな音じゃないかって，よく映像とかでされたり

とか. (8)

　お腹のなかの赤ちゃんとのコンタクトを取ることは一つには声かけとして現象しているのである．客観的な確証はないが，「きっとね」とBさんには主観的な確信として胎児がBさんの言葉を聞き取っていると感じている．
　さて中絶されて死んで生まれてくる子どもの場合でも，「生まれる」ことを経験しなくてはいけないし，母親は「出産」を経験しなくてはいけないとBさんは強調する．

　あの，亡くなってゆく赤ちゃんでもあの，生まれていただかないといけないので，お腹のなかで亡くなっている赤ちゃんでも，ほんとに出産をやっぱり経験していただくんですが，やっぱりそのとき亡くなってるからといってやっぱりその，何も言わないっていうことはないですよね．やっぱり亡くなってても，こちらの方から「がんばって出ておいで」ってそういう気持ちでやっぱり声をかけたりとか，するんですけど赤ちゃんにもちろん声をかけたりお母さんにね，「がんばって産んであげようねって」声かけたりそういうことをするんですけど(2)

　このときBさんは，死んではいるけれども生きているかのような人格として，「出産をやっぱり経験していただく」のであり，お腹のなかの赤ちゃんに「がんばって出ておいで」という気持ちで声をかける．この声かけは死んでいるということを前提とした上でなお「がんばれ」という声かけであり，つまり死者に向けて生者に対してのように接しているある種の〈ごっこ遊び〉である（〈ごっこ遊び〉という言葉をここでは概念として使っている．ここでのごっこ遊びとは，対人関係のなかでの知覚と空想の重ね合わせ，そして現実とフィクションの連動を含意する．「あたかも～であるかのように」というas if構造を対人関係のなかで展開するのである）．
　上の引用では，5回「やっぱり」と繰り返されている．死んでいるからといって「やっぱり」生きている人と同じように接しなくてはいけないという覚悟には，何がしかの無理あるいはためらいが感じられる．「やっぱり」という言葉には，死んでいるけれども生きている人として接するときの緊張と無理が表現されている．自然に振る舞えるのであったら，繰り返し「やっぱり」と言う必要はないであろう．無理をしてでも生きているかのように死者と接するとい

うごっこ遊びを介してしか，中絶における出産という出来事は人間的なものにならないかのようである．Bさんは無理に〈ごっこ遊び〉を作動させてコンタクトと意味を確保しようとしている．「がんばって」という言葉の選択に，言葉をかけること自体の無理が反映している．

ところが，実際に生まれたときに状況は変化する．さきほどの引用でも「あの赤ちゃん，赤ちゃん自身が，ものすごく，あの，自分がものすごく吐いてしまうようなそういうこう衝撃的な感じだったんですけど」と言われていた．状況の困難さが疎外的であり，かつはっきりとは語られていないが赤ちゃん自身の姿も受容困難なものであったことが暗示されている．さらに，

　　ただ生まれてきたときに全く違うのは，やっぱり亡くなってるので，産声もあげないし，でも生まれたときの感触とか匂いとか全てが違うので，生まれたときにかける言葉がほんとに見つからないそういう状態なんですけど，で，「よくがんばりましたね」くらいしか言えないんですけどね．さすがに私，今まで一度も生まれた瞬間に「おめでとう」とはよう言わない感じなんですけど，やっぱりぜんぜん違うんで，それは．(2)

死んで生まれてきた赤ちゃんにたいしてBさんは声をかけるのをためらっている．「生まれたときにかける言葉がほんとに見つからない」のだが，しかし「よくがんばりましたね」と何とか声かけをしている．生まれる前は，死者であっても生者であるかのようにがんばって「がんばって出ておいでって」と声をかけることができていた．まだ出会っていない死者については生者であるかのように接することができていたのである．しかし「やっぱり亡くなってるので」生まれてみると「やっぱりぜんぜん違う」．ここでも2回「やっぱり」と重ねている．かろうじて，お腹のなかにいたころ感じていた「がんばって」という言葉の延長線上で「よくがんばりましたね」と言っている．

この語りでは，問題になっている最も大事な外傷体験だけでなく，「今まで一度も〔…〕よう言わない」と言われていることからして今まで経験したさまざまな中絶や死産の場面が集合的にのしかかっている．ここで2回登場する「やっぱり」は，先ほどとは逆向きで，生きているかのように接していても「やっぱり」亡くなっているのでという転換である．先ほどの引用での亡くなった人でも「やっぱり」生きているかのように接しなくてはいけないという無理は，しかしこの引用で「やっぱり」亡くなっているという形で元の位置に戻

る．そしてこの元の「死」の位置への回帰は何か落胆とあきらめのようなものを伴って語られている．

　声をかける可能性が相手の生に関係していることがわかる．お腹のなかの赤ちゃんは生きていると感じられているから声をかけることができた．死産のときもまだ生まれる前であれば，たとえ〈ごっこ〉にすぎないとしても生者とみなしうる者に対して私たちは声をかけることができるのである．お腹のなかの死んだ子どもにも声をかけることができることからもわかるとおり，このことは生物学的な生死の問題ではない．生者として想定できるかどうかの問題である．別の言い方をすると遺体に声をかけることはできても，死体に声をかけることはできない．もっと言うと，生と死を超えて（あるいは死者をも生きているとみなして）コンタクトを取りうる可能性が問題となっているのであり，この中絶のケアにおいては一旦はこの声かけの可能性，コンタクトの可能性が断たれたのである．ここがさきほどの「ばらばら」になる瞬間である．主体を支える「母」構造の破壊と〈生きているごっこ〉ができないということとが連動している．

　〈生きているごっこ〉をすることすらできない死んだ赤ちゃんとの出会いにおいて，Bさんはばらばらになる，あるいはぼうっとしてしまう．このときごっこにおいてすらコンタクトを拒む他者は対人関係の枠組みを根本から揺さぶり，主体が成立する基盤を掘り崩す．そしてこのようなコンタクトの失敗は，お腹のなかにいたときにコンタクトできなかったという後悔とここではつながっている．主体の基盤であり意味性の基盤となる構造が，ここでは〈生きているごっこ〉という，少なくとも仮想上の生とのコンタクトの可能性に依存している．

5. 声をかけうる存在としての他者

　とは言えこの外傷的な体験のあと再びBさんは声かけを回復する．

　　でもまあでも赤ちゃん，ちょっとしばらくたったら，赤ちゃん，赤ちゃんの表情がすごく穏やかだったので，でまあ，あのお，赤ちゃんが，まあ表情が，穏やかな表情見て，お風呂入れたりしてたりしたらなんかほんとに，ぽわーんて浮かんだ表情見てたりしたらすごく落ち着いて，私が．で，お母さんに「かわいいよ」とか言って，こう「抱っこをしてもらおうかな」みたい

な感じで，お母さんも「かわいいね」みたいな感じで，そんなこともあったりね．(3)

産湯にいれることで赤ちゃんの表情が柔らかく穏やかになるとともに，Bさんは落ち着く．さきほどの外傷的な「吐きそうな感じ」から回復する．つまり場所と身体と言葉から排除されていた状態から再び回復する．

さきほどの引用での「やっぱり」は，相矛盾する生と死のあいだの緊張を表していた．それに対し，ここで「でもまあでも〔…〕穏やかだったので」と言われて3回繰り返される「まあ」は，矛盾の緊張からの解放を表現している．「でもまあ」と状況が受容されることで，あたかも生と死のあいだの両立し得ない緊張が，「穏やか」に緩和されたかのようである．

「かわいいよ」とお母さんに向かって語りかけるときには，〈それについて語りうる存在〉として死んだ赤ちゃんが現出している．そしていったんは途絶えたBさんと妊婦さんとのコミュニケーションが回復している．赤ちゃんの姿が産湯に浮かんで穏やかになることで，Bさんと妊婦さんとのあいだの関係が回復している．正確には，一つ前の引用で「で，お母さんに「かわいいよ」とか言って，こう「抱っこをしてもらおうかな」みたいな感じで，お母さんも「かわいいね」みたいな感じで，そんなこともあったりね」と言われたときに，赤ちゃんをお母さんに手渡すことで「かわいいよ」「かわいいね」と死んだ赤ちゃんも交えた三者関係が成立し直している．このことは生まれる前に，うまく三者間のコンタクトが取れなかったというBさんの悔恨と対照されるであろう．死ぬ前に不可能だったコンタクトが，死んだあとでようやく成立しているのである．赤ちゃんの穏やかな表情が，生と死との差異をなくす効果をもつシグナルとなっている．死んだ赤ちゃんを生者として見出しうる地平を開くことによって，Bさんは妊婦さんと赤ちゃんとのコンタクトを回復しているのである．生と死は「やっぱり亡くなってるので」と緊張をはらんだまま対立する状態から変化して，「まあでも」生と死がつながっている地平にBさんは立ち直している．声をかけうる存在＝死と生を同一視できる地平＝コンタクト一般の可能性，これらが連続しているのである．〈どこかへの声かけが成立する場〉と〈生きているごっこ〉とが重なるのである．

逆に言うと，死んだ赤ちゃんの姿は当初コミュニケーションを不可能にしていた．赤ちゃんは，Bさんと妊婦さんとのコミュニケーションを妨げる負の共同注意を生み出したのだ．つまり共同注意することが，かえって二人のあいだ

の語りを不可能にしている．困難な現実が赤ちゃんというシグナルを通して露出したときには，それについて共に語ることを不可能にするのである．赤ちゃんに向けて，語りかける可能性の回復こそが，意味の可能性を開く．現実のシグナルに語りかけ，シグナルについて語りうるときに現実を引き受けるということと連動している．このときBさんと妊婦さんが，赤ちゃんについて共に語ることも可能になる．

　赤ちゃんの顔が穏やかになることで，Bさんは落ち着く．赤ちゃんの身体の変化が，吐き気からの回復というBさんの身体の変化と連動している．Bさんにおいては生きる身体が問題になっているが，それでは赤ちゃんにおいてはどうだろう．死者の生きる身体 Leib（あるいは Leibkörper）という逆説が問題になっているのではないだろうか．ここでは遺体の身体性，あるいは死体から遺体への実体変化が問われている．Bさんも妊婦さんに声をかけられるような気持ちになるのである．それまである意味で語ることを禁じられていたBさんが，語りかけの可能性を回復する．〈生きているかのようにみなす〉ことができる身体が，これらのコンタクトを支えている．死者の生きる身体という逆説は，この〈生きているごっこ〉の端的な効果であろう．外傷的な現実が赤ちゃんの身体を通して切迫するとき，この死体というシグナルを生きているごっこに乗せることで遺体（死者の生きる身体）にすることが現実の引き受けを可能にしている．

　「かわいいよ」，「ぽわーんと」といった表現は，そのような感想をBさんに抱かせるに至った赤ちゃんの表情からの，（実在はしない）呼びかけへの応答とも言える．Bさんが赤ちゃんの語りかけるだけでなく，死んだ赤ちゃんが，Bさんの声かけを促すという形でBさんに呼びかけてくるということでもある．もちろん実際に死んだ赤ちゃんが呼びかけてくるわけではないし，Bさんがそれを想像しているわけでもない．しかし対人関係の構造がこれを要請している．あらゆる声かけは他者による触発への応答であるというテーゼを，死者による仮想上の呼びかけが逆に示しているように思える．〈そこへ向けて呼びかけることができる〉という仮想的な生の地平は，〈そこからの呼びかけ〉が成立する地平でもある．そして赤ちゃんへの呼びかけのなかで，常にすでにそれに先行する潜在的な赤ちゃんからの呼びかけが過ぎ越している．これに対し「やっぱり亡くなってるから」と言われていた瞬間には，このような赤ちゃんからの潜在的な呼びかけもなかったと言える．生きているから呼びかけられるのではなく，呼びかけうることが生を定義している．

6.「生まれてきたぞ,そして亡くなったぞ」——想像上の過去について

とはいえ死産や中絶の赤ちゃんが,もともと生まれたことも生きたこともない存在だったとしたら,死んだ赤ちゃんとのコンタクトをそもそも想定することすらできないのかもしれない.死んだ赤ちゃんとのコンタクトを想定するためには,赤ちゃんが「一度でも」生きていたという可能性が要請されるとBさんは感じている.

〔…〕でも,あの,赤ちゃんて,一回でも泣いたら,あのお,呼吸が,一度でも呼吸すると,あの,肺胞が拡がって,で,お風呂とか入れたらあのう「ひゅっ」て,こう「浮かぶよ」みたいな,そういうのはなんか,医学?看護学部で勉強してるときにね,解剖学かなんかそんな勉強のときにそんなのもあったりして,はい,だからこの,うんと,赤ちゃんがこうちょっとでも泣いたら,呼吸一回でもしてくれたら,肺胞が拡がってるから生きてる,「生きてたんだね」ということが「言えるぞ」って大学の講義で習ったことがちょっと残ってたのかもしれないですけど,それもあって赤ちゃんがふわっと浮かぶと嬉しかったんですよ,そのときは.「あ,なんかちゃんと生まれてきて,亡くなっていったんだ」そういうところちゃんと見ててあげよう,みたいなそんな感じでね.あの,ほんとに「いらない」っていう感じではなくて,赤ちゃんは本当に生まれてきて,お母さんもあの産んであげて,で,「また会おうね」みたいな感じで,そのときはできたんですけど,なんかそういうちょっとこだわりがあるのかもしれません.なんかそこらへんに.自分が,生まれてくる,そして亡くなるみたいなそこに,こだわりがやっぱりあって.(3)

とくに赤ちゃんが産湯で浮かぶという経験が大きな意味をもつ.先ほどの引用では「ぽわーん」と,今度は「ひゅっ」「ふわっ」と擬態語で表現されるような,運動性,身体感覚の水準の現象が,Bさんと赤ちゃんとのコンタクトの回復において意味を持っている.ひゅっという擬態語は,死んだ赤ちゃんの〈生〉を表現している.思考ではなく,体の感覚の水準でふわっと生きていたと感じられるのである.

浮かんだということは,一度息を吸ったということであり,つまり一度「生

きた」ことであるとBさんには感じられるからである（Bさんにおいては〈生きているごっこ〉の創設は、肺胞の拡大という医学的な知識を媒介として行われている）。これは客観的な事実の問題ではなく、Bさんにとっての印象の問題である。生まれたときにすでに死んでいたのだとしたら呼吸はしていない（この部分は語りに曖昧さがある。直前まで死亡した状態で生まれたものとして語られていた。死亡して生まれたはずなのにここでは一度息を吸ったかのように描かれるという、記述の曖昧さには本質的な意味があるように思える。死を生へと反転するために必要とされる曖昧さであろう）。いずれにしても赤ちゃんが呼吸をしたかのように感じられるかどうか、というBさんにとっての主観的な印象が問題になっている。「生まれてくる、そして亡くなる」ということが他者を人間として迎え、コミュニケーションごっこを行うための条件となるのである。次に引用するように、このあとでBさんはもう一度同じ場面を語り直している。それほど重要な場面なのだと思われる。

引用では「『また会おうね』みたいな感じ」で声かけが可能になっている。赤ちゃんに対して人格として声をかける可能性が回復されている。そのためには「生まれてくる、そして亡くなる」必要があったのである。正確には「一度でも」生きていたと感じられないと声をかけることができないのであり、そして生まれることすらなかったとして扱われることはおそらく遺棄・無視の最たるものであろう。他者が成立する条件として、〈生きているかのようにみなすことができる〉、に加えて、〈一度でも生きたことがあるとみなすことができる〉、という項目が付け加わった。

実際には赤ちゃんは、おそらく生まれる前にすでに死んでいる。にもかかわらず、「生まれてくる、そして亡くなる」という「そういうところちゃんと見ててあげよう」とBさんは語る。生きていた可能性を信じていたのかどうか、Bさんの語りには曖昧さがあるが、おそらく息を吸ったことは実際にはないと思っていながら、ある種の〈ごっこ〉として、息を吸ったことがあるという想定をしている。しかし死んで生まれた赤ちゃんであっても、生まれてから息を吸って死んだかのようにみなし、さらにはそのような〈ごっこ〉の水準で、「見ててあげよう」と赤ちゃんの生命の証人となる決意をBさんはしているのである。生きたことがない人の生の証人になるとはいかなる行為であろうか。Bさんは赤ちゃんが死んでいる現実を反転して赤ちゃんの〈生〉という別の現実を創り出してその証人となっている。

実際には一度も実現したことはないが「一度でも」生まれたことがあると想

定する.とするとこのような「一度でも」は,実際の時間のなかには場所を持ったことがない〈絶対的な過去〉を示しているということができる(プラトンの『メノン』で少年が習ったこともない幾何学の解法を「思い出す」ように.Bさんも想像上の過去を手がかりにする).

　想像上の過去と対応して想像上の未来もある.「また会おうね」という声かけは,死んだ赤ちゃんとの再会という実現することのない未来を指している.これは死者を生きているかのようにみなしてその〈生〉の証人になるという〈生きているごっこ〉が現在においてできるために必要なのである.現在において死を生へと反転しうるためには,〈生きているごっこ〉がいずれごっこではなく現実のものとなり,実際に再会するまた「会おうね」という未来を論理的に含む.実際には不可能であるが「実際に死者と再会する」可能性という想像上の未来である.赤ちゃんと「〔実際に〕また会える」地平を想定することでのみ,死んだ赤ちゃんへ向けて声をかけることができる.生と死を包摂する地平がここでは過去現在未来にわたって要請されている.

　そして生と死をつなぐために,赤ちゃんが,(かつて一度も生じたことがない)想像上の過去において「一度でも」生まれることができたということが感じられ,(到来することがない)想像上の未来において「また会える」と想定できないといけないのである.〈生きているごっこ〉と〈生きていたごっこ〉は,不可能な過去と未来の地平を要請するのである.外傷的な現実に対して意味を確保するためには,このような地平を設定する必要があるのだ.

　実際には生きたことがないがBさんにとって仮想的に「生まれてきたぞ,そして亡くなったぞ」とみなされた赤ちゃんの「短い一生」の長さとはどのくらいのものであろうか.これはどのような持続なのだろうか.哲学のなかにこのような時間を語る言葉があっただろうか.

謝辞
　本研究は大阪大学大学院人間科学研究科社会系倫理委員会の審査を受け承認されたインタビュー調査に基づくものである.ご多忙のところ研究にご協力いただいたBさんに感謝いたします.

■注
（1）　2008年に日本で行われた人工妊娠中絶は24万件あまりである(出生数は109万人).［http://www.mhlw.go.jp/toukei/saikin/hw/eisei/08/dl/data_006.pdf］1955年に117万件だったところから大きく減りつつある(出生数は173万人).［http://

www.e-stat.go.jp/SG1/estat/List.do?lid=000001048208］ベテランの助産師であるほど中絶のケアを多く経験していることになる．
（2）ただし，今引用しているインタビューの際には，ばらばらになるという言葉がべつの意味をもつと考えを訂正している．しかしこの訂正はインタビューのときには外傷体験の想起を回避するための防衛機制のように聞こえた．
「M: 先日「ばらばらになる」っておっしゃってて，あれは衝撃的でした．
B: あ，そのばらばらがね，あの，その，前までは，たぶんその，赤ちゃん，赤ちゃんがばらばらになる感覚を自分自身がばらばらになってん，言うたらどうか，というそんなところでのばらばらなんかなって思ったんだけど，なんかあの後ぐらいからかないろいろ考えたり本読んだりしながらなんだけども，やっぱりなんかあの，仕事自体がほんと出産 8 で，死産 1，2 みたいな感じのそういう仕事だったりすると，やっぱり誕生のエネルギーですごくこう，で亡くなっていくみたいな，それの繰り返しみたいな．でときどき，生まれてくる子どもをさっきケアしてました．で，扉の真横で亡くなっていく赤ちゃんを産んでもらうとかそういう，ほんとにそういうことをずっと経験してきたんで，経験していたときは『もうやってられへん，ばらばらになるわ，自分の気持が』，てそのアップダウンみたいな，そういうばらばらを感じてはいたんですけど，あの，それって自分が，自分がうまく調整できへんだけやなって，そのときは思ってたんですが，でもやっぱり誕生ってものすごいエネルギーだから，死産ももちろんエネルギーなんだけど，なんか一緒くたにこう，一緒に経験してることが，よりやっぱりばらばら感があるのかなって（笑）って思ったりして，しました．誕生，誕生と死の近いっていうか，「一直線同じとこにあります」とここらへんで経験するんで……」(5)
　もちろんこのような出産の介助と死産のケアとが交替する勤務は，確かに意味と無意味とのあいだで B さんを引き裂くであろう．しかしこの分裂のもたらす「ばらばら」と，死産の体験そのもののなかでの「ばらばら」とでは経験の意味が異なる．この語りのなかでの誕生と死の一直線は，後に登場する生と死を包摂する地平ではないであろう．

■参考文献
Maldiney, H.（1991）. *Penser l'homme et la folie*. Grenoble; J. Millon.
Winnicott, D. W.（1989）. *Psycho-Analytic Explorations*. London; Karnac Books, Cambridge; Harvard University Press.

7 現代精神医学における正常／異常概念の検討

加藤　敏

1. はじめに

　グローバル化と特徴づけられる現代世界は，二つの動きのせめぎあいの中にあると考えることができる．一つは，交通手段の進歩による人々の移動の増加にみられる遊牧民化の現象，またITの目覚ましい普及により国家の枠組みを超えた人々の交流が加速度を増して進んだことによる価値の多様化である．もう一つは，この脱中心化，散逸化の動きに抗するかのように新たな中央集権的な組織化の動きが認められる．現代における正常／異常の問題を考えるとき，この二つの動きを頭においておく必要があるだろう．

　本稿では，現代精神医学における正常／異常の規定のされ方を，アメリカ精神疾患分類（DSM）など最近の動きに目をやりながら論じたい．これを通じ，科学的な思考が主要な準拠枠をなす現代社会に入って，正常／異常の区別がいかなる変容をとげているのかという問題に多少とも光があてられることと思う．その導入として，分子遺伝生物学の見地から正常／異常の問題を考える上でどのような知見が与えられたのか，次いでパーソナリティ障碍の概念創出の先駆者といえるシュナイダーによる異常人格と精神病質に関する考えかたを検討したい．

2. 分子遺伝学の知見から示唆される正常／異常

2.1　ヒトゲノム解析

　2004年にヒトゲノムの解読がひととおり終了し，「人間の多様性に関する驚くべき結論」（Check, 2005）が出された．ヒトゲノムプロジェクトが開始された2001年の時点では，ヒトゲノムの99％は同じで，残りの1％が違うという見方が支配的であったのだが，この予想は見事に覆されたようである．例えば，現在，健常者の3.5％に塩基の欠失や挿入，逆位，コピー数の多型などからなる構造的変異があるということが知られている．またエイヒラーの研究チ

ームは，分節重複（segmental duplication）と呼ばれる反復DNAの比較的長い領域がヒトゲノムの約5％を占めていることを明らかにした（Sharp et al., 2005）．この領域は，塩基の欠失や逆位といったヒトゲノムの構造的変異の生じやすい場所であるという．さらにアイスランドの研究チーム（Stefansson et al., 2005）は，ヨーロッパ人の20％で遺伝子17q21.31に逆位（inversion）が認められたとする研究を発表している．

このように健常者において塩基配列に変異が予想以上に多いという知見は，ヒト遺伝子に決定的な「標準版」があるという前提に異議を唱えるものである．従って，少なくとも塩基配列レベルで，遺伝子の異常を特定することが困難な場合が多いことを意味する．さらに言えば，構造的変異の部位は，病気だけでなく，人間の創造性ないし人類の発展性にかかわる部位と考えることもあながち見当外れではない．

この研究チームは，ヨーロッパ人の20％に認めた構造的変異はアフリカ人ではごく稀にしかなく，東アジア人では認められなかったことも明らかにしている（Stefansson et al., 2005）．このようにヒト遺伝子が民族によって違いがあるという知見は，もしもヒト遺伝子の「標準版」を作製することを試みるなら，まずは民族別に行う必要性があることを提起するものである．

さらに興味深いことに，彼らは，逆位の遺伝子変異をもった女性はより多くの子どもを生むという結果を示し，これをふまえ，逆位は人間の進化にかかわる部位で，進化に有利に働く可能性を論じている．この指摘は，遺伝子変異が病気だけでなく，人類の進化・発展にかかわることを示唆している．

それゆえ，最近の遺伝子解析からは正常／異常の問題について以下の見地が導かれる．つまり，塩基配列のレベルでは正常と異常の違いは相対的なものである．勿論，筆者が参照している遺伝子解析の研究はごく限られたものであることを断っておかなければならない．

遺伝子配列は人間の身体，こころのありようを形づくる上で重要な情報を含んでいる．正常／異常の規定に関し，科学が目指すところは，身体や精神における科学的な規則性を導き，それに従っているあり方を正常とし，それから逸脱しているあり方を異常とすることである．これこそ近代医学の方法論のほかならず，多くの疾患で成功をおさめた．そのよい例は，心電図の発明だろう．人間の心臓の動きに関しては，電気活動の規則性が明らかにされ，心電図の標準版が見いだされることにより，これを尺度にして心臓の機能が正常か異常なのかがすぐさま診断される．

ヒトゲノムプロジェクトの解読作業で目指したのも，ヒト遺伝子の塩基配列において科学的な普遍性をもった規則性を導くことだった．ところが，遺伝子配列ではあまりに変異が多く，その配列の規則性を導く企ては少なくとも今のところ挫折に終わっているのが現状である．要するに，正常・異常に関する科学的かつ客観的な根拠づけを遺伝子レベルで周到に行うことに疑問符がつけられている．

2.2　統合失調症，双極性障碍の遺伝子解析

ヒトゲノム解析プロジェクトに連動する形で鳴り物入りでなされている精神疾患の遺伝子解析においても，正常／異常の問題を考える上で示唆に富む知見が出されている．

この方面の遺伝子研究に関して，イギリスのクラドック，オーウェンらによる最近の一連の総説を参照したい（Craddock and Owen, 2007）．彼らは世界中から報告されている統合失調症と双極性障碍に関する遺伝子研究の結果を慎重に吟味し，DISC1, DAOA, あるいは6番，22番，13番などの部位に共通の感受性遺伝子が多数同定されていることを重視する．そして，現在，統合失調症，双極性障碍のそれぞれの感受性遺伝子と考えられているもののなかには，今後研究を進めていくなかで，一方（例えば，統合失調症）の感受性遺伝子と考えられていたものが，他方（例えば，双極性障碍）の感受性遺伝子でもあることを示す知見が出ていることも指摘されている．他方でクラドックとオーウェンは，統合失調症，双極性障碍に特異的と思われる部位もあるという知見が出されていることにも言及しながら統合失調症，双極性障碍における感受性遺伝子の性状に違いがあることも指摘する（Craddock and Owen, 2010）．

つまり，統合失調症の感受性遺伝子は，例えば塩基の欠失といったより重大な遺伝子構造変異が多く，双極性障碍のリスク遺伝子ではこのような知見はない．

統合失調症および双極性障碍における感受性遺伝子の知見はまだまだ途上段階にあり，今後修正がなされる可能性もあるが，さしあたり，このような現在の遺伝子解析の知見は，統合失調症と双極性障碍の間に病態の重なりと差異を認めるものといえる．当面はっきりしていることは，遺伝子解析の結果，統合失調症と双極性障碍，あるいは気分障碍にそれぞれ1対1の対応をする特異的な遺伝子異常は見つかっていないこと，逆に両者に感受性遺伝子が多数見つかったことである．

7 現代精神医学における正常／異常概念の検討

われわれの関心をひくのは，統合失調症と双極性障碍のいずれにおいても，あくまで複数の感受性遺伝子が，つまりは候補遺伝子があげられたに過ぎないことである．裏を返せば，いずれの精神障碍の感受性遺伝子は，とりわけ双極性障碍の感受性遺伝子は，多くの健常人の間にも分かちもたれていることを考えさせる．厳密にいえば，遺伝子配列の解析によっては，双極性障碍の診断予測は当面期待できないというだけではなく，双極性障碍を持つ人と正常人の判別が困難であることが示唆される．

2.3 進化精神医学の見地からの統合失調症感受性遺伝子

最近，ヒトの進化との関連に注目した進化精神医学の一翼を担う研究が行われている．これにも一瞥を加えたい．

クレスピらは，統合失調症の発症にかかわるとされた感受性遺伝子が正の選択（positive selection）をされた遺伝子なのか否か，つまりヒトの進化に関連する遺伝子であるのか否かを調べる研究を行っている（Crespi, 2007）．二つ以上の研究で統合失調症のリスク遺伝子としてあげられた計76の遺伝子が対象に選ばれた．ヒトゲノムのハプロタイプ地図（HapMap）を使用し，正の選択（positive selection）にかかわる遺伝子が特定された．加えて，ヒト，ないし霊長類に特有な遺伝子を特定するため，哺乳類の系統発生を調べる遺伝子のプログラムパッケージであるPAMLを使って分析を行った．

結果として，HapMapに基づく分析では，14の統合失調症感受性遺伝子が見いだされた．その中に統合失調症と強い結びつきをもつとされているDTNBP1が含まれていた．また14の遺伝子のうち，四つの遺伝子は，人間がアフリカで出現した後，別な大陸に足を伸ばし始める時点にあたる，人類の進化の歴史においては最近の選択（recent selection）に属するものであると考えられる．またPAMLに基づく分析では，四つの遺伝子が正の選択にかかわることが示された．その中に，統合失調症と強い結びつきがあるとされているNRG1（neurogulin1）が含まれていた．統合失調症と強い結びつきがあるとされるDISC1遺伝子は，ヒト－チンパンジー，霊長起源の系統 のいずれにおいても正の選択がなされていることが明らかにされた．DISC1は霊長類の進化において急速に活動を増したことが窺われる．

こうした結果をもとに，次のような考察がなされる．ヒトの進化にかかわる遺伝子は別の神経活動の関連遺伝子に比べ，統合失調症とより強いつながりをもっていることが示された．統合失調症の感受性遺伝子のなかでも重要視され

てきた DISC1, DTNBP1, NRG1 もヒトの進化に関わる遺伝子であることが示された. それゆえ, 統合失調症はヒトおよび霊長類の進化における適応上の変化に伴う副産物と考えることができる.

進化精神医学の見地は, 統合失調症の生存上の有利な点を問題にする以上, 創造性と統合失調症の関連も明らかにする射程をもっていることが想定される. この点に関してもクレスピらは次のように最近の研究をまとめる.

統合失調症リスク遺伝子にあげられている SLC6A4, TPH1, DRD2 の三つの遺伝子の allelic の変異は, 正常者における創造性, また想像性と関係していることが明らかにされた. 特に, SLC6A4 遺伝子の多型 STin2.12 と TPH1 遺伝子の多型 A779C は, 一方で正常人における創造性の増加に, 他方で統合失調症の発症リスクの増加に結びついていることが明らかにした知見が出された. COMT および HTR2A, MAOA, SLC6A4 を含む統合失調症感受性遺伝子のいくつかは, 統合失調型パーソナリティ障碍 (schizotypal personality disorder) にも関係するだけでなく, 魔術的思考, 経験といった非日常的な経験をする正常人にも関係していた. また SLC6A4, TPH1, COMT, DRD2 の遺伝子は, 創造性と, 統合失調型パーソナリティ障碍および統合失調症の認知にともにかかわり, 双方に関係することがあることが示された.

以上, 統合失調症の感受性遺伝子とされている少なからぬ遺伝子が, ヒトの進化に関連した遺伝子であるとする知見, また統合失調症感受性遺伝子の一部は創造性にも関与しているという知見は, 正常／異常の問題を考える上で大きな意義をもつ. つまり, この知見は, 統合失調症感受性遺伝子そのものも健常者のあいだに多く認められることを強く考えさせる. さらに, 統合失調症感受性遺伝子は創造性の豊かな健常者に有意に多く認められるという知見は, 統合失調症を顕在発症する人と創造性豊かな人との間に一定の共通の遺伝子変異があることを考えさせる.

創造性 (ないし想像性) に注目した分子遺伝学の最近の研究は, 統合失調型パーソナリティ障碍においても統合失調症感受性遺伝子が認められていることを示している点に留意したい. そうすると, 統合失調型パーソナリティ障碍, 健常人のいずれにも, 程度の違いは別として, 基本的には同じ遺伝子変異があるということである. しかもこの研究に基づくなら, 遺伝子レベルでは, 統合失調型パーソナリティ障碍の方が健常人に比べ, より統合失調症に近いということを示す知見はないようである.

こうした知見も, 遺伝子レベルでは精神の正常と異常を峻別する科学的な客

観的根拠を与えることはできないことを示す．遺伝子塩基配列の解読作業により，精神疾患（さしあたり統合失調症と双極性障碍）をもっている人と健常者の区別ができないことは何を意味するのだろうか？

　精神障碍の診断は，当該の人物の精神症状の有無といった精神病理レベルに立ち戻って始めて可能になるということである．その際，社会における振る舞い，社会での適応といった社会機能が大きな比重をもつ．このことは，精神障碍を異常と判断し，診断をくだす際，1人で自立した生活を営み，対人関係がしっかり築けているのかの判断が不可欠になっていることを指し示す．この判断はもとを正せば一種の価値判断である．要するに，正常な精神，あるいは脳機能に関しての遺伝子異常をはじめとした科学的規則が見出せず，そのため，生物学的指標によって精神障碍を診断することができない以上，精神医学は，現在においても価値判断に頼らざるをえないのである．

3. シュナイダーが構想した正常／異常

　精神医学にとって正常／異常の問題は，精神医学が厳密な科学として成立するための必須の事項となっている．しかし，今これまでみたように少なくとも現段階の分子遺伝学には正常／異常に関し決定的な判別を行う知をもたない．むしろ，正常／異常の間の境界は不鮮明で，両者には移行があることを示唆する知見が優勢である．筆者はこの基本問題を考える上で，精神病理学の観点が必須となることに注意を喚起したい．あらためて述べるまでもなく精神医学において，正常／異常の問題に関し明確な考え方を初めて提出したのはドイツの精神病理学者 K. シュナイダーで，今日でも名著『精神病質人格』（シュナイデル，1954）は正常／異常の問題を考える上で欠かすことのできない準拠枠となっている．そこでこの著作に立ち戻り，正常／異常の問題の基本的な考え方を確認したい．

3.1 平均規範と価値規範

　シュナイダーによる正常／異常の区別は2段構えの構成をもち，1）平均（平均規範）から導くという考え方と，2）ある好ましいありかた，ないし理想的なあり方（価値規範）から導くという考えかたの二つの観点からなされている．

　まず，精神病質を規定する前段階として「異常人格」の概念が提出され，次

のような規定が与えられる.

> 「異常人格とはわれわれの前に明らかに思いえがいている人格の平均範囲からの変異, 脱線である」(p.6).
> 「この逸脱は, 多い方へも低い方へもおこりうる. したがって, この平均基準からの逸脱が倫理的に, または社会的にみて, あるいは負の方向に評価されようとも問題ではないのである」.
> 「この平均基準に照らしてみれば, 聖者も大詩人も, 異常という点では, 情性欠如型の犯罪者とまったく同じなのである. この3者はともに平均人格からは逸脱している」.
> 「なんらかの点で特異な人格, なんらかの点で特徴的な人格, その人の本質がなんらかの点で目立っている人格は, すべてこの異常人格の観念の下に包括されなければならぬことは明らかである」(p.6).

ここには, 正常／異常の区別に関する一つの重要な観点をみてとることができる. つまり1) 正常を多数の人々のなかの平均的なあり方に求め, 2) 一般的社会通念からして, 平均基準から正の方向にも負の方向にも偏っているあり方を異常とする観点である. そこでは異常は,「平均的, 通例的, 慣用的なものから偏っているもの」(p.5) と定義される.

続いてシュナイダーは, 異常人格の中から精神病質人格を次のように規定する.

> 「精神病質人格とは, その人格の異常性を悩みとし, またはその異常性によって利益社会が悩むような異常人格である」(p.7).

これは精神病質についての有名な定義である. しかし, シュナイダーはきわめて慎重にいくつも留保をつけている.

例えば, 精神病質の規定における「利益社会が悩む」という規定に関し,「価値を考える観点から取り上げるこの二群のものは慎重に取り扱わねばならない」と述べる.

革命運動家の反体制的な運動などを例にあげながら, 次のようにも述べる.

> 「ある時には精神異常人格としてみられ, ある時には異常人格と呼ばれるに

すぎないというようなことにもなる」(p. 8).
「主観的に左右されることもここに指摘しておかねばならない」(p. 8).

「利益社会が悩む」精神病質人格の規定に関し，シュナイダーは「これは実践的に区別しなければならないという要求から発したもの」(p. 9)であると明言している．このことは，度重なる犯罪を犯す人に対して精神医学の観点からの意見を求められたり，精神鑑定を要請される場面を頭においていると思われる．精神科医にそうした実践的な区別を要求するのは，司法機関，つまり国家，あるいは共同社会とみてよいだろう．

いずれにせよ，精神病質人格の規定において，正常は，一般社会において望ましいとされる価値を実現しているあり方に求められ，異常は，この価値から逸脱したあり方に求められる．シュナイダーはこの価値規範における正常に関し，「個人的な生得的な理想に相応」するもので，「ある者にとってはゲーテ，あるものとってはビスマルクが正常な人間であるということになる」(p. 5)と述べている．ここから，すぐにわかるように，精神病質を規定する尺度となる「正常」は価値，理想といった一般社会において望ましいあり方であるだけに，時代や社会のありかたによって変わる性格をもっていることがわかる．つまり精神病質人格を規定する際に示される正常／異常の区別は普遍性をもつには至らない．

われわれはシュナイダーによる異常人格と精神病質人格についての考察から，平均規範と価値規範という2種類の正常／異常の規定があるのをみた．この二つの関係に関し，彼は次のように述べる．

「2つの規範概念は互いに縺れ合っている」．
「平均基準の意味においてさえ，価値を考え，あるいは少なくとも価値と関連のある観点を全く抜きにして限界をつけることはほとんど不可能である」(p. 5).

確かに平均基準に含意される多数の人々における平均的なあり方は，凡庸なありかたを指すことにほかならない．凡庸は一つの価値であるとみなせる点から，異常人格における正常／異常の区別にも価値概念を基礎においていると見た方が正確であるだろう．違いは価値の設定の仕方にあり，異常人格の規定においては，ごくごく凡庸な価値に正常なあり方が見定められているのに対し，

精神病質人格の規定においては社会において望まれる高い価値に正常が求められているのである．

3.2 健常者の変異（Spielart）としての精神病質

シュナイダーは，異常人格，また精神病質人格の規定においては，科学的研究の対象からはずれる価値規範を基礎にしていることをふまえ，異常人格また精神病質人格は疾病ではなく，正常人の変異にとどまることを強調する．

「異常（精神病質）人格とはいっても単に人格の変異に過ぎないのであるから，それの肉体的基礎に関する問題は人格一般における肉体的基礎の問題──結局は身─心の問題になる──と合致する」(p. 21)．
「精神病質人格を類型づけることは診断だというように思われているらしい．しかしこの類推は決して是認されたものではない」．
「およそ抑うつ病型精神病質というと時にはまあ『そのような』ということになる．人，人格には疾病，および疾病の心情的帰結のように診断の意味でレッテルをはることはできない」(p. 77)．

「人格の変異」という際の変異の原語 Spielart はあそびを意味する Spiel からつくられているだけに含蓄に富む．ここに注目すると，精神病質は人格における「あそび」と考えられているのである．それゆえ，シュナイダーは精神病質を臨床的な病態と一線を画すものであることを強調していると考えることができる．

精神病質を精神疾患とは質的に異なったものと位置づけようとするシュナイダーの立場は，クレペリンの精神病質概念に示されるような連続的な病態と位置づける観点に対する批判がこめられている．この批判の言葉を引用しよう．

「彼（クレペリン）のいう精神病質人格とは，一部分は『本来の精神病になるべきものが，まだ，そこまで，発展していない前段階』にあるものであり，また一部分は『不幸な遺伝的影響，胚子障害あるいは早期に影響を与えるその他の影響を受けて，その完成に障害をうけたできそこないの人格である』」(p. 119，括弧内筆者)．

精神病質の一つにあげた発揚情性型精神病質の項目において，シュナイダー

は，クレペリンが躁うつ病と連続性をもつと考えた顕在発症以前の気質である躁病基本素地の概念にも次のように批判を加える．

「発揚情性型の人という名前は，かつてクレペリンの用いた『体質性興奮』という命名よりも適切であり，また，その後に用いた『躁病性素地』といういい表わしよりも適切であると思う．というのは，発揚情性型の人という命名ならば，躁うつ病性精神病に所属するか否かの問題に関しては，予断的にはなにもいってはいないからである」(p. 103).

このようにシュナイダーは，精神病質の概念の提出にあたり，中立的かつ記述的にとどめることを旨とし，疾患との結びつきは括弧にいれ，特定の疾患との関係を含意する予断的な立場を排する．正常と異常との区別でいえば，顕在発症した臨床レベルの異常と正常人格の変異の限りでの精神病質レベルの「異常」をはっきり区別し，両者あるいは，広義の正常と臨床的な異常のあいだには移行を認めない立場をとる．

4. 現代における正常基準の上昇

4.1 双極スペクトラム

ここ最近のアキスカルらによる「双極スペクトラム」(Akiscal et al., 1999) やゲーミらの「双極スペクトラム障碍」(Ghaemi et al., 2002) の概念に代表されるように，臨床閾値以下の気分変動を表す気質と双極性気分障碍が連続的な同質の病態にあるとする考え方が強くなっている．この見地からすれば，シュナイダーが精神病質にあげた発揚情性型精神病質や抑鬱性精神病質は双極スペクトラム（障碍）に組み入れられる可能性がある．このように今日の趨勢は，シュナイダーの慎重な構えとは逆に，（広義の）正常と臨床レベルの異常に連続性を認める動きが際だってきているのが特徴といえる．そこには，顕在発症を予防するという予防医学の観点が後押していることは間違いない．統合失調症発病前の一群の病態を「精神病前駆状態（at risk mental state）」，次に述べるDSM-5ドラフトでは「精神病リスク症候群（psychosis risk syndrome）」[1] などという術語でもって一つの臨床単位として扱おうとする動きもそれである．

現代の精神医学は，一般の医学と歩調を合わせて，臨床閾値を下げ，微細な

逸脱や病的な状態を精神医学の対象として取り込む動きが顕著である．これは正常の基準範囲が狭められ，あそび（Spiel）がなくなっていることを示す．シュナイダーの区別でいえば，現代社会において価値規範による正常性の規定がますます優性になっていることを示す．そこでの価値は，社会におけるより高い有用性に，別な言い方をすれば，社会の中で適切な対人関係を維持しながら自立した生活をおくることを可能にする健常な社会機能（social function）に求められる．

　この社会機能が正常性を保証する何よりの価値であることはDSM診断において，大半の精神障害の診断基準で，例えば統合失調症では，障害が出現してからの期間の大部分で，仕事，対人関係，自己管理などの面での「社会的または職業的機能の低下」，また躁病エピソードでは「職業的機能や日常の社会活動，または他者との人間関係に著しい障害をおこすほどの「社会的機能」の障碍」などといったように，社会機能の障害があることが診断の条件となっている（DSM-IV-TR）．裏をかえせば，たとえ奇異な妄想や幻覚があったり，顕著な多弁・過活動・睡眠欲求の減少があったとしても，統合失調症や躁病の診断をくだすことはできない．当該の人物がおかれた社会的文脈への準拠によって初めて正常性と異常性の判別がなされることは，精神医学における診断の特徴ということができるだろう．今日，正常性の基準の底上げが顕著で，それは「過剰規範」の性格さえ帯びるのである．

4.2 DSM-5ドラフト

　2011年2月に，DSM-5ドラフトの全体がアメリカ精神医学会のホームページで公開された[1]．いくつかの事項でかなり大胆かつ大幅な変更が提唱されている．このドラフトがそのまま2013年中に刊行予定のDSM-5に反映されるとは思えないが，世界を牽引するアメリカ精神医学の動向を知る上で大変興味深い．これについて少しみてみたい．なお，同じ年の6月にいくつかの細部の修正がなされている．以下の紹介は，最初のドラフトに従っていることを断っておく．

　①パーソナリティ機能とパーソナリティ障害
　目につく最も大きな変更は，パーソナリティ障害の部分に大幅な見直しがなされていることにあるといって過言ではない（井上・加藤，2010）．パーソナリティ障害はこれまでのDSM診断では臨床診断にかかわるⅠ軸やパーソナリ

ティ障碍と知的障害にかかわるⅡ軸といった多軸評定がなされていたのだが，これを撤廃する方針が出された．そうなると，パーソナリティ障碍は統合失調症や気分障碍と同列に置かれることになる．そこには，パーソナリティ障碍を臨床単位とみなす姿勢がうかがえる．これは慎重な吟味を要する重大な変更である．

また，パーソナリティ障碍の項目は「パーソナリティとパーソナリティ障碍」と新たに銘打たれ，種々のパーソナリティ障碍各論とは別に，パーソナリティ機能（personality function）を導きの糸とするパーソナリティ全般についての総論に多くの紙幅が費やされ，正常なパーソナリティとはいかなるものかを詳細に明示している点である．

シュナイダーの『精神病質人格』では，精神病質が正常から偏奇すると定義されるものの，その尺度となる人の正常なあり方については暗黙のうちに前提されているだけで，これに関する明確な言葉はまったくといってよいほどなかった．その点でも DSM-5 ドラフトは画期的なものである．こうした新機軸は具体的な内容に多少の修正はあれ，基本的な方針そのものは DSM-5 において採択されるものと思われる．

パーソナリティ機能は，①自己および②対人関係の双方から規定されている．自己を自己たらしめている機能として，同一性の統合（identity integration），自己概念のまとまり（integrity of self-concept），自律性（self-directedness）があげられている．他方，あるべき対人関係の在り方として，他者に対し共感の感情を抱けることおよび，他者と親密で協調性のある関係を樹立できること，さらに他者に対し多様な表象を持ちつつ，一人の他者として統合できる能力があげられている．

そこには，正常／異常を評価する上で，パーソナリティ機能を社会機能に代わって鍵概念としようとする動きをみてとることができる．しかし，DSM-5 で問題にされるパーソナリティ機能は社会機能と密接に結ばれる形で構想されている印象を受け，内容的には重なるところが多いと思われる．

パーソナリティ機能，およびその障碍について具体的に少し例示する（井上・加藤，2010）．

パーソナリティ機能は，自己および対人関係の二つの領域において，以下に示したようなスケールで評価される．

自己：

同一性の統合（identity integration）：自己の状態（self-states）の制御；個人史の一貫性；唯一の自己（unique self）を体験する能力および自己と他者の明瞭な境界（boundaries between self and others）を認識する能力；内省能力
1. 自己概念のまとまり（integrity of self-concept）：自尊心の統制；自律の感覚（sense of autonomous agency）；自己評価の正確性；自己表象（self-representation）の質（例：複雑性，分化および統合の程度）
2. 自律性（self-directedness）：行動の内的規範の確立；短期および人生の目標の一貫性と有意味性

対人関係：
1. 共感性：mentalize する（他者の考えや感情の正確な模型を創り出す）能力；社会的な因果関係を理解すること
2. 親密さと協調性：他者との関係の深さと持続期間；親密さに対する耐性と欲求
3. 他者の表象の複雑性および統合性（complexity and integration of representations of others）：自己を制御するために他者の表象を使用すること

そして，パーソナリティ機能のレベルが，「障碍なし」から始まり，「軽度障碍」「中等度障碍」「重度障碍」「極度障碍」といったように五つのスケールで段階に区別される．以下「中等度障碍」までを抜粋する．

0＝障碍なし（no impairment）
自己：個人史に基づく同一性を有しているという自覚がある．自我は一貫性をもち，自己制御された肯定的な自尊心と関連している．自己評価は正確である．適切な自律の感覚を伴う．適切な個人的目標と行動規範を設定して，人生の充足感を獲得することができる．
対人関係：いかなる他者の体験に対しても十分に理解する能力が損なわれず，他者の考え方を認識し続けている．他者は複雑で多面的な自立した個人とみなされ，その矛盾と短所は適切に調和される．他者の表象は建設的な自己制御のために使用される．

1 = 軽度障碍（mild impairment）
自己：独自の個人史的な同一性の感覚は比較的保たれているが，強い感情によって他者との境界が揺らぐことがある．内省能力はあるが，自己認識の全ての型を統合するよりも，一つの型（例：理知的，情緒的という型）を過剰に強調しがちである．自律性の感覚は適切であるが，目標志向性は過剰であるか不適応的である．
対人関係：他者の体験を十分に理解する能力は若干障害されている．個人的な行動が他者に及ぼす影響についての認識は一貫性を欠いている．親密な関係を築く能力と願望はあるが，強い感情や葛藤によってそれが抑制されることがある．他者の表象は，ストレスにさらされなければ，制御のために使用される．

2 = 中等度障碍（moderate impairment）
自己：自己の状態の制御はしばしば状況に依存する．内省能力は障害されている．他者との強い同一化傾向が，いくらか分化していない独自性の感覚や一貫性のない個人史として現れることがある．自己評価は，内的な評価よりも外的な評価を認識することに基づいている．個人的な充足感は信頼感の欠如によって障害されている．
対人関係：多様な考え方を認めることにかなりの障害がある．自己の適切さに関する場合のみ，他者の意見に極端な注意を向ける．対人関係を形成する能力と願望はあるが，関係は表面的で自己制御や自尊心の必要を満たすことに限定される．他者によって魔術的に完全に理解されるという非現実的な期待をもつ．

②過剰規範の性格を帯びる「正常」なパーソナリティ
　このようにDSM-5ドラフトでは，パーソナリティ機能障碍を軽度機能障碍，中等度障碍などと障碍の程度別にディメンジョナルに評価する構想が打ち出されている．そして，パーソナリティ障碍は，このパーソナリティ機能の障碍が存在し，かつ種々のパーソナリティ特性の少なくとも一つに明らかな偏りが存在することが条件となる．
　そうすると，パーソナリティ障碍がない正常な人の条件は，様々な人生の局面においても，自己の面では「自己統御された肯定的な自尊心」と「正確な自己評価」「適切な個人的目標と行動規範」「人生の充足感」を一貫して保持し，

対人関係面では「いかなる他者の体験に対しても十分に理解する能力が損なわれず，他者の考え方を認識し続け」，「他者を複雑で多面的な自立した個人とみなし，その矛盾と短所は適切に調和でき」，「他者の表象を建設的な自己制御のために使用できる」態度を一貫して保持することに求められる．要するに，しっかりした人生目標のもとに反省を忘れることなく自己実現感をもって絶えず着実に歩み，どんな人に対しても寛容な態度で接し，どんな他者からも学ぶ態度をもって接することができる，高い対人関係能力をそなえた堅固で安定したパーソナリティが正常とされる．ここに記述されているのは，我が国ならさしずめ「二宮尊徳」や「福沢諭吉」などといった理想的な模範を示す人間像にほかならないとみた方が適切である．

　他方，パーソナリティ機能における軽度障碍であげられているあり方は，基本的には多くの凡庸な健常者の在り方と考えられる．例えば，自己の面での「一つの型（例：理知的，情緒的という型）を過剰に強調しがちである」，対人関係面での「親密な関係を築く能力と願望はあるが，強い感情や葛藤によってそれが抑制されることがある」などといったあり方は，例えば，他人に対する好き嫌いの感情がはっきり出るといったいわゆる神経症性の性格にあたるものを強く考えさせ，健常人でしばしば認められるものと考えられる．（フロイドーラカンの）精神分析の見地からすれば，神経症を病むことこそ正常人の条件である．その意味で，大多数の人は神経症を病んでいるといえる．

　ところがDSM-5ドラフトからすると，そうした人は軽度のパーソナリティ障碍と診断されることになる．この結果，如才なく対人関係をこなす模範的な優等生しか正常とされないことになり，正常とされる人がきわめて少なくなることになる．いまだ成熟途上にある20代，30代の成人にこれを要求するのはハードルが高すぎるように思える．

　ドイツの精神医学者K.ウィルマンスは，「正常とは軽い精神薄弱である」[2]と規定した．これは，人々のもっとも多いあり方を正常に求めたものといえる．つまり平均に正常をもとめる立場からの規定である．実際，大多数の人は，わがままだったり，一部の人との関係は不良であり，完璧な人は少ない．DSM-5ドラフトに基づくなら，多くの人は「軽度のパーソナリティ障碍」と診断される公算がつよい．これこそ，K.ウィルマンスが正常人を特徴づけた「軽い精神薄弱」の今日的規定といってよいだろう．

　それにひきかえ，DSM-5ドラフトにおいて「正常」は，現代社会で模範とされる理想的なパーソナリティを尺度にして規定されており，きわめて高いレ

ベルの価値規範に基づくといえる．そこに，われわれは加速度的に進むグローバル化のなかで価値の多様化が生じ，正常性が危機に陥る事態にあって，そこに歯止めをかける使命を持つ形で高い正常規範を設定する動きが出ているとみることができるかもしれない．

それは，高度資本主義社会を維持するために陰に陽に要請されている正常規範とみることも不可能ではない．実際，グローバル化のなか熾烈な競争のまっただ中に置かれる現代の企業は，働く人に対し，高い対人能力を備えかつ，積極性をもった安定したパーソナリティ機能をもつことを強く要請している．はたして，このパーソナリティが優れた意味で健常なのか否か精神病理学的な吟味が必要だと思われる．

その局面において，われわれは，精神医学こそ正常規範の設定の任務を引き受けていると言うことができる．それは，精神医学による「科学的」知の権力を行使することを意味する．こうした観点はミシェル・フーコーが強調した点である．彼の論点について少し検討することにしたい．

5. 正常規範の制定を行う権力としての精神医学

フランスの哲学者 M. フーコーは，1975 年 1 月から 1 年間，コレージュ・ド・フランスにて『異常者たち』（フーコー，2002）と題して講義を行った．まず彼は，19 世紀後半から，放火症（1867 年），窃盗症（1878 年），露出狂（1847 年），同性愛（1870 年）などといったように一連の社会的な問題行動が精神科医によって，それぞれ一種の症候群として提唱されたことに注目し，次のように述べる．

「錯乱した行動や逸脱した行動が，一つの症候としてではなく，いわばそれ自体に価値のある症候群，……中略……，異常な症候群として組織され記述されるようになった」(p. 344)．

そこでは，フランスの精神医学者モレルによって最初に提唱された「変質者」（1875 年）の概念を例にあげながら，こうした異常行動をする人は精神医学の枠内で正式に異常者と明確な規定を与えられ，医学的な意味を賦与されたことに注意が払われる．

ちょうどこの頃，理解に苦しむ犯罪事例に関し，司法当局では対応できず，

精神科医に精神鑑定を依頼するという動きが始まったことも重要な事象としてあげられる.

「刑罰システムはもはや判断することができず，立ち止まらざるをえなくなって，精神医学に対し答えを求めるしかなくなるのです」(p. 130).
「刑罰機構は，以後，犯罪の理由について科学的，医学的，精神医学的な分析に訴えずにはいられません」(p. 130).

このような動きを綿密にたどり，フーコーは，19世紀後半の精神医学が正常の規範を制定する権力をもちだしたことを強調するのである．つまり，正常／異常の規定をする上で決定的な力を手にする．

「変質者という人物が構成されることによって，精神医学の権力は飛躍的に拡大するということです」(p. 349).
「実際，精神医学は逸脱，隔たり，遅れといったもののすべてを変質という状態に関係づけることができるようになって以来，人間の行動様式に対し無限定なやり方で干渉する可能性を手にいれます」(p. 350).
「精神医学はまさにここにおいて，個人の異常性の科学かつ管理者となる」(p. 350).
「精神医学が，社会を科学的に防衛する科学となる」(p. 350).

ここで，フーコーが問題にしている異常者は，先に言及したシュナイダーのいう精神病質，とりわけ反社会性の精神病質が念頭にあり，これらは遺伝性を色濃くもつ変質体質に基礎づけられ，そのため，治癒不能性のレッテルを貼られた．
しかし，フーコーの論点は反社会性の精神病質者に限定されるものではなく，精神の領域での正常／異常の問題のすべてに妥当する射程をもっていると考えられる．いま言及したDSM-5ドラフトは，まさに現代における正常／異常に関する知を新たに提唱しようとする21世紀の精神医学の「行為遂行性の言語行為」(加藤，2005)といえる．そもそも1980年に大胆な変更をして登場したDSM-III以来，DSMは正常／異常に関し全世界に影響を及ぼす決定的な正常規範を制定してきた．この精神疾患分類は，19世紀末の精神医学に比べると，児童期のものも含めきわめて多くの精神障碍を網羅し，正常人から隔た

りをもつ各種のパーソナリティ障碍を網羅している点などからわかるように，明らかに体系性の拡張をみせている．精神異常の判断を決定する権力という点でも，その権力は大きな増長をみせていることは間違いない．

　そのわかりやすい例は，不可解な犯罪が起こるたびに，司法領域からだけでなく，マスコミからも要求される精神鑑定である．この作業は，以前はごく一部の限られた司法精神医学の専門家に委ねられることが多かったのだが，最近は普通の臨床医まで行うようになっており，——その是非はここでは問わないことにして——大変，簡便に行われるようになった．その理由は，DSM に基づいて操作的な診断ができるようになったからである．ここ最近，アスペルガー障碍によると鑑定される犯罪事例が著しい増加をみているのはその端的な例であろう．そうした敷居が下げられた精神鑑定に，DSM の精神疾患分類体系が大きな役割を果たしているのは明らかだろう．

　20 世紀末葉から新たな展開をみせる新世紀の精神医学は，フーコーが『異常者たち』のなかで 19 世紀後半の西欧の精神医学を主要な対象に行った分析ではもはや不十分な面もあることも述べておかなくてはならない．現代の精神医学は，犯罪を行う精神異常者に対する社会防衛の使命だけでなく，一般診療科と同様に，予防医学に力を入れる．そこには，治療可能な疾患であるという前提がある．その上，正常なパーソナリティをバランスのとれた「高い」機能をもったパーソナリティに定める DSM-5 ドラフトにみられるように，従来の意味では健常な人々に対しより「高い」質のパーソナリティへと成長を促す布置をもっている．

　19 世紀後半から司法にならぶ権力を獲得した精神医学は，1980 年の DSM-III 以降，その改版の度に力を増長させていることは間違いない．DSM-5 ドラフトにおいて高い正常規範が賦与されているパーソナリティ機能の考え方が，来る DSM-5 において実際に受け入れられるなら，精神医学はさらに権力を拡大することになるだろう．そうなると DSM の知の体系に照らすと，すべての人について正常であるか，異常であるかが決定される可能性がある．この精神医学の知は大学入学試験や入社試験の人物考査などにも利用される可能性があると思われる．もしも，平均的なパーソナリティの人をパーソナリティ障碍と診断するなら，それは負のレッテル貼りの域を超えないもので，精神医学の権力濫用につながる危険について考慮しておくべきだろう．

　DSM-IV の作成にも携わった現代アメリカ精神医学の立役者の一人である N. アンドリーセンは，DSM の診断分類は精神科医の間での診断一致度，つま

り信頼性（reliability）は上がったものの，疾患そのものへの適合性，つまり妥当性（validity）は低いままであることを指摘した（Andreasen, 2007）．これは，DSM が科学としての根拠づけに乏しいものであることを指し示す．言語行為ということでいえば，内科や外科の診断体系に比べ，事実確認的な言語行為の側面がまだまだ不十分で，行為遂行性の言語行為の側面が優勢ということである．さらに彼女は，DSM のチェックリストだけを頼りにして診断することは，患者の主体としての個別性を疎んじ，非人間化作用（dehumanizing impact）を及ぼすことに注意を喚起した．この批判は，基本的には DSM-5 にもあてはまることだと思われる．フーコーの視点にひきつけると，DSM が患者に非人間化作用を及ぼすというアンドリーセンの批判は，十分な科学的根拠の確立に至っていない精神医学の権力行使に対する自戒の言葉と受け取ることも可能であろう．

6. 病的な規範を正常規範にとりこむ視点

最後に，正常／異常の問題をドイツの精神病理学者でもあり哲学者でもあるヤスパースとフランスの哲学者カンギレムの理論から光をあてたい．いずれも，病的な規範を正常規範にとりこむ姿勢をもつ柔軟性をもったもので，（広義の）人間学からの考えと位置づけることができるように思う．

ヤスパースは『精神病理学総論』（ヤスパース，1956）において，正常／異常の問題に関し，「人間は可能なものに対する最大の開放性をもち，至高の機会に恵まれ，それ故にまた極めて高度の危険に対する」（p. 345）という言葉にみられるような，高度の創造性と狂気が表裏の関係にあるとする人間存在に対する深い思索をもとに，精神における正常／異常の区別が大きな困難を伴うことを指摘する．そして，果敢にも狂気をとりこんだ形で正常性を追及する必要性があるという見地から，精神を病む人にこそ高度の正常性が認められるという考えを示す．

「精神的疾病概念は欠陥を示す概念であるのに，煎じつめてゆくと結局は，正の価値を見積もられて然るべき諸現象，本当に見積もられた諸現象をそれが包括するということになる」．

「病むということの中に人間存在一般の源泉と深淵が顕示されることが証明される」（ヤスパース，1956: p. 343）．

ここでヤスパースが念頭においているのは，精神病を発症したにもかかわらず，卓越した作品を生み出した天才，例えばゴッホやヘルダーリンである（ヤスパース，1980）．精神病を発症することにより，人間存在の本質が顕現する．この体験がもとになって制作された作品は，高度の正常性を示す．つまり，きわめつきの正常性は精神を病むことと引き替えに生み出されており，精神の病という異常が高度の正常の条件となっている．このヤスパースによる正常／異常の問題に関する考え方は，価値判断に基づく観点からの取り組みの試みであり，しかも通常の正常と異常の概念を転倒させる側面をもつ．筆者の見地からすれば，狂気内包性の正常規範の提案といえる（加藤，2002）．
　ヤスパースはいくつか先人の言葉を引用する．

「神経症を無造作に短所とみるわけにはいかない．それは，人間がもつ隠された貴族の称号のこともある」（ハイファー）．
　狂気の人々は「部分的には一般の人よりも自然で理性的に見える」（イェッセン，p. 347）．

　精神障碍とされる患者のパーソナリティにこそ正常な部分があるとみようとするこうした言葉は，ヤスパースの考えを代弁したものであることは言うまでもない．確かに，精神障碍者に煌めく正常性を見て取れることは少なくない．この姿勢は治療を進める上で忘れてはならないものである．こうした懐の広い柔軟な見方は，操作診断を信条とするDSM精神医学では失われてしまったものである．われわれはDSM-5ドラフトにおいて明示された正常概念が，「過剰規範」の性格をもつ点を指摘した．正常の中身を細部にわたり規定する仕方，また，そこにみられる規範の「過剰」にこそ病理が孕まれていることを指摘しておかなければならない．
　ヤスパースは人間存在の特殊性をふまえ，精神の逸脱に定位して正常／異常の考えを提出しているのをみた．これとは別にカンギレムは『正常と病理』（1987）において，内科／外科疾患をふまえつつ同様に人間学的内実をもつ柔軟な正常／異常の理論を提出した．精神障碍についてもそのままあてはまる内容をもち，この論点も再評価に値するものと思われる．次の言葉に彼の考えが集約されている．

「病気もまた生命の規範である．だがそれは，規範が有効な条件からはずれるとき，別の規範に自らを変えることができず，どんなずれにも耐えられないという意味で，劣っている規範である」(p. 161)．
「病人は，規範を持たないために異常なのではなく，規範的であることができないために異常なのである」(p. 164)．

規範の原語は norme であり，正常（normal）と語源的に同じである．病気自体に規範があるということは，病気にも一定の正常性があることを示す．つまり，病気には正常に戻ろうとする代償的な振る舞いが見て取れる．それが正常化へのベクトルを持つ．しかし，その正常化の振る舞いには大きな制限があり，別な状況におかれたときにそれに見合った規範をつくることができない．カンギレムからすれば健全な正常とは，さまざまな状況において，それぞれに見合った規範をつくるだけの能力をもっていることによって定義される．つまり，さまざまな状況において規範をつくる自由度を問題にするなら，健全な正常とは高い自由度をもっているあり方を指し，他方，病気は，規範を形成する自由度において低いあり方と定義される．
この見地から治癒に関してもきわめて重要な事柄が述べられる．

「治癒は，生理的な安定した状態を取り戻すことである」．
「どんな治癒も，生物学的に無垢の状態にもどることではない．治ることは新しい生命規範を，時には以前よりも高次の生命規範を，手にすることである．そこには生物学的規範性の非可逆性が存在する」(p. 210)．

要するに，正常と異常の区別は自由度が高いか，低いかの違いに求められる．つまり，正常はより高次の応用力のある幅広い規範形成能力があり，異常はより低次の規範形成能力しかない．そして，治癒という出来事は，主体にとりより高次の規範に移行することを意味する．そうすると，カンギレムは正常／異常に関し相対論に立つと言える．彼は正常の概念を客観的に科学的な規定を賦与するという見地とは決別し，可塑性に富む理論を導いたと考えられる．この見地は，病気やハンディキャップ，トラウマを跳ね返し，回復へと導くレジリアンスのパラダイムに通じるものであることを指摘しておきたい．

7. おわりに

　本稿では分子遺伝学の成果やDSMの動きに目をやりながら，いくつかの角度から正常／異常の問題がいかに考えられるのかを論じた．問題がきわめて大きいだけにはなはだ不十分なものに終わっていることを認めなければならない．例えば，精神分析の視点から論じる必要があることを指摘しておきたい．
　正常／異常の問題は絶えざる生成のなかにあり，決定的な解答は出ない性質のものだと考えることが正しいように思える．このことは，ヒトゲノムの解析の結果からも支持されるものであった．正常と異常の境界は不断のゆらぎのなかにあるとみるべきであろう．もしこの境界が決定されるとするなら，それはある特定の価値を主張する権力によって設定されることによるしかないだろう．今日，精神の正常性に関しては精神医学こそこの権力を行使する立場にあることをよく知り，その権力の乱用に言葉の優れた意味で批判（Kritik）する視点を忘れてはならないだろう．つまり，われわれは現在のところ精神における正常／異常の区別をする際，できる限り暴力性の少ない行為遂行性の言語行為を求められていると考える．

■注

（1）　American Psychiatric Association:Proposed Draft Revisions to DSM Disorders and Criteria（http://www.dsm5.org/）
（2）　ヤスパースK. (1980: 343) より引用．

■文献

Akiscal, H. S. et al. (1999). The evolving bipolar spectrum. Prototype I, II, III, IV. *The psychiatric clinics of North America*, 22: 517-34.
Andreasen, N. (2007). DSM and the death of phenomenology in America: an example of unintended consequences. *Shizophr. Bull*, 33: 108-12.
カンギレム, G. (1987). (滝沢武久訳)『正常と病理』法政大学出版局．
Check, E. (2005). Patchwork people. *Nature*, 347: 1084-6.
Craddock, N. and Owen, M. J. (2007). Rethinking psychosis: the disadvantages of a dichotomous classification now outweigh the advantages. *World Psychiatry*, 6: 84-91.
Craddock, N. and Owen, M. J. (2010). The Kraepelinian dichotomy-going, going … but still not gone. *BJPsych*, 196: 92-5.
Crespi, B. (2007). Adaptive evolution of genes underlying schizophrenia. *Proc. R. Soc. B*, 274: 2801-10.
フーコー, M. (2002). (慎改康之訳)『異常者たち』筑摩書房．
Ghaemi, S. N. et al. (2002). "Cade's Disease" and Beyond: Misdiagnosis, Antidepressant Use, and a Proposed Definition for Bipolar Spectrum Disorder. *Can J. Psychiatry*, 47: 125-34.
井上弘寿・加藤敏 (2010). 「DSM-5 ドラフトにおける「パーソナリティとパーソナリティ障害」」『精神科治療学』25: 1041-50.

ヤスパース, K.（1956）.（内村祐之・西丸四方・島崎敏樹・岡田敬蔵訳）『精神病理学総論下巻』岩波書店.
ヤスパース, K.（1980）.（藤田赤二訳）『ストリンドベリとヴァン・ゴッホ』理想社.
加藤敏（2002）.『創造性の精神分析』新曜社.
加藤敏（2005）.『統合失調症の語りと傾聴』金剛出版, 89-105.
シュナイデル, K.（1954）.（懸田克躬・鰭崎轍訳）『精神病質人格』みすず書房.
Sharp, A., Locke, D. P., MacGrath, S. D. *et al.*（2005）. Segmental duplication and copy number variation in the human genome. *Am. J. Hum. Genet.*, 77: 78-88.
Stefansson, H., Helgason, A., Thorleifsson, G. *et al.*（2005）. A common inversion under selection in Europeans. *Nature Gent.*, 37: 129-37.

第Ⅱ部
精神医学の哲学

8 妄想と合理性

信原幸弘

1. はじめに

　カプグラ症候群の患者は，自分の妻を見ても，顔かたちはまさしく妻に見えているのだが，それでも妻だとは思えずに，「詐欺師が妻に取って代わった」という途方もない妄想を抱く．また，コタール症候群の患者は，「自分は死んでいる」という，まったくありえない内容の妄想を抱く．自分は死んでいると思う以上，自分が生きていることは明らかなはずだが，それでも死んでいると思うのである．しかも，それはけっして比喩ではない．文字通り，死んでいると思っているのである．さらに，統合失調症の患者は，「自分の行為は誰かに操られている」とか，「他人の思考が自分の心に挿入されている」といった妄想を抱く．

　このような妄想は，通常の人からすれば，きわめて不可解である．妻がまさしく妻に見えているのに，どうして妻ではなく，妻を装った詐欺師だなどと思うのだろうか．妻でないことを示す密かな証拠を患者は手にしているのだろうか．しかし，患者自身も，そのような証拠を提示することはできず，ただ詐欺師だと思うばかりなのである．また，医者や看護師など，周囲の人が，「この人は本当にあなたの妻なんですよ」といろいろな証拠を挙げて，あるいは患者の他の信念との矛盾を突いて，説得しても，患者はそれを適切に受け入れることができず，妻ではないという妄想を抱き続けるのである．

　妄想については，なぜそのような妄想を抱くに至ったのか，また周囲の説得にもかかわらず，なぜ抱き続けるのかということに関して，適切な理由がないように思われる．妄想が健常者にとって理解しがたく思われるのも，妄想にたいしてそのような理由が見いだせないからであろう．雨が降っているのを見て，「運動会は中止だな」と思うような通常の信念なら，なぜそう思ったのか，そしてなぜそう思い続けるのかということに関して，しかるべき理由がある．雨が降っていること，雨の中では多くの運動競技が困難であること，雨天での競技は生徒の健康を害する恐れがあること，このような理由から，運動会が中

止だと思うことはまことに理に適っている．その意味で，運動会は中止だというこの場合の信念は「合理的」である．それに対して，妄想については，妄想を理に適ったものにするような十分な理由がないように思われるのである．妄想が理解しがたいのも，妄想がそのように合理性に欠けるところがあるからだと思われる．

本稿では，妄想がどのような点で，またどのような仕方で合理性に欠けるのかを探っていきたい．そしてそのために，そもそもここで関係する合理性とはどのようなものかをまず明らかにしていきたい．また，妄想が通常の信念に見られるような合理性を十全に備えていないのなら，そもそも妄想を信念として捉えることはできないのではないか，むしろそれは信念とは別の状態，たとえば想像として捉えるべきではないかという主張があるが，そのような主張に対して，妄想が信念であるという立場（ドクサ説）をいかにして擁護できるかということも明らかにしていきたい．

2. 合理性と理解可能性

2.1 心の存在と認識

合理性に関してまず最初に明らかにしておきたいのは，合理性と理解可能性の区別である．この両者の間には，たしかに密接な関係がある．すなわち，信念が合理的であるとき，つまり他の心的状態や行為と適切な理由関係を結んでいるとき，その信念はそのような理由関係によって合理的に理解可能である．また逆に，信念が合理的に理解可能であるとき，その信念は適切な理由連関のなかにあり，合理的なあり方をしている．しかし，合理性は心的状態の特徴であるのに対し，理解可能性は心的状態に関する認識の特徴である．信念が合理的であることはその信念が他の心的状態や行為と適切な理由関係を結んでいるということであり，それに対して信念が理解可能であるということは，われわれがその信念を何らかの仕方で納得のいくものとして認識できるということである．

合理性と理解可能性がこのように心的状態の存在のあり方と認識のあり方の違いとして区別されるとすると，心的状態は場合によっては合理的でなくても，理解可能であり，また逆に理解可能であっても，合理的ではないということがありうることになる．心的状態の理解の仕方には，心的状態をその理由に基づいて理に適ったものとして理解する合理的な理解の仕方だけではなく，ど

のような原因と結果の網の目のなかにあるかを理解する因果法則的な理解の仕方もあり，また同じ状況に置かれれば，自分も同じ心の状態になっただろうというような共感的な理解の仕方もある．心的状態が不合理的なあり方をしているとき，合理的な理解はたしかに不可能であるが，因果法則的な理解や共感的な理解は必ずしも不可能ではない．少し具体例を見ておこう．

2.2 因果法則的な理解

　心的状態が不合理なあり方をしているとき，それは他の心的状態や外界からの刺激，および行為との間の適切な理由関係を何らかの点で欠いているわけであるが，だからといってその不適切な関係はまったく無秩序な関係というわけではなく，むしろ典型的には何らかの因果法則に従うような関係である．たとえば，妻が微笑んでいるのを見ると，妻が浮気をしたと思う人がいるとしよう．この妻はよく微笑むので，夫は頻繁に，妻が浮気をしたという辛い思いを抱かされることになる．しかし，妻が微笑むことは妻が浮気をしたことの証拠にはならないので，妻が微笑んでいるという信念は妻が浮気をしたという信念の理由にはならない．妻が浮気をしたという信念は，この点で合理性に欠ける．しかし，妻が微笑んでいるという信念と妻が浮気をしたという信念は，この夫においては，因果法則的な連合関係によって結ばれている．

　われわれはこの夫の不合理な信念をそのような連合関係を把握することによって理解することができる．妻が微笑んでいるという信念は妻が浮気をしたという信念の理由にならないので，浮気の信念を微笑みの信念から合理的に理解することはできない．しかし，われわれは，微笑みの信念が生じれば，浮気の信念が生じるという連合関係が夫のうちに成立していることを見て取ることができる．そしてそのような連合関係に基づいて，浮気の信念をたとえ合理的には理解できないとしても，因果法則的には理解できるのである．

　しかし，われわれが自分の妻の微笑みを見ても，自分の妻が浮気をしていると思うようなことがなければ，われわれはこの夫の信念を共感的に理解することはできないだろう．夫の立場に身を置いて，夫の妻が微笑んでいるのを見たと想像しても，その妻が浮気をしたという思いは湧いてこない．どうしてその夫はそう思うのだろうかと不思議に思うばかりである．しかし，それでも，その夫のうちに連合関係が成立していることが分かると，それに基づいて因果法則的に理解することは可能なのである．

2.3 共感的な理解

合理的な理解や因果法則的な理解は合理性や因果法則性に関する理論的な知識に基づいて相手の心のうちに合理的な連関や因果法則的な連関を見いだすことによってなされる知的な理解である．それにたいして，共感的な理解はそのような理論的な知識を必要とせず，相手と同じような心をもつ者としてのわれわれが，自分も相手と同じ状況に置かれれば，同じように思うだろうと納得することによって獲得する理解である．したがって，共感的な理解が成立するためには，自分の心と相手の心がその理解に関連する側面において同じようなあり方をしていなければならない．

妻の帰りがしばしば遅いのはたくさん残業があるからだと分かっていながら，それでも帰りが遅いと，浮気をしたと思ってしまう人がいたとしよう．妻の帰りが遅いのは残業のせいだと分かっているので，帰りが遅いという信念は浮気をしたという信念の理由にはならない．そうであるにもかかわらず，妻の帰りが遅いと，浮気をしたと思ってしまうのである．しかし，おそらくそれはこの夫に限ったことではあるまい．われわれも，妻の帰りが遅いと，ついついそのような思いを抱きがちである．そうだとすれば，われわれはこの夫の不合理な信念を因果法則的に理解できるだけではなく，共感的にも理解できることになる．

また，妻が微笑んでいるのを見ると，妻が浮気をしていると思ってしまう場合でも，この夫と同じようにそう思ってしまう人がいるかもしれない．このような人にとっては，この夫の信念は共感的に理解できるだろう．その人はこの夫の信念を合理的に理解することはできないが，それでも因果法則的に理解するだけではなく，共感的に理解することもできるのである．

3. 妄想の合理的理解の試み

3.1 認識論的合理性と包括的合理性

合理性と理解可能性の区別に続いて，妄想の不合理性を究明するうえで重要となる認識論的合理性と包括的合理性の区別を明らかにしておきたい．

信念は真理を目指すものである．したがって，われわれは信念を形成するとき，真なる信念を形成しようとするし，また当然，そうすべきである．たとえば，昨日，受けた試験に合格したかどうか考えているとしよう．今回はよく勉強したとか，それでも自己採点では 50 点しかないとか，合格ラインはふつう

60点だとか，いくつか合否に関係する証拠がわたしにはある．これらの手持ちの証拠に照らして，また合格を支持する証拠とそうでない証拠の両方がある場合は，それらを比較考量しながら，わたしは証拠に合致する信念を形成する．たとえば，証拠が全体として不合格を支持しているなら，わたしは不合格だと信じる．もし証拠が不合格を示しているにもかかわらず，それに反して，たとえば合格であってほしいという願望のゆえに，合格だと信じてしまうなら，その点でこの信念は不合理である．

また，不合格だという信念が証拠に合致していても，それがわたしの他の信念と矛盾し，その矛盾をうまく解消できないとすれば，やはりその点でその信念は合理性を欠く．たとえば，わたしは「よく勉強すれば，試験に合格する」という信念を常日頃からもっているかもしれない．そうだとすれば，この信念と「今回は，よく勉強した」という信念から，今回の試験には合格するという信念が導き出せる．しかし，この信念は証拠に従って形成された不合格の信念と矛盾する．この矛盾を解消するために，たとえば，よく勉強しても，たまに試験に合格しないことがあるというように，日頃の信念を改めたりする必要がある．しかし，そのような改訂は自分のプライドが許さないがゆえに，結局，矛盾を放置したまま，不合格の信念を抱き続けるとすれば，その点でこの信念は不合理である．信念が合理的であるためには，他の諸信念とうまく統合される必要がある．

さらに，信念は行為を適切に導くという働きをしなければならない．不合格だと信じるのであれば，たとえば，再試験に合格するように，ふたたび勉強を始めなければならない．不合格だと信じていながら，そして留年したくないと思っていながら，それでも再試験の準備をせずに遊び呆けているようでは，その信念は行為を適切に導いていないという点で不合理である．

このように，信念が合理的であるためには，大きく分けて証拠面，統合面，行為面という三つの面で合理的でなければならない．この合理性は，信念がまさに信念本来の働きをするために必要とされる合理性である．それゆえ，それは認識論的合理性とよぶことができよう[1]．

しかしながら，信念は認識論的に合理的でなくても，別の意味で合理的でありうる．たとえば，試験の合否によってわたしの一生が大きく左右されるようなもっと重大な試験の場合を考えてみよう．わたしは証拠からすれば，不合格だと信じざるをえないが，そう信じることはわたしにとってまったくの絶望を意味する．これまでの努力は報われず，今後の人生はまったく意味のないもの

に化してしまう．不合格だと信じれば，わたしは自分の命を絶つだろう．そこで，わたしは自らを欺いて，証拠に反して，自分は合格したと信じる．この信念は不合格の通知を得るまでの束の間のものかもしれないが，それでもその間，わたしの自殺を食い止めてくれる．しかもその間に，わたしはたとえ不合格でも，自分の人生に新たな意味を見いだすことが徐々にできるようになるかもしれない．そうだとすれば，合格だという信念は認識論的には不合理でも，わたしの生存にとってはむしろ合理的だと言えよう．このように認識に限定されずに，それを超えて生存全体の観点から理に適っているかどうかが問題となるような合理性が包括的合理性である[2]．

3.2 妄想の合理化の試み

妄想は認識論的には不合理であっても，包括的には合理的であるかもしれない．精神分析学ないし精神力動論の伝統においては，妄想は自己防衛のような何らかの潜在的な欲求によって動機づけられたものとして解釈されてきたが，このような妄想の動機説的な解釈は包括的合理化に沿った理解だと言えよう．

たとえば，逆オセロ症候群の患者は，妻がもはや自分を愛していないにもかかわらず，そしてその明白な証拠があるにもかかわらず，依然として妻が自分を愛していると信じ続ける．このような妄想にたいして，たとえば，つぎのような解釈が施される．妻が自分をもはや愛していないという事実は患者には耐えきれない事実であり，もしそれを認めてしまえば，患者は精神的に崩壊するか，あるいは自らの命を絶つことになろう．それゆえ，患者はそのような自己の崩壊を防ぐために，証拠に反して，妻が自分を愛しているという痛ましい信念を抱き続けるのである[3]．このような解釈が正しいとすれば，この患者の信念は認識論的には合理的でないにもかかわらず，包括的には合理的だと言えよう．

ただし，妄想が動機説的に理解できたとしても，妄想が包括的に合理的とは言えないこともありうる．逆オセロ患者が妻の愛を失いたくないという強い欲求のゆえに，妻が自分を愛していると信じ続けるとき，妻が自分を愛していないという事実は患者にとってたしかに辛い事実であるが，必ずしも耐えきれない事実ではないかもしれない．患者は妻が自分を愛していないという事実を受け入れても，精神的に崩壊したり，命を絶ったりせずに，なんとか生き延びていくことができるかもしれない．むしろその事実を受け入れたほうが，やがてその辛い事実を乗り越えて，もっと有意味な人生を送ることができるかもしれ

ない.そうだとすれば,この患者の場合,妻の愛を信じ続けるよりも,妻がもはや自分を愛していないことを認めるほうが包括的に合理的である.妻が自分をなお愛しているという信念は,妻の愛を失いたくないという欲求から動機説的に理解できるが,それでも包括的に合理的なわけではない.そうだとすれば,そのような信念は改められるべきであろう.

　これに対して,妄想が包括的に合理的であるなら,その妄想はむしろそのままにしておくべきだろう.妻の愛を信じ続けることは認識論的には不合理であるが,そうしなければ,自己の崩壊を防ぐことができないのであれば,そのまま信じ続けるべきであろう.包括的合理性は認識を含む生存全体に関わる合理性であるがゆえに,認識論的合理性に優先する.したがって,妄想は認識論的に不合理であっても,包括的に合理的であれば,そのまま維持されるべきなのである.

4. 信念の病理

4.1　ドクサ説への疑問

　包括的に合理的な信念であっても,認識論的に合理的でなければ,その信念は信念としてはやはり異常だと言わざるをえないように思われる.妻の愛を信じ続けなければ,自己を保つことができないとはいえ,妻がもはや自分を愛していないことを示す明白な証拠があるにもかかわらず,その証拠から眼を背けて,妻が自分を愛しているという信念を抱き続けるのは,信念の本性を大きく歪めることであるように思われる.そうだとすれば,妻が自分を愛しているという信念はじつはそもそも信念ではないのでないかという疑問も湧いてこよう.歪められた信念は信念の本性を失っており,信念とは似て非なるものなのではなかろうか.認識論的に不合理なだけではなく,包括的にすら合理的でないような信念については,いっそうこの疑問は強まるだろう.

　妄想は包括的に合理的であるにせよ,ないにせよ,ともかく認識論的に不合理であるから,じつは信念ではないのではないかという疑問は,心の哲学で解釈主義(Davidson, 1984; Dennett, 1987)とよばれる立場によって後押しされる.解釈主義によれば,心的状態は行為を理に適ったものとして解釈するために措定されるものであり,そのように措定される心的状態は他の心的状態および行為と理由関係を構成している.したがって,心的状態はその本性上,そのような理由関係からなる合理性に従うものでなければならない.そしてこの合

理性は，信念の場合で言えば，認識論的合理性である．それゆえ，解釈主義のもとでは，信念は認識論的に不合理ではありえないことになる．こうして妄想は信念であるとするドクサ説に対して，妄想は認識論的に不合理だから信念ではありえないのではないかという重大な疑問が，解釈主義のような立場から提起されることになる（Davies and Coltheart, 2000: 2; Bortolotti, 2010: 18-21）．

4.2 反ドクサ説

じっさい，妄想は信念でないとする反ドクサ説がいくつか提案されている．たとえば，クリー（Currie, 2000）は，妄想は信念ではなく，想像であり，ただ本人には誤って信念だと思われているような想像であると主張する．この想像誤認説によれば，たとえば，自分の行為は誰かに操られているという統合失調症患者の妄想は，自分の行為が誰かに操られていると想像しているだけであり，それゆえ，そのような証拠がとくになくても，それどころかそれに反する明白な証拠があっても，また患者の他の信念と矛盾していても，それによって消え去ることはない．想像は信念と違って，証拠面や統合面での認識論的合理性を要求されることはないからである．しかし，想像が想像として正しく認識されていればとくに奇妙なことはないのだが，患者はその想像を信念だと誤認してしまう．そのため，自分の行為が誰かに操られているという妄想は，想像であるにもかかわらず，信念のような色彩も帯びて，想像とも信念ともつかないような奇妙なあり方をするのである[4]．

また，エガン（Egan, 2009）は，妄想が信念とも想像ともつかないような中間的な役割を演じるのなら，まさにそのような役割を演じる新しい型の心的状態，すなわち「信想（bimagination）」として理解すればよいのではないかと主張する．妄想は信念，欲求，想像，感情，意図などの既存の型の心的状態のいずれかとして捉える必要はない．既存の型の心的状態も，それが心的連関（外界からの刺激，心的状態，行為からなる連関）のなかで演じる一定の役割に基づいて分類されているにすぎない．そうだとすれば，妄想が新たな役割を演じるなら，妄想を新たな型の心的状態として認めるべきだろう．妄想を信念と誤認された想像とみなすという手の込んだ解釈を行わなくても，妄想は信念と欲求の中間的な役割を演じる「信想」という独自の型の心的状態とみなせばよいのである．

4.3 信念の病理としての妄想

妄想が信念としてかなり異様であることから、妄想を信念とみなさない反ドクサ説にもたしかにそれなりの魅力がある。しかし、妄想が信念として異様であるからといって、妄想を信念とみなすことがけっしてできないわけではない。たしかに解釈主義に基づいて、信念は必ず認識論的合理性を満たさなければならず、そうでなければ信念でないという立場をとるなら、たしかに妄想は認識論的合理性を満たさないがゆえに信念ではありえないことになる。しかし、信念に関してこれとは別の立場をとってドクサ説を擁護することも十分可能である。

たとえば、ボルトロッティ（Bortolotti, 2010）は、常識的な信念概念に訴えて、妄想を信念とみなすことができるということを詳しく論じている。妄想は証拠面、統合面、行為面のいずれかで、あるいはそれらの複数の面で認識論的合理性にかなり大きく反するが、どこで反していようと、それと同じところで同じくらい反していながら、常識的には立派に信念として認められているような心的状態が多々ある。そのような心的状態が信念として認められるなら、妄想も信念として認められるべきだというわけである。

たしかに常識的な信念概念からすれば、認識論的合理性にかなり反していても、信念として認められる心的状態が多々あり、妄想もそのような状態の一つとして信念の資格を認められてよいかもしれない。しかし、このような常識的な信念概念に訴えるだけでは、認識論的合理性に反する心的状態がなぜ信念として認められてよいのか、信念は信念である以上、認識論的合理性に従うべきではないかという疑問を払拭することはできない。

この疑問に答えるためには、信念は認識論的合理性に従うべきであるが、それに従い損ねてもなお信念であると言えるような見方が必要である。信念の病理という考えがそのような見方を与えてくれる。たとえば、心臓は病的な状態になると、正常なときほど適切に体内に血液を循環させることができなくなるが、それでも心臓でなくなるわけではない。病的な心臓もなお心臓である。それと同様に、病的な信念は正常な信念と違って、認識論的合理性に多少なりとも従い損ねるが、それでもなお信念である。

信念の病理という見方に理論的な基礎を与えてくれるのが、心の哲学で目的論的機能主義（Millikan, 1993）とよばれる立場である。この立場によれば、それぞれの型の心的状態は、多少簡略化して言うと、その型に特有の固有機能、すなわち進化の過程でその機能を果たすことによって生物の生存に役立っ

てきたような目的論的機能をもつ．信念であれば，認識論的合理性に従って働くという目的論的機能をもつ．目的論的機能をもつものは，たとえその機能が不全に陥っても，その機能を失うわけではない．心臓は血液循環をその目的論的機能とするが，機能不全に陥って血液を適切に循環させなくなっても，血液循環という目的論的機能を失わない．それゆえ，機能不全に陥った病的な心臓も依然として心臓である．それと同じように，信念は認識論的合理性に従い損ねても，それに従って働くという目的論的機能を失うことはなく，それゆえ信念でなくなることはない．

　こうして目的論的機能主義からすれば，信念は認識論的合理性に従うことをその目的論的機能とするがゆえに，それに従うべきであるが，たとえそれに従い損ねても，その機能を失うわけではないから，なお信念であり続ける．そうだとすれば，妄想はようするに，機能不全に陥った信念であり，その意味で病的な信念なのである．

5. 妄想の不合理性の諸要因

5.1　妄想とは何か

　妄想は認識論的合理性を欠く信念である．それは証拠面，統合面，行為面のいずれか，あるいはそれらの複数の面で，何らかの原因により合理性を欠く．しかし，認識論的に不合理な信念がすべて妄想とみなされるわけではない．妄想とみなされるのは，通常の人にとって理解しがたいとみなされる不合理な信念である．この理解しがたさは共感的理解の意味での理解の困難さと考えてよいだろう．われわれはある人の認識論的に不合理な信念が共感的に理解できないとき，それを妄想とみなす．認識論的に不合理な信念でも，多くの人に共通の認知バイアスや不合理な恐怖感のせいでそうなったとすれば，そのような信念は多くの人にとって共感的に理解可能であり，それゆえ妄想とはみなされないだろう．たとえば，明らかに放射線量が低い食品なのに，それでも健康に害があると思ってしまうような信念は，妄想とはみなされないだろう．

　妄想のひとつの重要な特徴，おそらくもっとも重要と思われる特徴は，その執拗さだろう．妄想を抱く人は，明白な反対の証拠に直面しても，また自分のもっている他の信念との矛盾を人から指摘されても，なお妄想を改めようとしない．妄想がたいていの人にとって共感的に理解しがたいのは，おもにこのような妄想の執拗さによると言ってよいだろう．妄想は認識論的に不合理な信念

のなかで,とくに通常の人にとって共感的に理解できないものと捉えることができよう.

5.2 二要因説

さて,妄想は具体的にはどのような点でどんな原因によって認識論的合理性を欠くのだろうか.妄想の成立に関して現在,もっとも有力な一般的枠組みを与えてくれるのは,二要因説だと思われる.二要因説によれば,妄想が成立するには,妄想となる信念が形成される過程に異常な要因があるだけではなく,それが維持される過程にも異常な要因がある[5].

たとえば,カプグラ妄想では,患者の顔認識システムと情動システムの接続が悪く,妻の顔を見ても,ふつうなら生じるような親しみの感情が湧いてこない.顔認識システムそのものは正常なので,妻の顔を見れば,たしかに妻の顔に見えるのだが,湧いてくるはずの親しみの感情が湧いてこないので,奇妙な知覚経験となる.この異常な経験を説明するために,患者は「詐欺師が妻に取って代わった」と思うのである.

マハー (Maher, 1999: 550-1) は,妄想の要因はこの異常な経験だけであり,この経験から「詐欺師が妻に取って代わった」という信念を導き出す過程は,通常の人がふつう経験から信念を導き出す過程ととくに変わりはないと主張する.しかし,経験から信念を導き出す過程に問題がないとしても,異常な経験だけでは,形成された信念がなぜ反対の証拠や周囲の説得に抗してなお維持されるのかが説明できないだろう.

そこで,二要因説は,経験に異常があるだけではなく,信念の評価にも異常があると主張する.形成した信念を適切に評価するシステムが正常であれば,たとえ異常な経験を説明するために「詐欺師が妻に取って代わった」というような途方もない信念を形成したとしても,それに反対する証拠や自分の他の信念との矛盾に直面すれば,その信念を誤ったものとして棄却するだろう.しかし,カプグラ患者はその信念を改めようとしない.そうだとすれば,カプグラ患者は信念評価にも異常があると考えざるをえないだろう.

5.3 妄想の限定性

二要因説は妄想の原因に関する一般的な枠組みとして基本的に正しいように思われる.妄想が成立するためには,たしかに異常な経験だけではなく,妄想の棄却を不可能にするような信念評価の異常もなければならないだろう.しか

し，信念評価に異常があるとすると，ひとつ重大な問題が生じてくるように思われる．もし信念評価が神経的な障害（脳の関連部位の損傷や神経伝達物質の量的異常など）によって異常を来した場合のように，信念評価システムそのものに障害が生じたとすれば，妄想のような特定の信念に対してだけ信念評価が正常に行われないというのは非常に考えにくいだろう（Davies and Coltheart, 2000: 25; McLaughlin, 2009: 145-6）．むしろ，どんな信念でも正常に評価されず，したがって多くの誤った信念が棄却されずに妄想化するように思われる．たとえば，水に入れたまっすぐな棒が曲がってみえるとき，いったん曲がっていると信じてしまうと，それを棄却できず，ずっと信じてしまうことになろう．しかし，じっさいには，妄想はある特定のことがらに限られていることが多く，とくにカプグラ妄想のような単一主題妄想ではそうである．

　ここで，もし経験の異常が信念評価の異常（その経験に関係する特定の信念の評価の異常）を引き起こすのであれば，この妄想の限定性は一見，容易に説明がつくようにみえる．カプグラ妄想では，妻を見ても親しみの感情が湧かないという異常な経験が起こるが，この経験が信念評価の異常を引き起こすとすれば，この異常はその経験に関係する特定の信念，すなわち「詐欺師が妻に取って代わった」という信念の正常な評価だけを妨げるような異常となろう．

　しかし，これだけではまだ妄想の限定性は説明されない．というのも，経験の異常が信念評価の異常を引き起こすとしても，異常な経験がすべて信念評価の異常を引き起こすなら，結局，多くの妄想が起こってしまうことになるからである．水に入れたまっすぐな棒が曲がってみえるという経験も，事実と異なるという点で異常である．したがって，異常な経験がすべて信念評価の異常を引き起こすとすれば，この経験も信念評価の異常を引き起こすだろう．そうすると，棒はまっすぐだという信念も，棄却されずに妄想となってしまうだろう．経験の異常が信念評価の異常を引き起こすことから妄想の限定性を説明しようとするのであれば，経験の異常を二種類に分けて，一方は信念評価の異常を引き起こすが，他方はそうでないとしなければならないだろう．

　マハー（Maher, 1999: 566）は，妄想の場合の異常な経験は通常の異常な経験よりはるかに強く持続的ないし反復的であるようにみえると主張する．もしそうだとすれば，異常な経験を強くて持続的ないし反復的なものと弱くて一時的ないし一回的なものに分けて，前者だけが信念評価の異常を引き起こすという案が考えられる．

　また，マクローリン（McLaughlin, 2009: 152-3）は「実存的感じ（existential

feeling)」という概念に訴えて妄想の限定性を説明しようとする．かれによれば，実存的感じは知覚経験と対比されるもので，自分に関わるかぎりでの諸事物に対する感じであり，たとえば，「親しい感じ」や「親しくない感じ」，「有意味な感じ」や「無意味な感じ」，「安全な感じ」や「危険な感じ」といったものである．実存的感じは，じっさいに親しいかどうか，有意味かどうかなどに応じて，正誤が言えるものであり，その点では知覚経験と同じである．したがって，誤った知覚経験が存在するように，誤った実存的感じが存在する．そして，マクローリン（McLaughlin, 2009: 157-8）に言わせれば，われわれ人間がふつうもっている心理能力からすると，誤った知覚経験に欺かれないようにすることは容易だが，誤った実存的感じに欺かれないようにすることは非常に困難である．したがって，異常な経験のなかでも誤った実存的感じだけが妄想を引き起こすのである．

　このように特別に異常な経験のみが信念評価の異常を引き起こすという見方が正しいとすれば，たしかに妄想の限定性は説明されるだろう．しかし，妄想における異常な経験がそのように特別なものかどうかはともかく，そもそもすべての妄想において異常な経験が信念評価の異常を引き起こしているのだと言えるのだろうか．異常な経験ではなく，それとは別の原因で信念評価に異常が生じることも多いのではないか．特別に異常な経験が信念評価の異常を引き起こしているにすぎないなら，そうであることを患者に粘り強く説得すれば，もともと信念評価システムに障害があるわけではないのだから，妄想を妄想として正しく評価して，妄想から脱することができるのではなかろうか．

5.4　妄想の執拗さ

　特別に異常な経験のみが信念評価の異常をもたらすという考え（これは結局は経験の異常のみで妄想が説明できるとする一要因説となる）では，妄想の限定性は説明できても，妄想の執拗さ，つまり周囲からの粘り強い説得にもかかわらず妄想を抱き続けるという執拗さは説明できないように思われる．そこで，つぎに自己防衛のような動機的要因が信念評価の異常に関与しているのではないかという考えが有力となってくる．妄想を抱く患者はその特定の妄想を抱かなければ，たとえば自己の崩壊に至ってしまうので，自己保存の動機から，その妄想に関してだけは正常な信念評価ができなくなっているのではないか[6]．

　たしかに動機的要因が信念評価の異常に関与していることもあろう．そして

それが自己防衛のような自己の存続に関わることなら，妄想は認識論的合理性に反していても，包括的合理性を実現しているから，周囲の粘り強い説得があっても容易に放棄されないだろう．しかし，たとえば，カプグラ妄想のように，そのような根源的動機から信念評価の異常が生じているとは考えにくい場合もある．妻に親しみの感情が湧かないからといって，妻を妻と信じてしまえば，自己の崩壊を招くということはないだろう．そうだとすれば，粘り強く説得されれば，妄想はなくなるのではなかろうか．

　こうして，やはり多くの場合，妄想における信念評価の異常には，神経的な障害が必要であるように思われる．ただし，妄想の限定性を考えると，神経的な障害はそれだけで誤った信念をすべて妄想にしてしまうような深刻なものではなく，特別に異常な経験や動機的要因と組み合わさって，特定の誤った信念だけを妄想にするのであろう．こう考えることで，妄想の限定性と執拗さがようやく説明できるように思われる．

6. まとめ

　最後に，以上の考察に基づいて，妄想がどのような点でどんな仕方で認識論的合理性を欠くかをまとめよう．二要因説によれば，妄想は経験の異常と信念評価の異常によって起こる．信念評価の異常には，神経的な障害や経験の異常，動機的要因が関与していると思われる．経験の異常は主として神経的な障害によると思われるが，動機的要因によることもありえよう．信念評価の異常は，証拠の不適切な考慮（たとえば反対証拠の無視）と他の信念との不十分な統合（たとえば容易に分かる矛盾の放置）からなる．証拠の適切な考慮の欠如は証拠面での認識論的合理性の欠如を意味し，他の信念との不十分な統合は統合面での認識論的合理性の欠如を意味すると考えられる．

　では，経験の異常は認識論的合理性の観点からはどう位置づけられるだろうか．証拠面での認識論的合理性は証拠との合致を要求するが，この証拠を提供するのが経験である．したがって，認識論的合理性は正しい経験によって提供される証拠との合致を要求するものである．そうだとすれば，経験の正しさは認識論的合理性の前提と言えよう．ただし，経験はすべて正しい必要はない．正常な信念評価によって誤った信念を吟味して棄却できるなら，錯覚や見間違いなどが多少あってもよい．しかし，広範な幻覚などのように，正常な信念評価の手に負えなくなるような広範な経験の異常は，認識論的合理性の前提に反

しよう.それゆえ,妄想が広範な経験の異常を含むなら,その異常は認識論的合理性の前提に反することになる.しかし,そうではなく,カプグラ妄想のように,局所的な経験の異常を含むだけなら,たとえそれが実存的感じの異常であっても,正常な信念評価によって棄却可能だから,認識論的合理性の前提に反することにはならないだろう.

ところで,二要因説では,妄想の原因に焦点が当てられているために,認識論的合理性の行為面が問題にされることはほとんどないが,妄想には行為面での不合理性も見られるように思われる.たとえば,自分は犬だと信じている患者が犬のように吠えたりするわけではない.もちろん,妄想の内容に一致した行為が行われることもよくあり,そのような行為がしばしば悲劇的な結果を生むわけだが,そうではなく,妄想がその内容にふさわしい仕方で行為を導かないこともある(Bortolotti, 2010: 166).

このように妄想は認識論的合理性の証拠面,統合面,行為面のいずれの面においても不合理性を示す可能性がある.ひとつの妄想がすべての面で不合理性を示すこともあれば,そうでないこともあろう.さらに局所的な経験の異常を含む妄想の場合は,認識論的合理性の前提である大部分の経験の正しさという要求に反しないが,広範な経験の異常を含む妄想の場合は,それに反する.ただし,妄想がこのように認識論的合理性を欠くとしても,ときには包括的合理性を達成していることもあるということは強調しておくべきだろう.

＊本章は一部,日本学術振興会科学研究費補助金基盤研究(B)「精神医学の科学哲学―精神疾患概念の再検討」(課題番号 24300293)による研究に基づく.

■注
(1) 認識論的合理性がもつ証拠面,統合面,行為面の三つの側面は,Bortolotti (2010: 14-18) が区別した信念の合理性の三つの側面,すなわち認識的合理性 (epistemic rationality),手続き的合理性 (procedural rationality),行為者的合理性 (agential rationality) にそれぞれほぼ対応する.
(2) 包括的合理性 (inclusive rationality) とそれが妄想の理解にとってどう役立つかについては,Bermúdez (2001: 488-90) を参照.
(3) McKay et al. (2009: 166, 170-1) には,逆オセロ妄想のほかにもカプグラ妄想などについても,動機説的解釈が紹介されている.
(4) Gallagar (2009) は妄想をたんなる想像ではなく,通常の実在とは異なる新たな実在を示すものとする.この多重実在説によれば,妄想は新たな実在の世界を生きる妄想者にとっては,その新たな実在を示す信念的な役割を果たすことになる.
(5) 二要因説については,Langton and Coltheart (2000), Davies et al. (2005) を参照.妄想となる信念は,経験を説明するためのもっとも顕著な仮説が信念として採用されることによって形成されると考えられるが,この信念の形成は,信念

の維持とひとまとめにされて第二要因の側の過程に入れられることもあれば，経験の形成から信念へと至る過程に属するものとして第一要因の側の過程に入れられることもある．ここでは，便宜上，後者の見方をとることにする．また，第一要因の側の過程をさらに経験の形成に関わる過程と経験から仮説を経て信念に至る過程の二段階に分ける考え方もある（Aimola Davies et al., 2009: 192-3）．
（6） McKay et al. (2009: 174-5) を参照．ところで，二要因説は妄想をもたらす異常を生じさせるものとしてもっぱら神経的な障害を想定しているが，自己防衛のような動機的要因が妄想の形成過程や維持過程に異常をもたらす可能性もある．McKayらはこの可能性を考慮に入れて「修正二要因説」を唱えるが，もともと動機的要因を経験の異常や信念評価の異常をもたらす要因から排除する必要はないと思われるので，本稿では動機的要因を含みうるものとして二要因説を理解しておくことにする．

■文献

Bermúdez, J. (2001). Normativity and Rationality in Delusional Psychiatric Disorders. *Mind & Language*, 16 (5): 457-93.
Bortolotti, L. (2010). *Delusions and Other Irrational Beliefs*, Oxford University Press.
Currie, G. (2000). Imagination, Delusion and Hallucinations. *Mind & Language*, 15 (1): 168-83.
Davidson, D. (1984). *Inquiries into Truth and Interpretation*, Oxford University Press; 野本和幸ほか訳『真理と解釈』勁草書房，1991.
Davies, A. M. A., Davies, M., Ogden, J. A., Smithson, M., and White, R. C. (2009). Cognitive and Motivational Factors in Anosognosia. Bayne, T. and Fernández, J. eds. *Delusion and Self-Deception: Affective and Motivational Influences on Belief Formation*, Psychology Press, 187-225.
Davies, M. and Coltheart, M. (2000). Introduction: Pathologies of Belief. *Mind & Language*, 15 (1) 2000: 1-46.
Davies, M., Davies, A. A., and Coltheart, M. (2005). Anosognosia and the Two-factor Theory of Delusions. *Mind & Language*, 20 (2): 209-36.
Dennett, D. (1987). *The Intentional Stance*, The MIT Press; 若島正・河田学訳『「志向姿勢」の哲学』白揚社，1996.
Egan, A. (2009). Imagination, Delusion, and Self-Deception. Bayne, T. and Fernández, J. eds. *Delusion and Self-Deception: Affective and Motivational Influences on Belief Formation*, Psychology Press, 263-80.
Gallagar, S. (2009). Delusional Realities. Broom, M. and Boltolotti, L. eds. *Psychiatry as Cognitive Neuroscience: Philosophical Perspective*, Oxford University Press, 243-66.
Langton, R. and Coltheart, M. (2000). The Cognitive Neuropsychology of Delusions. *Mind & Language*, 15 (1): 184–218.
Maher, B. (1999). Anomalous Experience in Everyday Life: Its Significance for Psychopathology. *The Monist*, 82 (4): 547-70.
McKay, R., Langton, R., and Coltheart, M. (2009). "Sleights of Mind": Delusion and Self-Deception. Bayne, T. and Fernández, J. eds. *Delusion and Self-Deception: Affective and Motivational Influences on Belief Formation*, Psychology Press, 165-86.
McLaughlin, B. P. (2009). Monothematic Delusions and Existential Feelings. Bayne, T. and Fernández, J. eds. *Delusion and Self-Deception: Affective and Motivational Influences on Belief Formation*, Psychology Press, 139-64.
Millikan, R. G. (1993). *White Queen Psychology and Other Essays for Alice*, The MIT Press.

9 医療の科学化と精神医学

横山輝雄

　本章は，精神医学と哲学の関係を科学性の問題を軸にして考察する．科学のさまざまな水準を，医学一般の「科学化」の問題を論じたクロード・ベルナールの『実験医学序説』の議論をてがかりにして提示し，「精神医学」をめぐる科学性の問題をガミーの『現代精神医学原論』および『現代精神医学のゆくえ』の検討をとおして明らかにする．

1. 医療の科学化

　クロード・ベルナールの『実験医学序説』(1865)は，医療の「科学化」を宣言した古典である．「いまや医学が決定的に科学的方向に進みつつあることは，いやしくも，偏見をいだかない人びとにとっては，実に明白である．いまや医学は，その発達の自然的経路のみによって，漸次哲学的体系医学の領域を見捨てて，ますます分析的形式をおびてき，このようにして次第にすべての実験科学に共通な探究方法のなかに入ろうとしている」と医療の科学化を宣言する（ベルナール，1939: 13)[1]．しかし現在と違い19世紀後半にはその立場は少数派であり，科学化への「敵」がさまざまに存在していた．それを論難し実験医学を確立しようとしたのが本書である．

　一つの敵は「生気論」である．その当時ビシャのような学派は，物理現象は一定恒常普遍的であり予測可能であるが，生命現象は非決定論的であり予測はできないとしていた．ベルナールは，「実験の目的は生命現象の研究においても無生物現象の研究においてもまったく同一である」とし「われわれの認識の限界は生物体の現象においても無生物体の現象においても同一である」と批判する（ベルナール，1939: 112)．

　生気論以外の他の敵は，「観察医学」と「臨床家」である．観察医学についてベルナールは「実験医学は，……観察医学や経験医学が実証したところの事実を科学的に説明しようとする」とし，科学的医学の「第一期」を観察医学，「第二期」を実験医学とし，両者を広義の「科学」と，狭義の「科学」に対応

させる．実験医学とは「単に現象を予見するのみならず，ある限界のなかでこれを規制し，変更することができるように健康な生物と病んだ生物の諸法則を探りたいと考える医学」であり，それは「科学的医学［広義の―引用者］のまったく自然な発展の帰結」である．そして，「人間が自然現象を正確に予見してそれを制御するに至るとき，はじめて真の科学［狭義の科学，つまり実験医学―引用者］が成立する」として，実験医学を科学の歴史的発展の結果とする（ベルナール，1939: 319）．

もう一つの敵である「臨床家」とは，「理論を知ることによって医学を学ぶのではなく，臨床的機才とよぶところの一種の直観的知識によって医学的知識を得る」とか，「医学は科学となるべき運命のものではなく，技能となるべきものであり，したがって医者は学者となるべきものではなくて，技能家となるべきものである」などという人たちである．

これにたいしてベルナールは「実験科学に立脚していない医師の霊感は，単なる空想にすぎないと信じ，科学と人道との名においてこれを譴責し，排斥しなければならない」とする（ベルナール，1939: 328）．

ベルナールの以上の議論から，「実験医学」の敵である「生気論」「哲学的体系医学」「観察医学」「臨床家」について，ベルナールをもとに現代の問題を考えるために一般化してみよう．

「生気論」は，そのままの形では現在は存在しないが，「複雑系」あるいは地球環境などにおける複合的要因などから予測は不可能として「科学の限界」を指摘する議論などがその現代版であろう．これは後述する「トランス・サイエンス」問題とも関連している．以下では「科学の限界説」と呼ぼう．

「哲学的体系医学」とは，ヨーロッパにおける「体液説」や，東洋での「陰陽五行説」など近代科学以前の体系理論などがそれにあたるだろう．漢方医学などを含め「対抗科学」「対抗医療」などが，その現代版であろうか．

「観察医学」あるいは「経験医学」は，そうした理論ではなく，現場の個別的経験知（の集積）であり，これはいつの時代でも存在している．ベルナールも観察医学それ自体を否定しているのではなく，それにとどまっていて科学に進まないものを批判しているだけである．

「臨床家」は，理論的一般化を否定して医療は「アート（わざ）」とするものであり，これは現在でも医療をめぐっていわれる問題である．

以上4種類の「実験医学の敵たち」の分類は等価群による完全な分類ではなく，実際には二つ以上にまたがるものもあり，また臨床家の場合でも，観察医

学的な経験知を一切否定するわけではないだろう．ここでは上記を，科学的医療と違う，あるいはそれに批判的な立場としてありうるものとして，以下の議論の参照点としたい．

2. 精神医学と科学性の問題

　ベルナールが問題としたのは医療一般の「科学化」をめぐる問題であり，精神医学は念頭になかった．精神医学には，医療一般にはない特有の問題があるように思われる．それは精神医学が，人間の身体ではなく意識・精神にかかわるからである．デカルト的二元論と機械論的自然観をとれば，身体の病気は物質的過程における故障として機械の修理のように処理することができるとしても，精神はそうはいかない，少なくともそうではない部分が重要な位置をしめている．そのため，精神医学は医学の他の分野と違い，自然科学だけでなく人文社会科学的な要素をもったものだとされている．以下では，現代の科学哲学の議論をふまえて精神科学論を展開したガミーの『現代精神医学原論』(2009)および『現代精神医学のゆくえ』(2012)における議論をてがかりにして，精神医学と科学性の問題を考察する（ガミー，2009; 2012）．［以下『原論』『ゆくえ』と略記．］ガミーは，精神医学において，精神分析派（反科学ないし非科学派）と生物学派（科学派）が教条主義的に対立していた状況のあとで登場した，現在の精神医学で支配的な「生物心理社会モデル」を折衷主義であると批判し，「方法論的多元主義」を提唱しているが，その議論の特徴を科学観を中心に検討しよう．

2.1 「心の哲学」について

　『原論』では，精神医学が，人間の心を扱うものであるので，現代の「心の哲学」についてまず論じられている．

　「心の哲学は，私たちが精神科医として行っていること，行うべきこと，行うべきでないことの多くについて，説明を与えることができる……多くの臨床家たちは，心についての極端な哲学的前提（極端な唯物主義か極端な反唯物主義か）をとっており，そのような前提を精神医学的病態の本性（疾患か単なるストレスへの心理反応か）についての自身の信念に適用し，さらに治療（薬物療法か精神療法か）にあてはめている」（ガミー，2009: 41）として，現代の心の哲学の三つの有力な立場として「機能主義」「創発」「(消去主義)唯物論」

がとりあげられる．この三つの特定のものを支持するわけではないが，チャーチランドなどの唯物論には否定的である．またデネットについては，彼が唯物論であり，進化主義であることには同意しないが，『ゆくえ』では「志向姿勢」の議論はヤスパース的了解につながるものとして高く評価されている（ガミー，2012: 283）．

2.2 科学方法論について

「科学的という言葉で私たちが何を意味しているのかをもっと詳しく検討してみなければならない……この点については現代の科学哲学は成功をおさめているのだが，精神医学の研究者や臨床家はほとんどその成果に追いついていない」（ガミー，2009: 59）として，ポパー，クーンなどの議論が検討される．

ポパーは，反証可能性をもちだすことによってアインシュタインが科学的であるのに対して，マルクスやフロイトが非科学であるとしたが，ポパーの議論は物理学をモデルとしてそれを理想化したものであるため，その議論は「科学活動の多くには当てはまらないのだ．たとえばダーウィンの理論は，反証のこころみというよりは大量の帰納的推論に基づいている．そのことから，進化理論は反証可能性を持たないから科学的ではないという者までいるのだ．精神医学においてポパーの言明がもし文字どおりに受け止められたとすれば，実証的研究の多くの側面が，非科学の領域の事柄であるとして，格下げされることになるだろう」（ガミー，2009: 69）という．

この指摘はそれとしては正しいが，しかしそこからポパーの議論は精神医学にかかわりのないものとするのは早計であろう．実際，ガミー自身も精神医学者にポパーの影響が大きいことを認めている．それはポパーの反証可能性の基準を厳格に守ろうとするためではなく，ポパーが提起した「境界設定」問題，つまり科学と非科学の仕分けを重要な問題だと思うからであり，具体的な境界設定基準はポパー自身のものではない，もっと「ゆるい」ものが採用されていることが多いようである．

クーンについては，その議論が実証主義的科学観を批判した点が評価される．「私は，彼［クーン］の考え方が精神医学にとって有用であると考えている．それは今日においては奇妙にみえるような事実が将来においては重要な理論を導くかもしれないことを認識しておくことの必要性を私たちに気づかせてくれるからだ．さらに，私たちが現行の理論として受け入れているものに対して影響している，厳密な意味で非客観的な社会的・文化的因子の存在について

認識するうえでも，クーンの視点は重要である」(ガミー，2009: 61).

　クーンの意義を，単純な知識累積主義批判と，社会的・文化的因子の介在に認めているが，後者の点を強調すると（実際にクーン以降の科学哲学でおこったことであるが），社会構成主義やさらには相対主義になる可能性がある．ガミーは「クーンの見解はそこまで極端なものと受け取られる必要はない」という．ガミーは，製薬会社や業績主義が精神医学に悪影響を与えていることを指摘する場面では社会構成主義的な議論を自身もしているが（ガミー，2012: 189），フーコー的な相対主義や「何でもかまわない」(anything goes) というファイヤアーベント流の「知のアナーキズム」などは，折衷的生物心理社会モデルを正当化するものとして批判する（ガミー，2012: 101).

　パースの科学哲学については多くを引用しているが，それがガミーの基本的立場である．「精神医学にとって重要な研究領域での優れた進歩は，パースによって提案されたものと似通った科学哲学の流れに沿って進行したのであり，ポパーの観点に沿ったものではあまりなかったということを強調しておきたい．それなのに多くの人は，ポパーの見解をより正確であるとみなしている．このことは，心や心の病気を理解しようとする際には，望ましくないことである」とする（ガミー，2009: 72).

　以上のようなガミーの議論は，科学方法論をめぐる歴史のなかでどのように位置づけられるであろうか．科学哲学は19世紀にはじまり，ヒューエル，ハーシェル，ミルなどの議論がなされた．それらは，科学的探究の発見過程についてのものであり，「発見の論理」「発見法」であった．すなわち，科学方法論は実際の科学の探求過程がどのようなものであるかを明確にするものであった．例えば，ミルの「共変法」は，新しい病気などについて今でも実際に使われている[2]．しかし，20世紀の論理学革命は科学方法論に大きな変化をもたらした．「発見」と「正当化」，記述的と規範的，「心理学」と「論理学」を区別し，現実の探求における発見過程は論理的なものではなく，発見の後で提出される理論の論理的正当化過程に関心を集中したカルナップ，ライヘンバッハなどの論理実証主義やポパーの批判的合理主義がそれである．そこでは，実際の研究過程ではなく，提出された命題の地位をめぐり，それが「科学か，それとも疑似科学か」といった「境界設定 (demarcation)」問題などが重要になった．ポパーの「反証可能性」がその典型例である．

　しかし，20世紀後半になると，それはクワインやクーンによって批判され，科学方法論が再び19世紀的なものに回帰した．ガミーはこうしたことを主題

的には述べていないが,「演繹」と「帰納」を対置したり,ポパーの議論を批判するやり方が「それが科学の実態にあっていない」という論法をとっていること,そして論理実証主義以前の 19 世紀のパースの立場を自分の見解とし,クワインやクーンを評価することはそうした流れにそったものである.

2.3　ダーウィンと進化論について

　ガミーの議論の特徴をみるために,その進化論についての見解をみておこう.「ダーウィンの危険な方法」と題した章では,『ダーウィンの危険な思想』の著者である哲学者デネットに言及している.「精神医学の科学的モデルという点においては,アインシュタイン物理学から持ち込まれたモデルのような広く知られた他の科学的モデルよりも,ダーウィンの思想ははるかに有用である」(ガミー,2009: 132) として,デネットに依拠しながらダーウィンの方法をパースの科学哲学とむすびつける.そして,「進化生物学は多くの点で,物理学よりは人文科学における歴史学に類似している.すでに議論したように,精神医学もまた歴史学のひとつとみなすことができるかもしれない.それゆえ,進化論が精神医学に何を教えるかを問うことができるのであり,別の言い方をすれば,進化生物学の洞察を通じることによって,精神医学の理解が深まらないことがあろうか,と問うことができるのである」(ガミー,2009: 133).また,「カール・ポパーがフロイト(そしてマルクス)については,反駁不可能な広範な理論をつくりだしたことによって「非科学的」であるとし,かなり批判的であったことを思い出していただきたい.ダーウィンの方法は反駁可能な単純な諸仮説から構成されていないという点で,フロイトやマルクスの方法と非常によく似ていることから,ポパーはダーウィン主義に対してもむしろ懐疑的であった」(ガミー,2009: 132) として,ダーウィンや進化生物学を積極的に評価する.

　ダーウィンの評価は 19 世紀以来変転した.20 世紀の前半まで実はダーウィンの評価は確立しておらず,とりわけ人間の問題に進化論を適用することはタブー視されていた.分子生物学や社会生物学以降 1970 年代にようやくダーウィンが全面的に評価されるようになり,進化論的アプローチが広く採用されるようになった[3].しかしそのことが何を意味するかでは,意見が分かれている.デネットの『ダーウィンの危険な思想』は 1995 年に出版されたが,デネットによればその時点でも一般にはまだダーウィンや進化論の意義が正しく理解されていないという.ガミーは,デネットに依拠しつつも,ダーウィンの進

化論の核心を「進化の果実は，アルゴリズム的過程で説明できる」ことに見て，「宗教的，霊的，非物質的な視点にたってしまいそうな多くの事象に対して，基本的に唯物主義的な説明を提供する」点にみるデネットの主張には同意しない．ガミーがダーウィン進化論の意義とするのはその「反本質主義」であり，ここでも唯物論には批判的である．

　進化論を物理科学と違った科学として位置づけてはいるが，それはどう了解的方法と関連するのであろうか．人間の現象でも言語の音韻法則のように法則的なものがあり，また自然現象でも隕石の衝突による恐竜の絶滅のような一回限りの事象がある．

3. ヤスパース『精神病理学総論』の評価をめぐって

　以上のようなガミーの科学観は，科学の狭いとらえかた（唯物論，論理実証主義，ポパー，デネット）を批判し，科学をより広くとらえようとするもの（クーン，クワイン，パース）である．そのことの一つの重要な帰結は，ヤスパースに対する評価である．論理実証主義者やポパーは，ヤスパースや実存主義哲学を非合理主義として否定的に評価するが，ガミーはヤスパースを高く評価しその復権を主張する．説明と了解を対比したヤスパースに関し，「了解というアプローチのあいまいさと，そのアプローチの客観性が一見したところは限定的であることに，実証科学に敬意を払う者たちは悩まされてきた．……ヤスパースの時代には，精神医学の生物学的学派は，因果的説明を持ち込んで，精神医学的病態の意味へと向けられる了解のアプローチ，あるいは心理学的アプローチを排除しようとした」（ガミー，2009: 112）．説明と了解を対比するのは，ウェーバーなどが強調したことであるが，「ウェーバー自身の考えの起源は，歴史学者のウィルヘルム・ディルタイによる精神科学と自然科学とのあいだの区別にあった．しかし，ヤスパースに独特な点は，この区別を行うときに科学的世界観を放棄しなかったところにある．……この伝統を受け継いだ後世の解釈学的な一派が提唱した見解とは異なって，精神医学における科学的方法についてのヤスパースの見解は，非実証主義的相対主義へと陥っていくことはなかった．また，ヤスパースのアプローチは，クワインやパースの伝統を引く現代の科学哲学とは相容れるが，科学に対するポパーの見解とは相容れない」（ガミー，2009: 115）．これは，ガミーの特徴的な見解である．

　このようなガミーの科学観を先にみたベルナールの議論の検討と関連させる

とどうなるのだろうか．すべては「アート（わざ）」であるとする「臨床家」の立場が否定されるのは共通しているが，問題は「科学」の概念である．ガミーのいう「科学」にヤスパースが含まれるとすると，それはベルナール的な用語でいえば，実験医学以前の「哲学的体系医学」のようなものと考えてよいのだろうか．

　ヤスパース的な了解は，クロード・ベルナールの医療の実験科学化で問題とされた，科学ではない「アート」と，どう違うのだろうか．ベルナールも「科学」の水準を区別しており，「アート」の時代にも広い意味では「科学」があったことを認めている．しかし，それは「同一原因・同一結果」などの原則が適用できない，「前実験科学」であった．ヤスパース的了解は，再現可能性などの実験科学的方法にのるものなのであろうか．この点についてガミーは，了解的方法は自然科学ではないが「科学」であるとし，「アート」ではないとするが，この問題についてのガミーの見解は微妙である．

　「人間における意味的関連をあつかう際に，了解という方法は仮説を生成するための手段であり，そして，その仮説はある程度までは因果的説明という方法によってもっとも適切にテストできる，そうヤスパースは考えていたと解釈したとしても，それはある程度までは正しいだろう」（ガミー，2009: 126）．ただし，「了解の場合には，懐疑の余地がより大きく，確かさへの接近能力に劣るかもしれないが，そのような違いは，科学的証拠の量的違いであり，種類の違いではない．了解にさいしては，……証拠はいつも限定的であり，したがってそれに基づく解釈は，完全に正しいと証明されることはない．……だからポパーの反証可能性の基準のような，科学についての厳しすぎる定義は，放棄されなければならない」（ガミー，2009: 128）．

　つまり，了解は「仮説を生成するための手段」であるとされている．この程度であれば，論理実証主義者やポパーも同意するだろう．発見の論理と正当化の論理を区別したので，ある仮説を思いつくのに何を用いてもよいわけであり，哲学的体系医学でも，あるいは文学や他の何でもよく，ポパーもそういっている．しかし，仮説を定式化しそれを正当化する文脈は厳密な科学的論理にしたがわなければならない．ガミーもこのことを意識しているのか，了解的方法によって得られた仮説は「ある程度まで」はテスト可能だとしている．しかし，ここで「科学的証拠の量的違い」にうったえるのは，本当にヤスパースの復権になるのだろうか．この点でのガミーは，自分のヤスパース解釈は「ある程度まで正しいだろう」という限定的なものである．

このことは，全体としてのヤスパース解釈とも関連している．ヤスパースの精神医学関係の著作は初期のものであり，その後は医療ではなく哲学一般として独自の実存哲学を展開した．そうした実存哲学は科学を超えた次元のものであるが，それは精神医学とどうかかわるのであろうか．一つの解釈は〈実存哲学がさまざまな示唆を与えるとしても，それ自体は科学でないので精神医学ではない〉というものであり，もう一つは〈精神医学は科学をはみだすものをもっているので実存哲学を含んでもよい〉というものである．このことは，ガミーが主な読者として想定しているアメリカと，日本におけるヤスパース受容の違いとも関連させて考える必要があろう．アメリカでは1950年代にはじめてヤスパースの翻訳がなされたが，日本ではそれ以前から精神医学についての大部の著作を含め多くが翻訳されているなどの点に違いがあるからである（ガミー，2012: vi, 299)．

4. 科学とアート

　了解的方法が科学かどうか，の問題よりもさらに重要なのは「科学とアート」の問題がある．「アート」という言葉は「芸術」だけでなく，古くは「技術」「わざ」などを広く意味したが，それは理論に対する制作の次元の問題である．

　ガミーは，パースの信念に関する議論を参照しながら，医療においては病気という現実に対応をせまられている課題があり，確実な知識がなくても信念をもつ必要があるという．そのことは，精神医学にかぎらず，医学一般あるいは工学や農学などの「技術学」あるいは「実践学」と共通の問題である．「医療」あるいは「医学」は，たとえそれが理論であっても技術の要素をもっており，完全に「客観的真理の探究」にはなりきれないものをもっていることは，「工学」などと同様である．

　ものづくり，つまり生産技術では，学者と職人はまったく別の集団をつくっており，18世紀イギリスの産業革命も，科学とは無縁な職人の発明家によって行われた．ようやく19世紀になって，フランスのエコール・ポリテクニックなどで，科学と技術をむすびつける制度が成立した．熱力学に「カルノー・サイクル」の名を残しているサディ・カルノーは，一方では力学の数学理論を学ぶとともに，同時に熱機関の効率などの技術的問題にも関心をもった新しいタイプの「科学者＝技術者」であった．これ以降「工学」が成立する．

それに対して，医学の場合，古代から医師は同時に理論家でもあった．もっともその理論は，ベルナールの言葉でいえば「哲学的体系医学」であり実験医学ではなかった．科学と技術の区分と関連させれば，中世では大学医学部卒の学者である「医師」（内科医）と，職人である「理髪師」（簡単な手術などを担当，のちにここから外科医が生まれる）の区別があった．近代生物学の基礎をつくった一人であるハーヴェイは医師であり，近代生物学の成立（19世紀）の方が後である．

　こうしたことを考えると，そもそも精神医学でない医学一般においてもその科学化にはおのずから限界がある．ベルナールの場合でも，一方では「医療」（medicine）が「技（わざ）・技術」（art）ではなく，科学であることが強調されるが，そうするとベルナールの「実験医学」は，「実地医学」（medecine pratique）ではなく「理論医学（medecine theorique）」になってしまう（ベルナールの訳書では，それぞれ「臨床医学」「基礎医学」と訳されている）．これは，ベルナールが，それまで別々に発達してきた，生理学，病理学，治療学の三つを統合したのが医学であるといっていることと矛盾するのではないかという指摘もなされている（川喜多，1977: 790）．

　精神医学が実践学であることとの関連で，ガミーは精神医学における文学などの人文学の重要性を強調する．それは，単なる箔付け的教養ではなく，精神医学に内在的にかかわるとする．しかも，文学や芸術は，心理学・社会学などと違う，科学ではない「アート」としてである（ガミー，2012: 243）．その理由は，精神医学には，医療一般あるいは工学などの他の実践学にはない特有の問題があるためである．それは，患者の言語表現による語りを医師が解釈するという，対象の複雑性や実践的課題の存在一般ではない精神医学特有のものである．そのさいには，物語や詩のような言語表現の解釈に精通していることが有効だというわけである（ガミー，2012: 328）．あるいは（こちらは医療一般に共通するのかもしれないが）患者と医師の人格的信頼関係にとって，（心理学のような）科学に依拠することはむしろ負の役割を果たすことがあるとも指摘されている．しかし，そうしたことを強調すると，ベルナールのいう「臨床家」つまり「科学でなくアート」というのと似たものになってしまう可能性がある．

5. 現代の科学論への示唆

　ガミーは，自分の科学観が，二つの集団から批判をうけるだろうとしている．「一つ目の集団は，それは主として精神療法家であるが，精神医学においては，証拠を求めるということは誤った方向性だと考える人たちである．その人たちにとって精神医学は芸術であり，彼らにとってこの科学の真似事は，単に真似事なのである．もう一つの集団は，頭の固い神経科学者たちであるが，彼らにとってはおそらく，主観的意味ということについての話は心地よいものではなく，精神医学は定量化と客観性の厳密な規範に従うべきであると主張するだろう」（ガミー，2009: 130）．
　それはクワインの科学哲学についての二つの方向の分裂の精神医学版である．クワインの科学哲学の発展形態の一つは自然主義・物理主義であり，チャーチランドなどがそれであるが，もう一つはローティなどの「連続説」であり，それは，しばしばポスト・モダン思想，「物語り論」などとして相対主義として批判される．
　ここでは，「科学化」との関連で神経科学者などからのガミー批判を検討する．「科学化」の進行は，〈進化論における自然主義，心の哲学における唯物論，そしてポパー的な「境界設定主義」〉を指向する点で，ガミーの立場である〈進化論における非本質主義，心の哲学における反唯物論，科学方法論における反ポパー主義〉とは逆方向のものである．この対立をどう考えたらよいのであろうか．それは実験で決着がつくような問題ではない．ここで，先に見た，科学方法論の議論の設定が19世紀から20世紀にかけて変化したことに注目する必要がある．ポパーの議論を「科学の現状」の記述であると解釈すると，それは精神医学にかんしてだけでなく，物理学などを含め科学一般で多くの反証例があり，「実態を正しくとらえていない」という主張は正当である．しかし，ポパーを規範的に理解すると，それは将来の科学の方向についての提案と解釈することができる．精神医学者にポパーの影響が大きいのはこの点においてであろう．同じことは唯物論や進化論理解についても言える．対立は，現状認識と，将来の方向づけの問題の両面を持っている．この問題については，科学化の側の主張ははっきりしている．ガミーも「精神医学はいまだにそれ自体の「存在論」と呼べるようなものを確立していない．精神医学における存在論のほとんどは，心脳問題へと帰着する」（ガミー，2009: 40）という．こ

こで登場するのがチャーチランド的な唯物論であり，それが脳科学や進化論と結びつく．これは科学研究の大きな方向づけに関するものであり，実際にすぐに治療に役立つ成果がでるかどうかとは別の問題である．

そして，現在精神医学にかぎらず，人間を扱う研究においてそうした「科学化」への動きがある．それは，理論内在的な展開だけではなく，社会的な要因によっている．ガミーもクーンとの関連で一般的には認めていたことであるが，社会の影響がここには存在している．具体的には特にアメリカにおける先端医療技術開発を重視する科学政策などがそうであるが（広井，1996; 86)，一般的には，「個人化」が進み，「成果」を指向する社会において「専門家」が自分の役割をはたそうとし，「証拠に基づく」ことがこれまで以上に重視されるようになってきたため，「定量化と客観性の厳密な規範」が語られるためである．そこでは科学の理想として，現象間の関連ではなくそれを実体の因果関係で解明することが重視されてくることになる．それは，精神医学にかぎった問題ではない．医療一般や教育においても「成果」あるいは「リスク」を定量化しよう，という社会の動向がある．

しかし，こうした方向にはさまざまな批判が「科学批判」ないし「反科学」の立場からなされてきた．科学主義は抽象的理念としてはともかく，現実には疑似科学になってしまうという批判である．「証拠に基づく医療」やデータ主義などがその例であり，これについては社会構成主義的説明をガミーも採用している（ガミー，2012: 189)．ガミーが，心理学などの科学を取り入れるとかえって人間関係を破壊するといっているのもこうした問題である（ガミー，2012: 150)．

そうすると，あらわれるのは「科学の限界」説である．これは原理的な水準でも，現実的な問題としも提起されるが，現実には「科学の限界」説がさまざまなところでひろがっている．その一つは原発事故などとの関連で提起された「トランス・サイエンス」や科学的合理性と異なる「社会的合理性」の問題である（小林，2007; 藤垣，2003)．同様な問題は遺伝子組み換え作物の安全性や地球温暖化問題などであり，そうした不確実性下では，「対抗医療」や環境問題における「ローカルな知識」などにも役割があるのではないかといわれている．したがってガミーがとりあげた科学観の問題は精神医学だけの問題ではなく，現在では科学と社会をめぐる問題全般に共通するものである．20世紀の科学哲学が，ポパーにみられるように物理学などの厳密科学を典型として議論してきたのに対して，1970年代の科学における「生命科学的転回」を経た21

世紀の現在では，科学の典型例は何であるか，議論すべき科学観上の問題は何なのかが大きく変化した．ガミーは精神医学を主なる考察の対象としているが，その議論は広く科学一般についてのものとしても解釈することができ，そこから有益な示唆をえることができる．

■注
（1） ベルナールについては，横山輝雄（2004）参照．
（2） 科学哲学の19世紀と20世紀の違いについては，横山輝雄（2007: 377-458）参照．
（3） 進化論の現代における意義については，横山編集（2011: 序論）参照．

■引用・参考文献
ベルナール，C.（1939［1865］）．（三浦岱栄訳）『実験医学序説』岩波文庫．
藤垣裕子（2003）．『専門知と公共性』東京大学出版会．
ガミー，N.（2009）．（村井俊哉訳）『現代精神医学原論』みすず書房．
ガミー，N.（2012）．（山岸洋・和田央・村井俊哉訳）『現代精神医学のゆくえ』みすず書房．
広井良典（1996）．『遺伝子の技術・遺伝子の思想』中公新書．
川喜田愛郎（1977）．『近代医学の史的基盤（下）』岩波書店．
小林傳司（2007）．『トランス・サイエンスの時代』NTT出版．
横山輝雄（2004）．「医療の科学化と実験医学の成立」『精神医学史研究』8（1）: 55-58.
横山輝雄（2007）．「ミル／スペンサー」『哲学の歴史・第8巻』中央公論新社．
横山輝雄・責任編集（2011）．『ダーウィンと進化論の哲学』勁草書房．

10 精神病理学者ヤスパースから見たヘルダーリンとファン・ゴッホ
精神疾患における人間存在の「深淵性」

中山剛史

1. はじめに

　精神疾患は「心の病」なのか，それとも「脳の病」なのか．
　精神疾患は一方で「心」の病という面があるなかで，他方でそれは脳の神経的メカニズムの不具合という意味では「脳」の病である．とはいっても，精神疾患を単に「脳の病」として捉えるだけでは，心を脳のメカニズムに還元する自然主義に無批判に立脚し，「心なき精神医学」に陥ってしまう恐れがあるのではないだろうか．その点を考えるとき，精神疾患を①脳神経生物学的なアプローチ（三人称的アプローチ）と，②了解的・現象学的なアプローチ（一・二人称的アプローチ）[1]という二つの異なった方法論から複眼的に捉えることが必要であるように思われる．
　そうした複眼的なアプローチの先駆となるのは，1913 年に書かれたヤスパースの『精神病理学総論』である（AP1）．上記の二つのアプローチは，ヤスパースの用語で言うと，①因果論的な「説明（Erklären）」と，②心的なものの「了解（Verstehen）」という二つの方法の区別に対応する．ガミーによると，昨今のアメリカの精神医学においてもこうしたヤスパースの立場は，生物学主義を絶対視する「教条主義」や，生物・心理・社会モデルを便宜的に使い分ける「折衷主義」を超えて，「説明」と「了解」という複数の視点に基づく「多元的モデル」として再評価されつつある（Ghaemi, 2007 [邦訳 2009]）．
　本章ではこのことを踏まえて，精神病理学者時代のヤスパースが 1922 年に「了解」の方法を用いて行った病跡学的研究『ストリンドベリとファン・ゴッホ』（以下『ゴッホ論』と略記）に注目し，彼が「了解」の方法をどのように実践したのか，またそれが「説明」の方法とどのような連関にあるのかを見てみることにしたい．この著作では，ストリンドベリ，スウェーデンボリ，ヘルダーリン，ファン・ゴッホ[2]という統合失調症にかかった 4 人の唯一無二の芸術家・著作家が取り上げられている．ここでは上記の 4 者のうち，とくに詩人ヘルダーリンと画家ファン・ゴッホに焦点を絞り，統合失調症という精神疾

患が彼らの芸術的創作にどのような影響を与えたのか，この病がどのような非日常的な「体験」を可能にしたのか，また彼らはそれを通じて，いかにして「正常人」には隠されている「人間存在そのものの深みと深淵性」(AP9, 656) という〈深さの次元〉に到達しえたのかを，ヤスパースの論に即して明らかにしていきたい．

2. 狂気と創造性——双極性障害と統合失調症

　ヘルダーリンとファン・ゴッホについて述べる前に，そもそも「狂気」と人間の「創造性」との間には，どのような連関があるのかについて述べてみることにしたい．

　「狂気」と「創造性」との間の密接な関係については，すでにさまざまな形で論じられている．たとえば，古くはプラトンが『パイドロス』の中で，神から授けられた「狂気（mania）」について語っており，こうした「神的狂気」が「正気の分別」よりも優れたものであることを示唆している（プラトン，1967: 54）．

　精神病理学者・加藤敏によれば，現代のアメリカの代表的な作家を対象に行われた調査では，約80％の作家に，双極性障害（躁うつ病）の既往症があったことが判明したという（加藤敏，2002: 14）．英米圏の同じような調査でも，大半の作家，芸術家に「創造性エピソード」ともいうべき，高揚気分状態が見られた．こうしたことから，ジャミソンは双極性障害が創造性の発現に寄与する面を持ち合せていることを指摘している（加藤敏，2002: 15）．

　このように，英米圏では双極性障害と創造性との連関が近年では指摘されているが，伝統的に見ると，ドイツ語圏，および日本においては，むしろ「統合失調症（精神分裂病）」と創造性との関連が重要視されてきた．古くはクレペリン，ここで取り上げるヤスパース，ビンスワンガーやテレンバッハ，ブランケンブルクなどがそうである．日本では木村敏がそうした流れを汲んでいると見ることができよう．たとえば，統合失調症と創造性という文脈では，詩人のヘルダーリンや画家のムンクは明らかに統合失調症であり，また作家のストリンドベリも同様であるとみなされている（宮本，1977: 55, 116）．

　以上のことからも，精神疾患が人間の創造性や芸術創作と密接に結びついているということは否定しえないだろう．ヤスパースは『哲学入門』(1950)の中で，「子どもと阿呆は真実を語る」と述べ，子どもや精神疾患者において

は，われわれを束縛している世間一般のさまざまなヴェールから解き放たれて，あたかも「人の心を捉えるような真理が語り出す」(EiPh, 12) かのようだ，と指摘している．とりわけ，「多くの精神疾患の最初期」には，「人を感動させるような種類の形而上学的な啓示が生じる」(EiPh, 12／傍点は引用者による．以下同様) ことを示唆している．ただし，多くの患者の場合，何らかの啓示体験が得られたとしても，それは偉大な哲学者たちに見られるような高次のレベルにまでには到達しないのが常である．だがヘルダーリンやファン・ゴッホのような唯一無二の天才の場合は別格である．彼らは統合失調症[3]という精神疾患を罹患しつつも――あるいはそれゆえにこそ――「創造的な根源性」(EiPh, 12) を開花させた稀有の例であると言えよう．

これまで「狂気」と人間の創造性との密接な関係について述べてきたが，ヘルダーリンとファン・ゴッホのような精神疾患を病んだ天才芸術家は，どのような非日常的な「体験」に見舞われ，それがどのようにして彼らの芸術創作に関係していったのだろうか．ここではヤスパースの『ゴッホ論』をもとにこのような問いについて考えてゆくが，まずその前段階として，ヤスパースの精神病理学の方法論である「了解」について少し詳しく見てみることにしたい．

3.「了解」の限界と「了解」の多次元性

3.1 「了解」の限界

ヤスパースは，『ゴッホ論』(1922) に先立つ，『精神病理学総論』初版 (1913／以下『総論』と略記) の中で，①因果論的な「説明」の方法と，②心的なものの「了解」の方法とを区別しており，このことは冒頭で述べたとおりである．われわれはある人の脳の状態について自然科学的で因果論的な「説明」を加えることができると同時に，その人の心の状態について内的に「了解」することができる．ヤスパースのいう因果的な「説明」とは現代の科学的知見に当てはめると，たとえば不安感の増大を脳内の神経伝達物質セロトニンの減少に起因するものとみなす自然科学的で因果的なアプローチ[4]であり，これに対して，内的な「了解」とは，患者が抱いている「何となく不安でたまらない」という漠然とした不安などを感情移入によって一・二人称的に理解することである．『精神病理学総論』の初版では，さらに，他者が内的に体験している心の状態を「感情移入」や「共感」によって，ありありと心の中に描き出そうとする「静態的了解 (statisches Verstehen)」(AP1, 157) と，他者の決断と行

動とがある動機から生じてくること，つまり「心的なものが心的なものから生じてくる」ことを了解する「発生的了解（genetisches Verstehen）」（AP1, 157）の二種類の「了解」が区別されている．たとえば，後者の具体例としては，恋人に裏切られた人が嫉妬深くなる，といったものである．ヤスパースはこうした「了解」の方法をもとに，「了解心理学」を展開するが，『ゴッホ論』はこの「了解心理学」を主要な方法論とし，統合失調症を罹患した4人の芸術家・著作家に対して病跡学的研究を行ってゆく．

しかし，ここで次のような疑問に突き当たる．──そもそもわれわれは，精神疾患にかかった人間の心をどれだけ「了解」することができるのだろうか，と．ビンスワンガーやブランケンブルクといった現象学派の精神医学も，統合失調症に罹患した患者たちの内的世界を了解することを試みているが，やはりそうした精神疾患患者の「了解」はある面では限界に突き当たらざるをえない．そうした「了解」の限界の一つは，「意識外」（AP1, 254）のメカニズムである．双極性障害や統合失調症などの精神疾患では，しばしば「了解」しえない心的現象に直面する．たとえば，通常の人間の嫉妬心は上記の「発生的了解」で十分に了解しうるものだが，統合失調症患者の嫉妬妄想の場合には，「了解」によっていくら振り返ってみても理解の壁に突き当たらざるをえず，「これまでの人格発展とはまったく異質な心的現象がそこに新たに加わったとしてしか考えられない」（宮本，1977: 98）．こうした「了解」の限界に直面したとき，われわれはそこに了解不可能な「意識外」のメカニズムとしての脳の「病的過程（Prozeß）」に突き当たらざるをえないのである．

ヤスパースは，心理的・物理的を問わず，あらゆる事象が三人称的な①因果論的「説明」に服するものでありながら，他面において，同時に②「心的なもの」は心的な「了解」によってのみ，いわば一・二人称的にのみアクセス可能なものであるとみなしている．それゆえに，「説明」の方法はあらゆる事象に適用可能なのに対して，「了解」の領域は心的なものに限定されているのであり，しかもわれわれはしばしば「了解」の限界に突き当たらざるをえない．上記のような統合失調症患者の「嫉妬妄想」のような場合では，通常の「了解」はもはやそれ以上遂行不可能であり，むしろ再び脳の「病的過程」にもとづく因果論的な「説明」に視点を転換する必要が求められるであろう．それゆえに，ヤスパースにおける「説明」と「了解」は決して相容れない対立関係にあるのではなく，いわば相互補完的な関係におかれているということができよう．

3.2 「了解」の多次元性

『総論』の初版では①因果論的な「説明」と②心的なものの「了解」という異なった二つの観点の区別が強調されていたが，それに加えて「了解」には「静態的了解」と「発生的了解」という二つのタイプのものが挙げられていた．これに対して，哲学への転向後に大改訂した『総論』第4版以降[5]では，人間存在の多次元性に呼応して，「了解」の多次元性が付け加えられている．たとえば，相手の思考内容を客観的・論理的に理解する「合理的了解」と，相手の気分や感情を了解する「感情移入的了解」もしくは「心理学的了解」とが対比されている．われわれはふつうに日常生活を送るためには，「感情移入的了解」と「合理的了解」さえあれば十分に事足りるであろう．しかしながら，われわれがヘルダーリンやファン・ゴッホのような精神疾患にかかった偉大な芸術家の「実存」を了解する際には，単なる「合理的了解」や「感情移入的了解」を超えて，「精神的了解」・「実存的了解」・「形而上学的了解」といったより高次の「了解」の諸次元が必要になってくるものと言えよう．この点はこれまであまり注目されてこなかったが，『総論』の新版ではこうした「了解」の多次元性が新たに書き加えられているのである．

「精神的了解」は，たとえば芸術や文化的創造物における精神的な内実や理念などを含む了解（AP9, 256）であるのに対して，「実存的了解」はいわば唯一無二の自己存在の「謎」にかかわる了解である．われわれは，ここでも「了解不可能なもの」という限界に突き当たるが，他方「実存的交わり」のうちで「私は何者であるか」・「私は何を真に欲しているのか」などが開示される面をもつことも忘れてはならない（AP9, 668）．

それでは，「形而上学的了解」はどのようなものだろうか．『総論』の新版では，「形而上学的了解」との具体的内実についてはあまり詳述されていないが，ヤスパース哲学のさまざまな文脈から推測すると，それはわれわれが真の「実存」に立ち返ったときにのみ，立ち現れてくる〈宗教的・超越的なものの次元〉にかかわる了解であると解釈することができるだろう．日常性を生きるわれわれにとって，この次元は通常はいわば隠されているのだが，ヘルダーリンやゴッホのような精神疾患にかかった偉大な芸術家たちは，まさにこうした次元をみずから体験し，それをみずからの芸術作品を通じてわれわれに語りかけているということができるのではなかろうか．

それにしても，われわれは初期の1922年に書かれた『ゴッホ論』を解釈す

るために，なぜ大幅な改訂がなされた後の1946年の『総論』第4版を参照する必要があるのだろうか．ここで注意すべきなのは，初期の『ゴッホ論』においてヤスパースが事実上行っていた「了解」はどのようなものだったのか，ということである．そこでは「心理学的了解」をベースにしながらも，さまざまなレベルでの「了解」が混在していたのではなかろうか．上述の「了解」の多次元性という観点から逆照射すると，ストリンドベリとスウェーデンボリの考察においては，「心理学的了解」や「精神的了解」などが中心だったかもしれない．それに対して，ヘルダーリンやゴッホのような特別なタイプの統合失調症に罹患した「実存」を了解する際には，通常の「心理学的了解」だけでは十分ではなく，むしろそこでは「実存的了解」と「形而上学的了解」が中心的な位置を占めていたのではなかろうか．こうした高次の了解にもとづいてのみ，彼らが一体何者だったのか，彼らはいかなる至高の「体験」をしたのか，そして彼らにはいかなる次元が開示されたのかを明らかにすることができるのではなかろうか．こうした「了解」の多次元性という視点から見ると，ヤスパースは，決して一平面のみに還元しえない人間存在の多次元性を——その「深さと深淵性」（AP9, 656）も含めて——視野のうちに組み込んだという意味で，あらゆる独断論や還元論を超えた〈多元的〉アプローチの立場に立っていたと評価することができるのではなかろうか．

4. 統合失調症と形而上学的体験——ヘルダーリンとファン・ゴッホ

前節では，「了解」の限界と「了解」の多次元性について論究したが，それらのことを念頭に置きつつ，ここでは遡及的に初期の『ゴッホ論』を取り上げ，統合失調症に罹患したストリンドベリ，スウェーデンボリ，ヘルダーリン，ゴッホという芸術家・文筆家の中で，とくにヘルダーリンとファン・ゴッホに焦点を絞りたい．では，なぜこの2人なのか．その理由は同じ統合失調症でも，ストリンドベリとスウェーデンボリとは類似点が多く，ヘルダーリンとファン・ゴッホも相互に類似性を持つが，前二者と後二者とは，「全く異なるタイプ」（SG, 119）であったからである．では，ヘルダーリンとゴッホとは，どのような共通点を持っていたのであろうか．ヤスパースは，彼らのような患者たちのうちに，「ある種の形而上学的な深みが啓示されるかのように見える」（SG, 119）と指摘している．つまり，ヘルダーリンとゴッホは，「形而上学的体験の最高の深さ」（SG, 122）に到達したという点で共通しているのであ

る．ここで「形而上学的な深み」や「形而上学的体験」と言われる場合の「形而上学的（metaphysisch）」という表現は，「絶対的なものの意識」や「恐怖や浄福の意識」，「超感性的なものを感得するという意識」（SG, 122）という表現に見られるように，われわれの日常的経験を超えた深淵な「意味」（SG, 121）が開示されるような，ある種の「宗教的」もしくは「聖なる」経験を意味していると言えよう．

　ヤスパースによると，統合失調症の初期には，患者が人の心を揺さぶるようなピアノの演奏をしたり，詩や絵画といった芸術的な創作を行ったりする（SG, 119）ことが少なくないが，これらは「深い興奮（Erregung）の徴し」（SG, 119）となることが指摘されており，あたかも理性では測り知ることのできない「デモーニッシュなもの（das Dämonische）」が突然現れてくるかのようである，とヤスパースは指摘する．

　それでは，ヘルダーリンとゴッホにとって，こうした「形而上学的体験の最高の深さ」はいかなる形で現れてきたのかをもう少し詳しく見てみることにしたい．

4.1　ヘルダーリンの場合

　ヤスパースの叙述によると，ヘルダーリンに突如として「興奮状態」と「狂気」の兆候が起こったのは 1802 年のことであった（SG, 123）．これは『総論』の表現を使うと，まさに「了解の限界」に他ならないだろう．というのも，こうした統合失調症の発症という「意識外」の脳の過程に基づく，ヘルダーリンの突然の心的変化をわれわれは「了解」することはできないからである．ヘルダーリンは，錯乱してフランスのボルドーからドイツの故郷へと帰ってきた．「アポロが僕を撃ったのだ」という有名な手紙の一節が書かれたのは，この年の 12 月であった（SG, 133）．ヤスパースはこうしたヘルダーリンの病状の変化に呼応する彼の詩なども挙げているが，ここではヘルダーリン自身の〈自己理解〉と〈世界理解〉がどのようなものであったかに注目したい．というのも，この二つの視点こそ，前節で述べた「実存的了解」と「形而上学的了解」に対応するものと考えるからである．

　ヘルダーリンは早いうちから，詩人こそがみずからの「天職（Beruf）」だと考えており，詩人や預言者の中には何か「神的なもの」が働いているという意識を持っていた（SG, 129）．彼は詩人という天職を確信しながらも，同時代の現実の社会への不適合を感じていた．こうしたヘルダーリンの〈自己理解〉に

呼応して，ヘルダーリンは独特な「神話的世界観」(SG, 132) を抱いていた．彼は早期から，人間と自然・ギリシア精神・神的なものとの親和性という深い意識を持っており，「絶対者や神的なものの現在」から分かたれていないような「神話的な現在を体験」(SG, 132) する．ヘルダーリンはいわば「統合失調症特有の，精神の昂揚に満たされた形而上学的な興奮 (schizophrene euphorisch-metaphysische Erregung)」のうちにあって，「神的な啓示によって脅かされ，圧倒される経験」(SG, 136) に捉えられるのである．こうした宗教的な昂揚経験を背景として，ヘルダーリンは有名な「あたかも祭りの日に」という詩の中で，詩人の使命について次のように詠っている．

　「されど汝ら詩人たちよ！　神の雷雨の下に，頭を曝して立ち，父なる稲妻そのものを，みずからの手で捉え，天からの賜物を歌に包んで，人々に渡すこと，それこそわれらにふさわしい」(SG, 137／傍点は引用者による)．

　この詩では，詩人とは「神の雷雨の下に」頭を曝して立ち，「神的なもの」の稲妻に撃たれつつ，なおかつそれを「詩」という形に包んで人々に伝える使命を持つものであるということが表現されているが，いずれにしても，ここで語られる「神の雷雨の下に」という印象的な一節は，「神的な啓示によって脅かされ，圧倒される経験」(SG, 136) に見舞われることの象徴的な表現であることは言うまでもないだろう．

4.2　ファン・ゴッホの場合

　では，ゴッホの場合はどうであろうか．ヤスパースがゴッホの絵画と最初に出会ったのは，1912年にケルンで開催された表現主義絵画の展覧会においてであったという (Achella, 2011: 196)．ゴッホの絵画との出会いは，ヤスパースに大きな衝撃と感銘を与えたことは間違いないであろう．『ゴッホ論』でも，「ファン・ゴッホは，私を魅了した．とりわけ，ゴッホの完全に世界観的な実存，見事に成就された実存によって魅了されたのである．しかもまさに，ゴッホが統合失調症に罹った時期に浮かび上がってきた世界によって，魅了されたのである」(SG, 181) と述べられている．

　ヤスパースは，まさに統合失調症にかかったとされる時期のゴッホの世界に魅了されたのである．ヤスパースは，ゴッホの絵の中では「あたかも実存の究極の源泉が一時的に明らかになった」かのようであり，「あたかもあらゆる現

存在の隠れた根拠がここで働きかけているかのようであった」(SG, 181 ／傍点は引用者による) とまで述べている. これこそまさに, ゴッホにおける「形而上学的体験」に他ならないだろう.

　それでは, ヤスパースの叙述をもとに, 改めてゴッホの〈自己理解〉と〈世界理解〉がどのようなものであったかについて, 光を当ててみよう. ヘルダーリンと同様に, ゴッホも画家としての「天職 (Beruf) の意識」(SG, 140) に満たされていた. それと同様に, 宗教的なものに「深く動かされており」(SG, 140), 「運命の意識」(SG, 140) を抱いていた. 彼はしばしば「興奮 (Erregung)」状態に見舞われており (SG, 143), つねに「永遠性や永遠の命」(SG, 143) のことを考えていた. ゴッホに対する「実存的了解」として, ヤスパースはゴッホの弟テオに宛てた手紙のやりとりのうちに, ゴッホの「世界観」と「実存」のかけがえのないドキュメント, つまりゴッホの「深い真面目さ」や「高いエートスの思索」, 「絶対的な真実性の表現」, 「最も深い非合理的な信仰」, 「無限の愛の表現」, 「高潔な人間性」, 「確固とした運命愛」(SG, 154) といったものの生きたドキュメントを見てとったのである.

　こうしたゴッホの〈自己理解〉に呼応して, 彼の〈世界理解〉と〈存在理解〉も独特なものであった. ヤスパースにとってゴッホの絵画は「宗教的な感動」(SG, 164) によって動かされ, 「無限なものを感得せしめる」(SG, 164) ような芸術に映り[6], 特定の独断的教義に縛られない「宗教性」と「世界観的なもの」(SG, 164) を表現しているように思えた. これこそまさに, ヘルダーリンにおける「神的な啓示によって脅かされ, 圧倒される経験」に匹敵するゴッホの「形而上学的体験」と見なすことができよう.

　1888 年のゴーギャンとの決裂と「耳切り事件」のあと, ゴッホは度重なる「発作」に見舞われるが, しばしば深い「興奮」と「感動」とを体験し, 「風景がこれほど感動的で繊細に私に立ち現れてくることはこれまでに一度もなかった」(SG, 145) と語っている. この「興奮」は狂気にまで高まったが, 「再び, ほんの一瞬間だけ, 時間と運命の上にかけられたヴェールが取り除かれたように思われた」(SG, 146) とゴッホは書いている.

　ゴッホに特徴的なのは, 精神的な昂揚としての深い興奮と激しい熱中である. ゴッホの創作への完全に熱狂的な没頭ぶり, 集中力は非常に激しいものがあった (SG, 148f.). こうした興奮と熱狂は, たとえば「沈みゆく太陽の光」によって表現される (SG, 152). こうしたいわば極度の精神的な興奮において, ヘルダーリンは神的なものの圧倒的な体験に撃たれたが, ゴッホにとっては,

あたかも自己存在の究極の根源が開示され,あらゆる存在の「隠れた根拠」があらわになるかのようだった(SG, 181).まさにこれこそ,ゴッホにとっての「形而上学的体験の最高の深さ」(SG, 122)に他ならないのではなかろうか.

上記において,ヤスパースによるヘルダーリンとゴッホについての病跡学的な叙述を追ってきたが,この両者を比較すると,どのような共通点と相違点があるのだろうか.両者の相違点は,ヘルダーリンが「理想主義的」で「繊細で傷つきやすい」性格を持っていたのに対して,ゴッホが「現実主義的」で「力強い」性格を持っていた点である(SG, 173).他方,本節で見てきたように,両者は「天職」の意識,激しい昂揚感を伴った「精神的興奮」,それと相関する「形而上学的体験」などの点で共通点があったといえよう.

以上のことを踏まえて,統合失調症と芸術的創造との間にどのような関係があるのかを考えてみよう.

5. 統合失調症と芸術的創造との関係——人間存在そのものの深さと深淵性

5.1 統合失調症と芸術的創造

前節では,統合失調症にかかった天才的な芸術家ヘルダーリンとゴッホの自己理解と世界理解とを,「精神的興奮」や「天職」の意識や「形而上学的体験」という点に注目して見てきたが,彼らの生き方と創作活動に対して,統合失調症はどのような影響を及ぼしたのだろうか.ヤスパースは,「統合失調症が多くの偉大な芸術家たちにおいて,その作品の創作のための一つの条件になっている」(SG, 170)と述べており,とくにヘルダーリンやゴッホの芸術に関しては,「最も内面的な形式,すなわち,創作そのものが,統合失調症の影響を受けている」(SG, 174)と明言している.

ここでは,「統合失調症」が偉大な芸術家たちの作品創作の一つの条件になっていると言われているが,これはどういうことだろうか.もちろんこれは,偉大な芸術家になるためには統合失調症に罹患しなければならないなどということではない.現に精神的に健康な芸術家や思想家も数多く存在する.しかしながら,第1節で見たように,狂気と人間の創造性との間には密接な関係があるということもまた否定できない.とりわけ,ある種の統合失調症には激しい精神的な昂揚や興奮と,あたかも啓示のような「形而上学的体験」が伴うことは前節で見たとおりである.これが彼らの芸術創作の「条件」であり,また原動力であると言いうるのだろうか.

10　精神病理学者ヤスパースから見たヘルダーリンとファン・ゴッホ

　この点について考えてみる前に，まずヤスパースがヘルダーリンやゴッホのように激しい昂揚感を伴った「精神的興奮」を統合失調症の初期の兆候とみなしているという解釈が妥当なのかどうかを吟味してみる必要があるだろう．むしろ，「深い興奮」や「形而上学的経験の最高の深さ」は，木村敏が『時間と自己』の中で提唱している「イントラ・フェストゥム（祭のさなか）」，つまりアウラ体験や「永遠の現在」の昂揚体験のような躁病やてんかんに特有の祝祭的な興奮に対応するものなのではなかろうか（木村敏，1982: 133-172）という疑問も払拭しえない．このような疑問に対して示唆的なのは，加藤敏が提唱している「マニー・スペクトラム」である．これは「軽躁状態」から始まり，「（内因性）躁病」―「非定形精神病」―「統合失調感情障害（分裂感情障害）の躁状態」―「統合失調症急性期」の「幻覚妄想状態」などへと至る一連のスペクトラムであり，脳神経生理学的にみると，これは脳内の神経伝達物質ドーパミンが過剰な状態になっているものとみなすことができる[7]，というものである（加藤敏，2005: 227-228）．こうした見方からすると，ドーパミンの過剰放出に由来する躁病エピソードと統合失調症における「深い興奮」とを連続線上にあるものとして理解することができるのではなかろうか．このような視点からすると，ゴッホが統合失調症ではなく，近年ではむしろ，双極性障害として診断される（加藤忠史，2012: 10）ことがありうることも十分理解しうるだろう．

　それでは，そもそも形而上学的な興奮は統合失調症の脳神経レベルでの神経的な興奮とどのように連関しているのだろうか．ヤスパースはヘルダーリンについての叙述の箇所で，ヘルダーリン独自の精神にもとづく「了解的（verstehend）」な理解と，統合失調症という病気にもとづく「因果論的（kausal）」な理解とは「矛盾せず，相互に補完し合っている」（SG, 133f.）と述べている．このように，芸術創作における形而上学的な「興奮」は，統合失調症における神経システムの「興奮」と対応し合っているものとみることが妥当であろう．しかし，このことは前者が後者に還元されるということでは決してない．むしろ，統合失調症という脳神経システムの疾患が，「世界」の独特な認知を可能にし，唯一無比の芸術的創作のための格好の「条件」となったと解釈しうるのではなかろうか．実際にヤスパース自身も，天賦の才をもった人間においては，神経システムの興奮が創造的なものを生み出すことに寄与することを認めている（SG, 171）．「病める貝が真珠を生み出すように，統合失調症の過程は唯一無二の精神的な作品を生み出させる」（SG, 124）と言われてい

るように，統合失調症という生の根本制約を持った天才的な芸術家は，脳神経システムの過剰な「興奮」状態という特異な脳の過程をもつがゆえにこそ，統合失調症の刻印を帯びた唯一無二の芸術作品を生み出すことができたと言うのではなかろうか．

5.2 「形而上学的体験」は幻想か

　しかし，たとえ統合失調症が珠玉のような比類のない芸術作品を生み出したとしても，ゴッホやヘルダーリンが体験した「形而上学的な啓示」や「形而上学的体験」というのは，しょせん精神疾患を病んだ狂気の人の単なる「幻想」や「妄想」にすぎないのではないか，という見方もありえよう．こうした見方に対して，彼らは統合失調症という生の根本制約を担っていたからこそ，日常性を生きるわれわれが看過しがちな，より深い真実や現実を見てとることができた，と反論することができるのではあるまいか．第2節で述べたように，ヤスパースは『総論』の新版において人間存在の多次元性に応じて，「了解」の多次元性を展開したが，人間存在のさまざまな可能性の中で，日常性を生きるわれわれには見えない〈隠された次元〉が存在しているのであり，それを如実に見てとることができるのは，ゴッホやヘルダーリンのような精神疾患にかかった唯一無二の実存なのではなかろうか．

　まさにこの問題については，ヤスパース自身も『総論』の新版の中で，「病気であるということと最も深い人間の可能性との間には……何らかの隠れた連関がある」(AP9, 612) と指摘している．この一節は精神疾患と人間存在の可能性との関係を考える上で極めて示唆的なものであろう．つまり，「最も深い人間の可能性」とは日常性を生きるわれわれにとっては，ふだんはいわば〈隠された次元〉である．これに対して，われわれが日常性を崩壊させるような「限界状況」[(8)]に直面したときに，もしくはゴッホやヘルダーリンのように統合失調症のような精神疾患にかかったときに，他では見えなかった「形而上学的体験」や「深い人間の秘密」(AP9, 612) に触れ，そのことによって「最も深い人間の可能性」を垣間見るということがありうるのではなかろうか．芸術と精神病理との関係を論じたアケッラによる論文の中でも，こうした次元が注目されている (Achella, 2011: 171-91)．アケッラは，こうした「最も深い人間の可能性」を「最も極端な実存の次元」(Achella, 2011: 186) として，また「形而上学的な啓示」のような〈宗教的・形而上学的次元〉を「包括者論[(9)]的な超越の次元」(Achella, 2011: 187) として捉え直しており，「芸術」との連関

において精神疾患のもつポジティブな意義を強調している.「最も深い人間の可能性」とはヤスパースの用語では,自己存在の根源としての「実存」であり,こうした「実存」の次元に立ってこそはじめて,ゴッホやヘルダーリンのように,「神的なもの」の啓示としての〈宗教的・形而上学的次元〉,つまり「超越の次元（Dimension der Transzendenz）」が「幻想」ではなく,高次の「現実」として開かれるのではあるまいか.いわばこうした〈深さの次元〉は,科学的知性至上主義の現代では急速に忘却され,駆逐されつつある.しかし,われわれは精神の病に苦しみつつ,決定的な「形而上学的体験」を経験し,みずからの芸術創作を通じてそれを表現しようとしたヘルダーリンやゴッホの芸術作品を手がかりにして,日常性においては隠されている「超越の次元」の閃き——ヤスパースはこれを「暗号（Chiffre）」と呼んでいる——に触れることが許されるのではなかろうか.

　ヤスパースはまた,「病気であることのうちで……人間存在そのものの深さと深淵性（Tiefe und Abgründlichkeit）が示される」（AP9, 656）と述べている.いうまでもなく,これは「病気であること」と「最も深い人間の可能性」との連関を示す上記の引用に対応するものであろう.しかしなぜここでは,「人間存在そのものの深さと深淵性」という言い方がなされているのだろうか.これは,精神疾患という人間存在の危機において,「人間存在そのものの深さ」の次元が体験されるにもかかわらず,同時に人間存在の底知れぬ謎や秘密,そしてまた自己自身が崩壊し荒廃してしまいかねないような「深淵（Abgrund）」が絶えず口を開けているということではなかろうか.

6. おわりに

　本章では,統合失調症を病んだヘルダーリンとゴッホに対するヤスパースの病跡学的研究をもとに,狂気と創造性,「了解」の限界と「了解」の多次元性,統合失調症と形而上学的体験,統合失調症と芸術創作,「人間存在そのものの深さと深淵性」などの問題について論究してきた.

　ここではそれを踏まえて,改めて人間にとって何が「正常（normal）」なのかということを問うてみなければならないだろう.「正常」で平均的な健康人を基準とすると,精神を病んだヘルダーリンやゴッホは,常軌を逸した「異常」であり,「狂気」ということになるだろう.しかしながら,上述したように,彼らのような日常性を超えた「狂気」を体験した人間に対してこそ,正常

人には隠されている「人間存在そのものの深さと深淵性」の次元が開示されるのではなかろうか．それは正常人から逸脱した狂気の人の単なる「幻想」なのではない．彼らはむしろ精神疾患という「人間存在そのものの謎」であり続けるとともに，「人間とは何でありうるか」という問いをたえず投げかけ，究極的な「存在」の謎を大きな疑問符とともに，われわれの前に突きつけていると言いうるのではなかろうか．

■略号
ヤスパースのテキストからの引用略号は下記のとおりである．
AP1：*Allgemeine Psychopathologie.* 1.Aufl, Berlin（Springer）1913.
AP9：*Allgemeine Psychopathologie.* 9.Aufl, Berlin（Springer）, 1973.
EiPh：*Einführung in die Philosophie,* Zürich 1950. 24. Aufl. München（Piper）, 1971.
Ph Ⅱ：*Philosophie,* Bde. Ⅱ , Berlin / Heidelberg / New York, 1932.
Ph Ⅲ：*Philosophie,* Bde. Ⅲ , Berlin / Heidelberg / New York, 1932.
SG：*Strindberg und van Gogh. Versuch einer pathologischen Analyse unter vergleichende Heranziehung von Swedenborg und Hölderlin,* Berlin, 1949.

■注
（1）　ここで，「一・二人称的アプローチ」や「三人称的アプローチ」という表現を用いているが，これは前者の「わたし」-「あなた」という主体的・間主体的な観点と，後者の「客観的」で科学的な観点を対比させるために，筆者が便宜的に用いた解釈語であり，それをヤスパース自身が用いているわけではない．以下同様．
（2）　ゴッホに関しては，今日では統合失調症というよりも，双極性障害（加藤忠史，2007：10）もしくはてんかん（德田良仁，2004：27-35）であったという別の見方もあり，見解が分かれている．
（3）　加藤敏によると，詩人ヘルダーリンに見られるように，同じ精神疾患の中でも統合失調症は「強度の高い創造性」を含んでおり，より多くの「狂気」の危険性を孕んでいるとみることもできよう（加藤敏，2002：65）．
（4）　「うつ病はセロトニン不足が原因」と言われることが多いが，これはまだ実証されてはおらず，仮説にすぎない（加藤忠史，2012：103）．
（5）　ヤスパースは，『精神病理学総論』（1913）に対して何度か改訂を行っているが，1946年に刊行された第4版では，いまや哲学者となったヤスパースが哲学的な知見を大いに取り込んで，大幅な改訂を行い，総ページ数も3倍近くに増大した．
（6）　ただしヤスパースは，のちの主著『哲学』第3巻『形而上学』（1932）の中で，ゴッホの絵が文字通りの「神話」を描くことはせず，風景や事物や人間といった現実そのものを描きつつも，そこに同時に「超越的（transzendent）」なものを顕現させていることに注目し，その点を高く評価している（Ph Ⅲ, 133）．
（7）　注（4）と同じく，「統合失調症はドーパミン過剰が原因」とよく言われるが，これもまだ十分に検証されたとは言えない（加藤敏，2002：65）．
（8）　ヤスパースは『哲学』第2巻『実存開明』において，死・苦悩・闘争・責めといった，われわれが突き当たり挫折せざるをえない壁のような状況を「限界状況（Grenzsituation）」と呼んでいる．この「限界状況」に面して，日常の自明性が崩壊していくなかで，それを隠蔽したり，忘却したりせずに真摯に受け止めるときに，真の「自己存在」としての「実存」が覚醒させられることが示唆されている（Ph Ⅱ, 203ff.）．
（9）　後期ヤスパース哲学では「包括者（das Umgreifende）」の思想が展開されるが，

これは人間存在の多次元性に対応するものと筆者は解釈している．

■**参考文献**
Achella, S.（2011）. Kunst und Bewusstsein bei Karl Jaspers., Oliver Immel / Harald Stelzer Hrsg. *Welt und Philosophie. Politik-, kultur- und sozialphilosophische Beiträge zum Denken von Karl Jaspers,* Innsbruck.
Ghaemi, S. N.（2007）. *The Concepts of Psychiatry: A Pluralistic Approach to the Mind and Mental Illness,* Baltimore Maryland, The Johns Hopkins University Press；村井俊哉訳『現代精神医学原論』みすず書房，2009.
加藤敏（2002）.『創造性の精神分析―ルソー・ヘルダーリン・ハイデガー』新曜社.
加藤敏（2005）.『統合失調症の語りと傾聴』金剛出版.
加藤忠史編（2007）.『躁うつ病はここまでわかった』日本評論社.
加藤忠史（2012）.『動物に「うつ」はあるのか―「心の病」がなくなる日』PHP新書.
木村敏（1982）.『時間と自己』中公新書.
宮本忠雄（1977）.『精神分裂病の世界』紀伊國屋書店.
プラトン（1967）.（藤沢令夫訳）『パイドロス』岩波文庫.
徳田良仁（2004）.「ゴッホの精神病理と創造性」『日本病跡学雑誌』68.

11 〈不安〉と「不安障害」

松丸啓子

> 人びとは，自分から外へ出よう，人間から逃げ出そうと望んでいる．それはとんでもない考えだ．彼らは，天使に変身するかわりに，動物に変身する．高くのぼるかわりに，下へ倒れこむ(1)．
> モンテーニュ（Montaigne, 1580）

> 人間は，天使でも，動物でもない．そして，不幸なことに，天使のまねをしようとおもうと，動物になってしまう(2)．　　パスカル（Pascal, 1669）

> もし人間が動物かもしくは天使だったら，かれは不安になることはできないだろう．
> キルケゴール（Kierkegaard, 1844）

1. はじめに

　日常生活を送る中で，程度の差はあるかもしれないが，一度も何らかの〈不安〉を抱いたことがないという人は，おそらく一人もいないであろう．たとえば，「明日の遠足の集合時間に遅れないように，早起きできるだろうか」とか，「来週の数学のテストで，合格点をとれるだろうか」とか，「月末の締め切りまでに，原稿を書き上げられるだろうか」等々といった様々なレベルでの〈不安〉について，誰でも何かしら思い当たるものがあるのではなかろうか．
　このように，私たちの日常生活においては，いろいろな〈不安〉を感じることがたびたびあるのだが，そうした〝ありきたりな〟〈不安〉は，各人の注意や努力，あるいは時間の経過などによって，いずれ克服される場合が多いだろう．
　ところが，大変強い〈不安〉に襲われて，その人の行動や心理に支障がもたらされるような場合もある．そのような強い〈不安〉については，通常の生活の中で自然に解消されることがはなはだ難しいため，〝精神疾患〟の症状として扱われ，総称して「不安障害」と呼ばれる．「不安障害」では，この強い〈不安〉のほかにも，イライラ感や，恐怖感，緊張感が現れたり，さらに，発汗や動悸，頻脈，胸痛，頭痛，下痢等の身体的な症状も合わせて現れたりす

る．

このように，ヒトが感じる〈不安〉には，いろいろなものがある．では，ヒトはなぜそうしたいろいろな〈不安〉を感じるのだろうか．本論においては，この「ヒトはなぜ〈不安〉になるのか」という問いを巡って，日常生活の中に現れる"ありきたりな"〈不安〉や"精神疾患"の症状として扱われる強い〈不安〉を手掛かりに考えていく．

その際，〈不安〉も「気分」の在り方の一つであることから，まず初めに「気分」とは何かについて明らかにした上で，「気分」としての〈不安〉とはどのようなものであるかを，主として実存哲学を手掛かりに考察する．次に，"精神疾患"の症状としての〈不安〉がどのように説明されているかについて，「不安障害」を取り上げて検討する．そして，"「不安障害」の症状をもつ人"がどのように治療されるかについて，現在の精神医療の主流である薬物療法を中心に論じる．

以上のような〈不安〉と「不安障害」を巡る論考を通じて，人間が根源的に〈不安〉を抱く存在であることと，そうした〈不安〉を抱くことが必ずしも人間の"弱み"ではないことを示す．そして，そうした人間理解の立場から，今日の"「不安障害」の症状をもつ人"に対する薬物療法の進め方について，若干の批判も試みる．

2.「気分」としての〈不安〉

2.1 「気分」とは何か

1844年にキルケゴール（Søren Aabye Kierkegaard, 1813-1855）が『不安の概念』を出版する以前においては，〈不安〉が哲学のテーマとして本格的に取り上げられることはほとんどなかったが，ボルノウ（Otto Friedrich Bollnow, 1903-1991）によれば，この『不安の概念』の中で，〈不安〉は人間の現存在にとって決定的な一つの「限界状況（Grenzsituation）」[3]であると意義づけられた（Bollnow, 1956）．こうしたきわめて実存的な〈不安〉のとらえ方は，その後も実存哲学の系譜に属する多くの哲学者たちに引き継がれていくことになる．とりわけ，ハイデガー（Martin Heidegger, 1889-1976）の『存在と時間』における現存在分析は，根本的かつ徹底的に〈不安〉の「気分（Stimmung）」という出発点によって制約されている（Heidegger, 1927）．

そこで，〈不安〉に関して詳しく検討する前に，まずは「気分」とは何かと

いうことを明らかにしておこう．ヤスパース（Karl Jaspers, 1883-1969）は，『精神病理学総論』において，感じ方が「複雑であるか」「要素的であるか」という区別や，「強いか」「弱いか」という区別，あるいは「長く続くか」「長く続かないか」という区別によって，昔から「感情」と「情動」と「気分」が区別されてきたと述べている（Jaspers, 1973）[4]．

そもそもヤスパースは，「『感情』という言葉と概念については，その使用される個々の場合によってどのような意味であるかが明らかではない」としながらも，「普通には，はっきりとした対象意識の諸現象も，欲求や意志にも入らない精神的なものも，すべて含む」としている．「うまく把握できない，分析しようとすると逃げてしまうものは，すべて『感情』とか『感じ』と言われるが，それはそうとでも言わなければ何と言っていいのかわからない」とも，述べられている．

それでも，「感情」を概観的に分類する視点として，次の七つを挙げている．

① 純粋に現象学的な「感情」の在り方による分類．
　a．「感情」には，二つの対立する側面がある．
　　人格意識の側面，すなわち自我の被規定性に伴う「感情」と，対象意識の調子となるような「感情」．たとえば，私の悲しみと悲しげな光景（ガイガー（Theodor Geiger, 1891-1952）によるもの）．
　b．「感情」の一部は，「対比的関係」をもった次元に整理される．
　　たとえば，ヴント（Wilhelm Wundt, 1832-1920）の対立によれば，快と不快，緊張と弛緩，激昂と鎮静など．
　c．「感情」は，「無対象」，無内容の単なる状態性（自分の「気分」の具合の「状態感情」）か，それとも「対象に向けられて」いて，その対象によって分類されるものであるか，という対比をもつ．
② 「感情」が向けられた対象による分類（マイノング（Alexius Meinong, 1853-1920），ヴィタゼーク（Stephan Witasek, 1870-1915）によるもの）．
　　たとえば，「空想感情（Phantasiegefühle）」はただの「仮定」に向けられるが，「本気感情（Ernstgefühle）」は「現実」にある対象に向けられる．
　　また，「価値感情（Wertgefühle）」は，感じている人自身に向けられていることも，他人に向けられていることもあり，どちらの場合も，肯定的なものと否定的なもの（自慢－卑屈，愛－憎）がある．
　　この種の言い回しは，言葉として多種多様であるため，具体的なものを

記述するのには都合がよいが，普遍的な現象学的分析には適さない．
③ 「起源」に基づいた精神生活の層の順による分類．
　局在した「感覚感情」，全体的な「身体感情」（生命感情），「心情的感情」（たとえば，悲しみと喜び），「精神的感情」（たとえば，至福）が分類される（シェーラー（Max Scheler, 1874-1928），クルト・シュナイダー（Kurt Schneider, 1887-1967）によるもの）．
④ 生に対する「感情」の意義と「生の目的」に従う「感情」の意義による分類．
　この場合，「感情」は，生の目的の表現となっている．
　たとえば，快の「感情」は生の目的の実現が促進されるときの表現であり，不快の「感情」は抑制の表現である．
⑤ 「個別的感情」と「全体的感情」の区別による分類．
　前者は一定の対象に向けられたもの，あるいは，全体の単なる要素としての「感情」である．後者においては，「感情」と呼ばれ，分類することのできる諸性質がすべてその時その時の全体に融け合っている．この全体が，「感情状態」である．
　この「感情状態」は，いくつもの方向において特徴づけられる．刺激性や多感性や興奮性の低下と上昇の「感情状態」がある．また，器官感覚の基礎の上に，生命的状態，欲求・要求，傾向，器官的素質などの表現としての「生命感情」がある．
⑥ 「強度」と「持続」の区別による分類．
　「強度」と「持続」の違いによって，「感情」，「情動」，「気分」が区別される．
　「感情」とは，個々の独自の基礎的な心の動きである．
　「情動」とは，今の瞬間における複雑な「感情」の進行であり，強度が強く，著しい身体的な随伴現象や継発現象をもつ．
　「気分」とは，比較的長く続く「感情」状態における気持ち，あるいは，内的状況である．これが長く続くときには，精神生活に特別の色調（Färbung）を与える．
⑦ 「感情」は，感覚と区別される．
　「感情」は，自我の状態である．たとえば，悲哀や快活のように．これに対して感覚は，周囲の世界と自己の身体に関する知覚の要素である．たとえば，色，音，温度感覚，器官感覚のように．

しかし，まったく対象的なものから身体状態的なものへと進む感覚の序列には，違いがある．すなわち，視覚と聴覚は純粋に対象的であり，器官感覚，有機感覚，体位平衡感覚は主として状態的である．

その間には，身体状態的でありながら，同時に対象的でもあるような感覚がある．たとえば，皮膚，味，臭感覚，飢餓，渇き，疲労，性的興奮は，身体知覚の契機としては感覚であるが，同時に快と不快としては「感情」でもあって，分けることができないので，「感情感覚」と呼ばれる（シュトゥンプ（Carl Stumpf, 1848-1936）によるもの）．また，「感情」としての身体感覚は，同時に欲求の契機でもある．たとえば，飢餓は食べることを欲するし，疲労は休息を欲する．性的感覚も，同様である．

したがって，感覚と「感情」と「情動」と欲求は，一つの全体である．

以上のようにいくつかの視点から「感情」を分類し，その中で「感情」と「情動」と「気分」を区別することによって，「気分」の特徴を明確にすることができる．

まず，一般的な「感情」は，常に特定の対象に志向的に関連する．たとえば，あらゆる喜びは何かについての喜びであるし，あらゆる希望は何かへの希望であるし，あらゆる愛は何かに対する愛であり，あらゆる嫌悪は何かに対する嫌悪である，というように．これに対して，「気分」は「無対象」，無内容の単なる状態性であると規定されている．

また，「気分」が時間的にも比較的長く継続する点で，瞬間的に進行する「情動」からも区別される．強度の点でも，強烈な「情動」に比べると，「気分」は多くの「感情」がいろいろに組み合わさってできる「精神生活の背景」であり，「色調」である．

ボルノウは，『気分の本質』の中で，「気分は，決して一定の対象を持たない．気分は，人間存在全体の状態のようなものであり，また色調である」と記述しているが，この「気分」を「色調」にたとえる表現等は，ヤスパースの上記分類中の表現に倣ったものであろう．

それでは，そうした「精神生活の背景」であり「色調」であるような「気分」を決定するものは，何であろうか．ヤスパースによれば，それは，最近の経験から生じた感情の余韻や，現在の人格意識の色調，未知の条件から去来する悲しみ，喜び，高揚，信心，憧れ，心配の「感情」等であるとともに，身体の状態から起こる「感情」で，意識的な意志が追い払おうとしても強引に現れ

てくるものも，関係しているという（Jaspers, 1973）．

もともと「気分」という語は，音楽的な概念を人間の精神の中へ比喩的に持ち込んだものであり，ノヴァーリス（Novalis, 1772-1801）も，「気分という言葉は，音楽的な心の状態を示す」と言い切っている，とボルノウは指摘している（Bollnow, 1956）．つまり，ある楽器を他の楽器の調子に合わせるときに，楽器が調律されるのと同じように，人間についても，人間がある意図に対して内面的な準備や傾向が備わっているかどうかは，その人間の全体的な「気分」の状態に応じて，「気分にある」か「気分にない」か，のどちらかである．

「気分」という「感情」の状態が，そのように特定の「色調」や「音調」に調子づけられている場合に，人間存在の全体は，いったい何とその"調子"を一致させているのだろうか．この問いに対して，ボルノウは，次のように，明確に三つの方向性を区別している．

　(1) 内的世界と外的世界との調和．
　(2) 肉体的状態と精神的状態との調和．
　(3) 心の内面的な個々の動きの調和．

これら三つの調和が，「気分」の基盤となるものである．しかし，前述したとおり，「気分」は一定の対象性を持たないものであるから，それぞれの調和は，まだ自己と世界の未分化の統一において，共通の「気分」で色づけられている．したがって，「気分」を主観の側にだけ帰して，「気分」が世界を色づけると考えるのは誤りである（Bollnow, 1956）．

こうした内的な世界と外的な世界の「気分」的な統一をとりわけ強調したのが，ハイデガーである．たとえば，『存在と時間』の中では，「(「気分」は)『外から』生ずるのでも，『内から』生ずるのでもなく，世界の中にあるものの様態として，常に，この存在そのものから生じてくるのである」（Heidegger, 1927）と，述べられている．このように，「気分」は主観と客観の区別の背後にある両者の根源的な統一の層にまで遡ってはじめて現れるものであるので，純粋に理論的な立場から出発する限りにおいては発見することのできないような，人間の根源的なものを顕わにするのである．

2.2 〈不安〉の「気分」

では，人間の根源的なものを顕在化する「気分」の一つである〈不安〉とは，どのようなものだろうか．

ヤスパースによると，〈不安〉はよくある非常につらい「感情」であるが，

恐怖が何かに向けられているのに対して，〈不安〉には対象がない．また，〈不安〉が「気分」であるならば，たとえば「悲しみ」のように，精神生活の全体的な色調となるはずであるが，〈不安〉の場合には，その均整のとれた調子が掻き乱されている (Jaspers, 1973)．かくして，いったん〈不安〉に陥ると，それが「気分」の一つであるにもかかわらず，「気分」であること自体が破壊されているかのような状態となる．そのような意味で，〈不安〉をその他の多様な「気分」の領域から除外して，「損なわれた気分 (Verstimmung)」として他のものと対立させることも考えられると，ボルノウは指摘している (Bollnow, 1956)．

ハイデガーは，「〈不安〉こそ，無の前に立つ根本的情調性 (Grundbefindlichkeit) である」として，他の現存在の情調性に対して〈不安〉が優先すると断言し，『存在と時間』の中で，「感情」の現象を「情調性」という現存在の様式において一括して論じている．この「情調性」は，了解，語りと並んで現存在の「開示性 (Erschloßenheit)」の一角を成すとされるが，「情調性」にも「開示性」という特徴を付与することには，大きな意義があるだろう．

ハイデガーにおいても，まずは〈不安〉を，方向づけられた「感情」である恐怖とははっきりと区別されたところから，その実存哲学的な解釈は始められている．すなわち，陥った〈不安〉には，何の方向性も規定性も見出されず，そこに開示されるのは「無」以外の何物でもない．

しかし，この〈不安〉の中に現れ出る「無」は，他の多様な「気分」でも見られるような特定の対象の欠如とは，何かが違う．「気分」の一般的な本質としての対象の不確定性と，〈不安〉における「無」とは，異なっている．他の多様な「気分」は，ヒトをそのヒトの世界の中に留め置くので，いろいろなものがそのヒトに接近してくる．それに対して，〈不安〉は，ヒトをそのヒトの信じるすべての関係から切り離す．その時に，そのヒトを安全に支えているはずの世界も，ほぼ消滅させる．その結果として，恐ろしいほどに押しつぶされるような見捨てられた状態を経験する．その経験によって，そのヒトの周りには「無」が生ずる．すると，現存在一般の不気味さと安らぎのなさが，その〈不安〉の中に立ち現れる．ハイデガーは，言う．「支えてくれるものは，何もない．ただこの〝何もない〟だけが——存在するものの脱落に際して——あるだけであり，それが私たちを襲うのである．〈不安〉は，無を開示する」 (Heidegger, 1929)[5] と．

ところが，実存哲学の解釈においては，この「無」が開示される〈不安〉の

戦慄は，必ずしも，ヒトの"弱み"ではない．

　ヒトの多くは，「こうあるべきだ」と思うようには存在していない状態にある．その状態のことを，ハイデガーは，現存在の「非本来性」の状態，あるいは，「世界」への「脱落」の状態などと表現して，〈不安〉にはこうした状態が暗示されているとした．さらに，人間存在をそうした「非本来性」の状態から「本来性」の状態に高めるためには，"普通の"現存在の状態からのある明確な転向を必要とするのだが，その転向は，〈不安〉において人間に現れるような不気味な圧迫のもとにおいてのみ実現するとのことである．ということは，私たちにとって辛く重苦しいばかりに思われた〈不安〉は，一方では，ヒトを「非本来性」の状態から救出する契機でもある．

　ハイデガーによれば，〈不安〉が〈不安〉を抱く当の相手は，「世界―内―存在（In-der-Welt-sein）」そのものである．〈不安〉は，「脱落」しながら，「世界」や公共的な解釈の立場から自己を了解する可能性を現存在から奪って，現存在を本来的な「世界―内―存在の可能性（In-der-Welt-sein-können）」へと投げ返す．つまり，人間の本来的な在り方である「実存」は，〈不安〉を通り抜けて行くことによってのみ実現されるというのである（Heidegger, 1927）．

　ボルノウは，このような意味での〈不安〉について，次のように表現している．「〈不安〉は，いわば火のようなものであり，その火は人間の中にあるあらゆる非本来的ものを焼きつくし，あらゆる有限的なものを人間から脱落させ，人間がこの痛苦の過程を通り抜けていく中で，あらゆる支えやあらゆる宿りや保証をことごとく失わせ，人間を護られていない状態へと完全に引き渡すが，この護られていない状態においてこそ，真の実存が現れる」（Bollnow, 1943）．

　キルケゴールが〈不安〉を"自由の眩暈"（Kierkegaard, 1844）と表現するのも，同じ意味においてであろう．〈不安〉は，ヒトを不安定にするという点において，確かに眩暈のようなものである．しかし，人間の本来的な在り方としての「実存」は，この不安定の只中でこそ顕わになる．〈不安〉の中では，これまで自分を支えていたいろいろな生のつながりが根こそぎ失われて自分自身しか頼るものがなくなってしまうが，その見捨てられた状態に耐えていくうちに，はじめて自己の本当の実存的な「自由」を見出すことができる．私たちは，〈不安〉の中でこそ「自由」を発見する．〈不安〉を通り抜けることなしには，「自由」になることはできない．

3. 「不安障害」の症状としての〈不安〉

3.1 「不安障害」とは何か

ヒトは日々の暮らしの中でさまざまな〈不安〉を体験するが、前節で見てきたように、実存哲学の系譜においては、この〈不安〉こそが人間存在にとって根源的なものを顕わにすると考えられてきた。あるいは、進化論的な視点から見れば、ヒトが日常的に経験するさまざまな〈不安〉は、ある刺激が危険であることを知らせたり、それに対する行動を喚起したりするなどの適応的な意味を持っている（加藤敏, 2010）。しかし、その〈不安〉の感じ方があまりにも強かったり、慢性化したりする場合には、"精神疾患"の症状として扱われることになる。そうした病的な〈不安〉が問題となる疾患群が、「不安障害」である（稲田編, 2008）。

アメリカ精神医学会による精神疾患の診断と統計の手引きである『DSM-IV-TR 精神疾患の診断・統計マニュアル　新訂版』[6]においては、「不安障害」として、以下の14の障害が記述されている（American Psychiatric Association, 2000）。以下に、それぞれの障害を概観する。

① パニック発作

　パニック発作は、強い〈不安〉、恐怖、または脅威が突然始まり、破滅が目前に迫ってきている感じを伴う、はっきりと他と区別できる期間であり、そのとき、以下の症状のうちの四つ（またはそれ以上）が突然に発現し、10分以内にその頂点に達する。

(1) 動悸、心悸亢進、または心拍数の増加
(2) 発汗
(3) 身震いまたは震え
(4) 息切れ感または息苦しさ
(5) 窒息感
(6) 胸痛または胸部の不快感
(7) 嘔気または腹部の不快感
(8) めまい感、ふらつく感じ、頭が軽くなる感じ、または気が遠くなる感じ
(9) 現実感消失（現実でない感じ）または離人症状（自分自身から離れている）
(10) コントロールを失うことに対する、または気が狂うことに対する恐怖

⑾ 死ぬことに対する恐怖
⑿ 異常感覚（感覚麻痺またはうずき感）
⒀ 冷感または熱感
② 広場恐怖
　広場恐怖は，逃げるに逃げられない（または逃げたら恥をかく）ような場所や状況，またはパニック発作やパニック様症状が起きたときに助けが得られないかもしれない場所や状況に対する〈不安〉または回避である．
③ 広場恐怖を伴わないパニック障害
　予期しないパニック発作が反復すること，およびそれを持続的に心配することを特徴とする．
④ 広場恐怖を伴うパニック障害
　反復性の予期しないパニック発作と広場恐怖の両方を特徴とする．
⑤ パニック障害の既往歴のない広場恐怖
　予期しないパニック発作の既往歴のない広場恐怖とパニック様症状の存在を特徴とする．
⑥ 特定の恐怖症
　特定の恐怖対象または状況への暴露によって引き起こされた臨床的に著しい〈不安〉として特徴づけられ，しばしば回避行動が生じる．
⑦ 社交恐怖
　ある種の社会的状況またはなんらかの行為を行う状況への暴露によって引き起こされた臨床的に著しい〈不安〉を特徴とし，しばしば回避行動が生じる．
⑧ 強迫性障害
　（著しい〈不安〉または苦痛を生じさせる）強迫観念および／または（〈不安〉を中和するために行われる）強迫行為を特徴とする．
⑨ 心的外傷後ストレス障害
　極度に外傷的な出来事の再体験と，それに伴う覚醒亢進症状および外傷と関連した刺激の回避を特徴とする．
⑩ 急性ストレス障害
　極度に外傷的な体験の直後に起こり，心的外傷後ストレス障害の症状に類似した症状を特徴とする．
⑪ 全般性不安障害
　少なくとも6カ月続いている持続的で過剰な〈不安〉と心配を特徴とす

⑫ 一般身体疾患による不安障害
一般身体疾患の直接的な生理学的結果であると判断される顕著な〈不安〉症状を特徴とする.
⑬ 物質誘発性不安障害
乱用薬物,投薬,または毒物への暴露の直接的な生理学的結果であると判断される顕著な〈不安〉症状を特徴とする.
⑭ 特定不能の不安障害
顕著な〈不安〉または恐怖症的回避を伴う障害で,特定の「不安障害」,「適応障害,〈不安〉を伴うもの」,「適応障害,〈不安〉と抑うつ気分の混在を伴うもの」の基準を満たさない.

3.2 "「不安障害」の症状をもつ人"

実は,先ほど参照した『DSM-IV-TR』では,従来使用されてきた「神経症 (neurosis)」という用語が除外されている (Shorter, 1997).「神経症」という用語が使用されなくなったのは 1980 年の『DSM-III』からであるが,もちろん,それは,特定の項目としての存在がなくなったということであって,「神経症的障害 (neurotic disorders)」を扱わなくなったという意味ではない.

『DSM-III』以降,「神経症的障害」という概念は,以下のように定義されている.「それは,単数または複数の症候群からなる障害であって,これらの症状がその個体にさまざまな苦痛を与え,その本人によって受け入れがたい自我違和的 (ego dystonic or alien) なものであり,現実検討機能は大まかな意味で健全であり,神経症的障害を現す患者は,これも大まかな意味で社会的な基準を積極的に逸脱するようなことはない.その障害は,治療を受けなくても比較的耐えられる場合もあり,また,再発する場合もある.しかもストレスに対する一過性の反応ではなく,明らかな器質的な病因ないしは要因を伴わない」(加藤他編, 1993).そして,この「神経症的障害」は,「感情障害」,「不安障害」,「身体型障害」,「解離障害」,「精神・性的障害」の各々のカテゴリーの中へと分配された.こうした流れの中で,今日の臨床的診断として「(不安)神経症」が使われることは少なくなっている.特に,精神医学界においては,表立っては使用されなくなっている.

また,先ほど参照した『DSM-IV-TR』における「不安障害」についての記述からもわかるように,この診断・統計の手引書では,病因に関する理論的な

説明は一切せずに，基本的には症状の記述に徹するというスタイルがとられている．症状の記述に徹するという点においては，かつての『精神医学教科書』(Kraepelin, 1909) におけるクレペリン (Emil Kraepelin, 1856-1926) の方法と同じである．しかし，クレペリンが単独で，さまざまな症状を一括りにして少数の診断カテゴリーに分類したのに対して，『DSM 精神疾患の診断・統計マニュアル』では，多人数で構成される専門家チームによって，多様な症状をいろいろな障害に細分化して示した点が，異なっている．

　特定の"精神疾患"の病因に関する仮説はいくらでもあるが，『DSM-IV-TR』においては，そうした仮説に関する記述は見られない．というのも，病因の項目を入れると，厄介なことになると予想されたからであろう．たとえば，「恐怖症」であれば，学習理論の枠組みによっても，力動精神医学の枠組みによっても，あるいは，生化学的原因に基づく発病脆弱性という線でも，説明することが可能である．そこで，このマニュアルの目的は，あらゆる精神保健の専門家のために「用語の統一を図る」ということに，はっきりと設定されている．

　こうした事情については，『DSM-IV-TR』の「序」においても，「本書は精神疾患の分類を示すものであるが，どんな定義によっても"精神疾患"の概念に正確な境界線を引くことができないことも認めなければならない．精神疾患の概念は，医学や自然科学における他の多数の概念のごとく，すべての状況を満足させるような一定の操作的定義がない．すべての医学的状態は，種々のレベルの抽象化によって定義される」と説明されている．つまり，一律の基準のみで，いろいろな"精神疾患"のすべてを記述することはできないのである．

　また，『DSM-IV-TR』においては「病気」という言葉も意識的に避けられているが，そうすることで，"精神疾患"の原因が主として身体的なものなのか，主として機能的なものなのか，という問題を回避しようとする意図があったのだろう．したがって，たとえば，「不安障害者」などの表現を用いることは慎重に避けられていて，代わりに，"「不安障害」の症状をもつ人"というように表現されている．

　ちなみに，『DSM 精神疾患の診断・統計マニュアル』は約 40 年の間に，改訂版も含めると 5 回改訂されたが，そこに掲載されている"精神疾患"の数を比較してみると，初版ではおよそ 100 だったものが，『DSM-IV-TR』ではおよそ 300 に増えている．中には，承認を求める行動や，批判への対応，悲しむこと，恨むことなど，必ずしも"精神疾患"の徴候であるとは限らないのでは

ないかと疑われるようなものも，多数含まれている．病因に関する知識もないままに，いろいろな行動の欠陥や不適応症状の一つひとつを別の「障害」として際限なく列挙していくことに，どのような意義があるのだろうか．

3.3 「不安障害」の薬物療法

かつて（1945～1960年頃）は，「不安障害」の原因を精神分析で突き止めて治療を行うのが最善であるという考え方が，支配的であった．当時の精神療法家は，何年もかけて，患者の障害の原因を心の奥底に見出そうとしていた．しかし，今日では，そうした治療法の価値や基礎理論については疑問視されており，障害の原因は，一般的には生化学的に異常を示す脳にあると考えられている．したがって，症状は「分析」されることはなく，むしろ診断を下すための材料として利用され，前述した『DSM 精神疾患の診断・統計マニュアル』などを参照して出された診断に従って，適当な薬が処方されることになる（Valenstein, 1998）．

では，「不安障害」の治療に用いられる薬物は，どのようなものだろうか．

「不安障害」の各種ガイドライン（早川他，2003；March et al., 1997；日本トラウマティック・ストレス学会（JSTSS）PTSD治療に関する検討委員会，2005；坂下他，2005；田中他，2003；融，2001）によれば，「不安障害」のいずれに対しても，選択的セロトニン再取り込み阻害薬（Selective Serotonin Reuptake Inhibitors；SSRI）の使用が第一選択薬として推奨されている．この他には，セロトニン・ノルアドレナリン再取り込み阻害薬（Serotonin Noradrenaline Reuptake Inhibitor；SNRI）や三環系抗うつ薬（Tricyclic Antidepressant；TCA）などの抗うつ薬が第一選択薬として挙げられている．

SSRIは，セロトニントランスポーターに作用して，セロトニン再取り込みを阻害する．投与を続けると，セロトニン神経細胞体上の自己受容体の脱感作を起こし，細胞間隙のセロトニン濃度を増加させる．うつ状態にある人や"「不安障害」の症状をもつ人"は，シナプスにおけるセロトニンの濃度が低下して，セロトニン受容体にセロトニンが作用しにくくなっているという仮説（モノアミン仮説）を根拠に，処方されている．臨床的には，抗うつ作用，抗不安作用を有し，うつ病のほか，我が国ではパニック障害，強迫性障害（Obsessive-Compulsive Disorder；OCD），社会不安障害に対する適応があり，また過食症，月経前不快気分障害，全般性不安障害，心的外傷後ストレス障害（Posttraumatic stress disorder；PTSD）にも治療効果が報告されている（稲

田編, 2008).

　SSRIの有効性についての評価はほぼ確立されているとはいうものの，SSRI使用によるうつ症状の改善率が3割ほどであるのに対し，悪化率もまた3割ほどであるというように，SSRIの効果には個人差がある（岩崎他, 2010）.

　SSRIを服用すると，その初期には，嘔気や悪心などの消化器症状が多くみられたり，一時的には，〈不安〉や焦燥感の増大がみられたりすることもある. また，長期投与後に急に中断すると，"脳の震え（brain shivers）"と表現される眩暈や電気ショック感覚，発汗，嘔気，不眠，震え，混乱，悪夢などの身体的・精神的な症状が見られ，「SSRI離脱症候群（SSRI discontinuation syndrome）」と呼ばれているが，因果関係は判明していない（Christmas, 2005）. それでもSSRIでは，TCAでしばしばみられる便秘や口渇などの抗コリン系副作用や，心毒性，起立性低血圧などが軽微で，比較的副作用が少ないため，多様な〈不安〉を訴える患者に対して使用されている（稲田編, 2008）.

4. 〈不安〉の克服

4.1 〈不安〉の軽減

　たいていの人は，〈不安〉にならないように気をつけているし，〈不安〉になれば，その〈不安〉を少しでも軽減しようと努めるだろう. では，いったいどうすれば，〈不安〉を軽減することができるのだろうか.

　「2.「気分」としての〈不安〉」で考察したように，〈不安〉はヒトが本来的な在り方としての「実存」を見失って不安定である時に生じてくる. そうした〈不安〉を感じている人は，体験すべき対象を何も有していない. 〈不安〉が強くなればなるほど，〈不安〉の対象はかえってわからなくなる.

　しかし，そのような危機的震撼に曝されている場合であっても，その人の心身はやはり現実的な世界との関係の内にある. 私たちはどんなに〈不安〉になろうとも，世界の中へと"組み込まれた存在（Verschränkt-sein）"[7]である（Bollnow, 1943）. この場合の世界は，実存哲学においては，人間によって形成された環境世界を意味している.

　ゴールドシュタイン（Kurt Goldstein, 1878-1965）によると，動物の場合でも，たとえば捕獲されたときなどのように，通常のように反応できない環境に入れられると，脳に障害のある人に見られるような〈不安〉が現れるそうである. また，乳児の場合でも，不適当な状況下に置かれたときに，〈不安〉が起

こってくるのがわかるという（Goldstein, 1934）．

　子どもの〈不安〉については，ある程度までは，脳に障害のある人と同じような状態にあると考えられている．年齢にふさわしくないような実存を脅かす難題や，非常に驚かされるような課題などの前に立たされたときに，子どもは〈不安〉になる．したがって，もしも子どもがこの環境世界にそのまま投げ出されていれば，成人以上に頻繁に〈不安〉になるであろう．ところが，一般に子どもは，年齢にふさわしくない課題が与えられないようにとか，必要以上に驚かされないように等々と，周囲の人たちによって保護されているので，その〈不安〉が軽減されている．そればかりでなく，子どもの場合には，非常に強い行動意欲と課題解決へと駆り立てられる衝動があるために，〈不安〉へと導くかもしれない危険な状況でも驚くことなく，むしろ，それを求める傾向さえある．ゴールドシュタインは，まさにここに「子どもと脳に障害のある人との本質的な相違点がある」と，指摘している（Goldstein, 1934）．

　子どもは成長して，大人の世界に慣れれば慣れるほど，整然とした行動ができるようになるが，その一方で，その環境に適応すればするほど，「驚くこと」は少なくなる．しかし，それは少なくなるのであって，すっかりなくなるというわけではない．したがって，大人でも，新しい内外の状況に直面するときには，驚いたり〈不安〉になったりもする．では逆に，そうした場合に，必ずしも驚いたり〈不安〉になったりしないのは，なぜだろうか．この問いに対してゴールドシュタインは，健全な人であれば，内外の状況から要求されるものと自己の能力との間に生じる不均衡を埋めることのできる新しい状況を創り出すことができるからだ，と考えている．その原動力になっているのは，子ども時代から備わっている行動への意欲と課題解決への衝動であるという（Goldstein, 1934）．

4.2 〈不安〉と創造力

　人間の心身の状態は，内外の状況から要求されるものと自己の能力との間に生じる不均衡によって不安定になったり，動揺したりして，〈不安〉になる．しかし，そうした心身の状態の安定化を自分自身が図る過程において，人間は新しい環境世界と自己を形成する．ここに，人間の行為の生産的な力である創造力をみることができる．

　ゴールドシュタインによれば，各人の〈不安〉に耐えることのできる限度はさまざまであるが，脳に障害のある人の耐性は非常に小さく，子どもではやや

大きく，創造的な人では最大であるとのことである（Goldstein, 1934）．創造的な人ほど〈不安〉に耐えることのできる限度が大きいということは，大きな〈不安〉を経験することと創造的な活動を行うこととの間には何らかの関わりがあるのではなかろうか．

　実際に，次のような精神医学的調査の結果がある．イギリスとアイルランドの少なくとも一つの賞を獲得したことのある詩人，小説家，芸術家 47 名を対象に直接面接した所見によると，そのうちの 88 パーセントが感情障害の既往をもっていたとのことである（Jamison, 1989）．また，カールソンも，高度に創造的な人たちが気分障害や統合失調症スペクトラム障害，アルコール依存症を含む〝精神疾患〟へのリスクが高いことを検証している（Carson, 2011）．

　このような研究報告と関連して，かつてヤスパースの研究において指摘されたことにも言及しておこう．それは，ゴッホ（Vincent van Gogh, 1853-1890）やヘルダーリン（Johann Christian Friedrich Hölderin, 1770- 1843）が〝精神疾患〟を根底として生み出された新しい力によって創造力を発現させたのだが，その創作活動が絶頂期を過ぎると，創作者が作品の裡に滅亡して，臨床的には最悪の転帰（自殺や末期状態）に至ったということである（Jaspers, 1949）．

　この両者のケースでは，統合失調症が問題になっているので，その研究結果を「不安障害」に直ちに適用するわけにはいかないが，今日，〝「不安障害」の症状をもつ人〟によるパソグラフィー（pathography）も大変増加しており，類似した現象と見ることもできるのではないかと思われる．〈不安〉を感じるときに，その自分の〈不安〉やそれに伴う苦しみを自分自身によって語ることにより，環境や自己が見つめなおされる．そうしたプロセスの中で，環境や自己を再構成する創造的な新しい力と，さらに「癒しの効果」が現れてくる．こうしたパソグラフィーに関しては，最近，ナラティブ・ベースト・メディシン（narrative based medicine: NBM）のもとに，内科や外科においても，治療の参考資料として重視する動きも出てきている（加藤, 2010）．

5．おわりに——〈不安〉の実存的意義

　以上の〈不安〉と「不安障害」を巡る諸考察からも明らかなように，〈不安〉であることは必ずしもヒトの〝弱み〟ではない．
　確かに，誰も何も頼ることができないあの重苦しさ，鬱陶しさの中に幽閉さ

れることを，自ら望む人はいないだろう．しかし，「2.「気分」としての〈不安〉」で論じたように，ヒトは根本的かつ徹底的に〈不安〉の「気分」に制約された存在であり，多かれ少なかれ〈不安〉であることから逃れることはできない．

ところが，「3.「不安障害」の症状としての〈不安〉」で示したように，あまりにも強くて耐えがたい〈不安〉を感じ，日常生活に支障をきたす場合には，"精神疾患"の一つである「不安障害」として診断されることになる．その診断の際には，その人の訴える症状を『DSM-IV-TR』などの権威あるマニュアルに照らし合わせて，「不安障害」のカテゴリーに列挙されている各症状との間に決められた基準を満たす合致点があれば，"「不安障害」の症状をもつ人"と診断される．

"「不安障害」の症状をもつ人"と診断されると，今日では，薬物療法を中心とした治療を受けるのが一般的である．薬物療法の前提には，「不安障害」の原因は生化学的に異常を示す脳にあるという考え方がある．したがって，SSRIなどの薬を使用して，セロトニン濃度を調整することで，〈不安〉を軽減しようと試みる．この薬が効く人もいれば，効かない人もいる．また，たとえ〈不安〉を多少は軽減できたとしても，さまざまな副作用や「SSRI離脱症候群」などの問題は依然として残る．

このような〈不安〉や「不安障害」を巡る状況の中で注目されるのは，「4.〈不安〉の克服」で論じた〈不安〉の"強み"ともいうべき別の側面である．ヒトを全体的な生体のレベルから見れば，環境世界と自己の間に不均衡が生じたときに，ヒトは〈不安〉になる．しかし，だんだん成長するにつれて，たとえ〈不安〉になっても，生存を脅かすような強い〈不安〉にならないように，〈不安〉になることを契機として，かえって環境世界と自己を再構成して調整できるようになる．さらに，大きな〈不安〉を抱くことと創造的な活動をすることには，興味深い関係がありそうである．より大きな〈不安〉に陥りながらも，それに耐えることのできる人ほど，創造的な活動をする傾向があるからである．このような〈不安〉の"強み"は，「〈不安〉は"自由の眩暈"である」というキルケゴールの言葉とも関連するものであろう．

こうして主として実存哲学の立場から〈不安〉と「不安障害」について考察してみると，"「不安障害」の症状をもつ人"と診断された場合に，その治療を一般的な薬物療法に頼ってしまって本当に大丈夫なのだろうか，と〈不安〉になってくる．というのも，まさにそれは"対症療法"そのものであって，ヒト

が〈不安〉になることの根本的な意義については,ほとんど考慮されていない対応のように思われるからである.もちろん,〈不安〉に苦しむ人にSSRIなどの薬を飲ませてその"症状"を軽減することは,精神医療の在り方として間違ってはいないのだろう.しかし,ヒトの陥る〈不安〉には,これまで見てきたような実存的で根源的な意義がある.その実存的で根源的な意義を考慮すると,〈不安〉の"症状"を薬物に頼って軽減するというやり方だけでは,ヒトが自分自身の創造的な力で環境世界や自己を再構成するまたとない機会を結果的には逃すことになるのではなかろうか,という疑問が生じてくる.ヒトは,そのまたとない機会を逃すことによって,「非本来性」の状態に留まるため,また暫くすると〈不安〉になる.ついには,くり返しくり返し〈不安〉に陥り,そこから自力では逃れることのできない"〈不安〉スパイラル"の渦中へと呑み込まれていく.脳が震える前にそのことに気づかないと,取り返しがつかない.

ヒトはかつて,"天使"になることを夢見たものの,地上に叩き付けられて失望したものだ.しかし,今日では,誰もそんな夢を見たりはしない.むしろ,最初から,"動物"であろうと欲している.〈不安〉にならずにすむならば,"天使"でなくても,"動物"でいいではないか.……そんなふうに,開き直っている.

■注
(1) 荒木昭太郎訳の『エセーI—人間とは何か』における"Bête"の訳語「獣」を,本論においては「動物」と改めて訳している.
(2) 前田陽一・由木康訳の『パンセI』における"Bête"の訳語「獣」を,本論においては「動物」と改めて訳している.
(3) 藤縄千艸訳の『気分の本質』においては „Grenzsituation" が「極限状況」と翻訳されているが,おそらくボルノウはヤスパースによる限界状況論を意識してこの語を使用していると推察されるので,本論においては「限界状況」と改めて訳すことにする.
(4) ヤスパースの『精神病理学総論』は1913年に初版が刊行されたが,1946年に刊行された第4版では全面的に増補・改訂が行われた.本論においては,第4版と同じ内容である第9版を参照する.
(5) 引用文中の〈 〉は,筆者による挿入である.以下の〈 〉も,同様である.
(6) 以下,『DSM-IV-TR』と略して記す.
(7) これは,ハンス・リップス(Hans Lipps, 1889-1941)による表現である.

■引用・参考文献
American Psychiatric Association (2000). *Diagnostic and Statistical Manual of Mental Disorders*, Fourth Edition. Text Revision; DSM-IV-TR, American Psychiatric Association, Washington D. C. and London;高橋三郎・大野裕・染矢俊幸訳『DSM-IV-TR 精神疾患の診断・統計マニュアル 新訂版』医学書院, 2004.

Bollnow, O. F. (1943). *Existenzphilosophie*, Verlag W. Kohlhammer, Published in Japan by arrangement with Verlag W. Kohlhammer, Stuttgart; 塚越敏・金子正昭訳『実存哲学概説』理想社, 1962.
Bollnow, O. F. (1956). *Das Wesen der Stimmungen*, Klostermann, Frankfurt am Main; 藤縄千艸訳『気分の本質』筑摩書房, 1973.
Carson, S. H. (2011). Creativity and Pathography: A Shared Vulnerability Model, *Canada J Psychiatry*, 56: 144-53.
Christmas, D. M. B. (2005). 'Brain Shivers': from chat room to clinic, *Psychiatric Bulletin*, 29: 219-21.
Goldstein, K. (1934). *Der Aufbau des Organismus: Einführung in die Biologie unter besonderer Berücksichtigung der Erfahrungen am Kranken Menschen*, Martinus Nijhoff, Haag, Neihefland; 村上仁・黒丸正四郎訳『生体の機能―心理学と生理学の間』みすず書房, 1957.
早川達郎・中島常夫・亀井雄一 (2003). 「Benzodiazepine 系抗不安薬の臨床応用と問題点」『臨床精神薬理』6: 705-11.
Heidegger, M. (1927). *Sein und Zeit*, Max Niemeyer, Tübingen; 桑木務訳『存在と時間 (中)』岩波書店, 1961.
Heidegger, M. (1929). *Was ist Metaphysik?*, Klostermann Vittorio Gmbh, Frankfurt am Main; 大江精志郎訳『形而上学とは何か』理想社, 1954.
稲田俊也編, 稲田俊也・稲垣中・伊豫雅臣・尾崎紀夫監修 (2008).『精神疾患の薬物療法ガイド』星和書店.
岩橋和彦・榎本稔・深間内文彦 (2010).『かくれ躁うつ病が増えている―なかなか治らない心の病気』法研.
Jamison, K. R. (1989). Mood disorders and patterns or creativity in British writers and artists, *Psychiatry*, 52: 125-34.
Jaspers, K. (1949). *Strindberg und Van Gogh: Versuch einer pathographischen Analyse unter vergleichender heranziehung von Swedenborg und Hölderlin*, R. Piper & Co. Verlag, München; 藤田赤二訳『ストリンドベリとヴァン・ゴッホ―スウェーデンボリ及びヘルデルリーンとの比較例証による病歴誌的分析の試み』理想社, 1980.
Jaspers, K. (1973). *Allgemeine Psychopathologie*, Berlin/Heidelberg, 9. Aufl; 内村祐之・西丸四方・島崎敏樹・岡田敬蔵訳『精神病理学総論 (上・中・下)』岩波書店, 1953-56.
加藤正明・保崎秀夫・笠原嘉・宮本忠雄・小此木啓吾・浅井昌弘・海老原英彦・太田龍朗・大野裕・柏瀬宏隆・加藤敏・北村俊則・北山修・冨永格・中河原通夫・中澤欽哉・中谷陽二・渡辺久子編 (1993).『新版 精神医学事典』弘文堂.
加藤敏 (2010).『人の絆の病理と再生―臨床哲学の展開』弘文堂.
Kierkegaard, S. (1844). *Der Begriff Angst* (Originaltitel: *Begrebet Angst*, aus dem Dänischen übersetzt und herausgegeben von Emanuel Hirsch). Gesammelte Werke 11/12, 3. Auflage, Gütersloher-Verlagshaus, Gütersloh 1991, *Gütersloher Taschenbücher Siebenstern* Band 608; 氷上英廣・熊沢義宣訳『不安の概念/序文ばかり』白水社, 1978.
Kraepelin, E. (1909). *Psychiatrie: Ein Lehrbuch für Studierende und Ärzte*, Johann Ambrosius Barth, Leipzig, 8. Aufl；西丸四方・遠藤みどり訳『精神医学総論―《精神医学》第8版 VI』みすず書房, 1994.
March, J. S., Frances, A., Carpenter, D., and Kahn, D. A. (1997). The Expert Consensus Guideline: Obsessive Compulsive Disorder, *J Clin Psychiatry* 58 (Suppl 4)；大野裕訳『エキスパートコンセンサスガイドライン―強迫性障害 (OCD) の治療』ライフ・サイエンス, 1997.
Montaigne, M. (1580). *Les Essais*, Hachette, Paris; 荒木昭太郎訳『エセーI―人間とは何か』中央公論新社, 2002.
日本トラウマティック・ストレス学会 (JSTSS) PTSD 治療に関する検討委員会 (2005). 「PTSD の治療薬処方の手引き」. [http://www.jsdss.org/topic/treaement_24.html]
Pascal, B. (1670). *Pensées*, Port-Royal, Paris; 前田陽一・由木康訳『パンセI』中央公論新

社, 2007.
坂下和寛・坂元薫・石郷岡純 (2005).「社会不安障害／全般性不安障害への適応」『臨床精神医学』34: 1397-403.
Shorter, E. (1997). *A History of Psychiatry: from the Era of the Asylum to the Age of Prozac*, John Wiley & Sons; 木村定訳『精神医学の歴史―隔離の時代から薬物治療の時代まで』青土社, 1999.
田中和秀・高橋淳・森信繁・大川匡子・山脇成人 (2003).「抗うつ薬の抗不安作用の本態と臨床」『臨床精神薬理』6 : 731-39.
融道男 (2001).『向精神薬マニュアル　第2版』医学書院.
Valenstein, E. S. (1998). *Blaming the Brain: the truth about drugs and mental health*, The Free Press ; 功刀浩監訳, 中塚公子訳『精神疾患は脳の病気か？―向精神薬の科学と虚構』みすず書房, 2008.

12 発達障害と脳科学
教育にとって何ができるのか

河野哲也

1. はじめに

　本章では，発達障害の中でもとくに自閉症スペクトラムに焦点を当てて，脳科学が自閉症スペクトラム当事者の教育と福祉に対してどのような貢献ができるのか，その可能性と問題点について考察していきたい．そして，最後に発達障害についての教育と医学のあり方を結論したい．

2. DSM-5 での定義の変化

　まず，自閉症スペクトラムの定義について紹介しよう．すでに知られているように，2013 年にアメリカ精神医学会（APA）の『精神疾患の分類と診断の手引（DSM：Diagnostic and Statistical Manual of Mental Disorders）』が十数年ぶりに，DSM-5 へと大きく改訂される予定である．DSM-5 の草稿はインターネットなどを通じて公開され[1]，パブリック・コメントが募集されていた（2012 年 6 月 15 日終了）．本章では，発達障害のなかでも，とくに自閉症スペクトラムに焦点を当てて考察するが，この項目には定義上の大きな変化が見いだされる．

　DSM-IV-TR では，「通常，幼児期，小児期，また青年期に初めて診断される障害」という大分類のなかに精神遅滞，学習障害，運動能力障害，コミュニケーション障害，広汎性発達障害，注意欠陥および破壊的行動障害，幼児期または小児期の哺育・摂食障害，チック障害，排泄障害，その他の障害という中分類が含まれている．本章で注目したい広汎性発達障害には，自閉性障害，レット障害，小児期崩壊性障害，アスペルガー障害，特定不能の広汎性発達障害という五つの下位分類が含まれている．

　これに対して，DSM-5 公開草案では，「神経発達障害（Neurodevelopmental Disorders）」という大分類のもとに，知的発達障害，コミュニケーション障害，自閉症スペクトラム障害，注意欠陥・多動性症候群，特定学習障害，運動障害

という中分類が含まれている．従来の自閉性障害，小児期崩壊性障害，アスペルガー障害，特定不能の広汎性発達障害の四つを連続的なものとして，自閉症スペクトラム障害という分類としてひとくくりにまとめることが提案されている．四つの障害を自閉症スペクトラム障害へと統合する考え方自体は驚くべき変化ではない．自閉症スペクトラムという概念が80年代に導入された時点において，自閉症という障害においては，各人の症状の個別性が高いと同時に，近接する障害となだらかに連続していることが，すでに指摘されていたからである（ウィング，1998）．DSM-5 公開草案はこの考え方を踏襲している．患者個々人を「高機能性自閉症なのか，アスペルガーなのか」という形で細かく分類することは，発達の長期的予測や短期的な医療的・教育的介入にとってあまり意味のあることではない．分類の厳密化は連続体に対しては不可能であるだけではなく，治療的・教育的に有意義とは見なされない（Bertin, 2012）．また，「レット障害」は，遺伝子的変異によって引き起こされる症候群であることが明らかになったために，発達障害の分類からは削除される．

公開草案では，自閉症スペクトラム障害は，以下のA～C，及び，Dの項目を満たすものとされている．

A. 社会的コミュニケーションと相互交渉の持続的な欠如．文脈を超えて現れ，一般的な発達の遅れによっては説明されず，以下の三つの症状すべてが現れるもの．
   1. 社会的-情動的相互性の欠如
   2. 社会的相互交渉のために用いられる非言語的コミュニケーションの欠如
   3. 発達段階に応じて仲間関係を構築・維持することの欠如（介助者との関係性以外に）
B. 限定され反復される行動，興味，活動のパターン．以下の少なくとも二つの項目が現れること．
   1. 常道的あるいは反復的な会話，運動，対象の扱い
   2.. ルーチンや儀式化された言語的・非言語的行動への過剰な執着，あるいは，変化への過剰な抵抗
   3. 異常な強度と集中をもった，きわめて限定され固定的な関心
   4. 感覚入力への過敏・過小な反応，あるいは，環境の感覚的な側面への並外れた関心（痛み・寒暖への見た目の無関心，特定の音や肌理へ

の回避反応,対象の過剰な臭覚と触覚,光や回転する対象に魅惑される)
C. 症状は小児期早期に存在する(しかし社会的要求が許容範囲を超えるまでは明らかにならないかもしれない).
D. 全体の症状が日常生活の機能を限定し,障害を与えている.

以上の条件でDSM-IVと比較してきわめて特徴的なことは,話し言葉の遅れや言語的コミュニケーションの欠如など,話し言葉に関する項目が診断の条件から外れていることである.要約するならば,DSM-5では,自閉症スペクトラムは,社会的相互交渉の障害と行動や興味の狭さが幼児期から表れる障害として定義されているといえるだろう.

3. 脳科学と教育

それでは,以上のように診断される自閉症に対して脳科学はどのように関わるのだろうか.現在,脳科学は非侵襲的な画像技術,たとえば,fMRI(機能的核磁気共鳴法),NIRS(近赤外線分光法),MEG(脳磁図)などの発達で,精神疾患・神経疾患の研究に大きく貢献することが期待されている.とくに重点化されるべき研究分野として,統合失調症,躁うつ病,精神発達障害のような精神疾患の研究と,神経・筋疾患の病態解明と治療の研究があげられている.自閉症をはじめとした発達障害もこうした脳科学の新しい研究分野として注目されている.

しかしながら,自閉症は行動で定義された症候群であるために,そもそも特定の病因と対応しているわけではない.自閉症の病因とされるものが異種的であるために,基本障害というものがあるかどうかも怪しまれる.さらに,自閉症がスペクトラム(連続体)をなしていることから,症状が以前に考えられていたよりも均質でも恒常的でもないことが明らかになってきた(岩田・河村,2010).DSM-5の診断は,これを反映して,以前は自閉症に帰属させられてきた特徴のいくつか,たとえば,象徴的・想像的遊びの欠如,言語的コミュニケーションの欠如ないし弱さ,物まね遊びの欠如などの特徴が共通のものとは見なされなくなっている.ウィング(1998)は,自閉症スペクトラムという概念を提案したことで知られるが,彼女は自閉症に①社会的相互交渉の障害,②コミュニケーションの障害,③想像力の障害,④反復した常同的動作をあげてい

るが，このうち，②の一部と③は DSM-5 では落とされている．

　このような連続性と多様性のある障害を脳科学的に研究するには，まだ多くの課題があると言える．自閉症の病因は，てんかん，脳波異常，知覚異常，言語発達の遅れなど，脳障害を推測させる要素が多い．従って，現在では，脳の器質性障害によって発症するのであって，子育てなどの心因によるものではないことはほぼ間違いないとされている．しかし，自閉症の病因は，染色体異常，遺伝病，代謝異常，感染症，周期性障害など広範にわたり，原因のはっきりしないものが 80 ～ 90 ％におよぶとされる（橋本編，2008: 3）．一卵性双生児の双方が自閉症を発症する割合が，二卵性と比べて著しく高いため，何らかの遺伝性の要因が絡んでいることも示唆される．

　病理学的には，近年さまざまな所見が広範に示されており，自閉症特有の脳損傷が見いだされているわけではない．しかし自閉症者には，脳に一定の特徴が見いだせるという研究も存在する．たとえば，自閉症の子どもは乳幼児に「脳肥大」を経るという所見が存在する．だが，このことは，すべての自閉症者に当てはまるわけではない．前頭葉の過剰成長を指摘する論文もあるが，その反対の発見もされている（Baron-Cohen, 2011: 122-3）．脳構造の面からいえば，一般的には，自閉症者では，情動に関与するとされる扁桃体，記憶に関与する海馬，注意の切り替えなどに関与する尾状核と小脳の一部が小さいとされている（バロン＝コーエン，2011: 124）．あるいは，橋本は，「遺伝要因および妊娠の比較的早期に何らかの要因があって脳幹，小脳，辺縁系，帯状回を含む前頭葉，側頭葉を中心に発達障害が生じていることが推測される」（橋本編，2008: 18）．これらの研究は端的に言えば，自閉症者の特徴的な行動に関与しているとされる脳部位を探るものであり，「問題行動」とされるものに関係している脳部位を足し算的に総括したものである．こうして，自閉症の症状には，かなり脳の広範な部位が関係していると推測されているのである．

　あるいは，伊藤によれば，fMRI での研究は，解剖学的に障害されていると考えられる部位は，「前頭葉（'心の理論'，実行機能，ミラーニューロン〔模倣などに関連〕，想像性，社会的報酬の感受性などに関連），側頭葉（言語，視線や顔の認知などに関連），海馬（繰り返しパターンなどに関連），扁桃体（情動評価，表情，視線認知などに関連），小脳などである」ことを示しているという（橋本編, 2008: 83）．さらに，対人関係の中で目の表情を読み取る機能は，扁桃体に関連するという．また，MRS での研究によれば，前頭葉のエネルギー代謝の低下，前頭部，海馬・扁桃体の N-アセチルアスパラギン酸の低下な

どが報告されているという.このように,広範で多様な箇所についての障害が指摘されてはいるが,脳におけるそれらの障害間の関連性ははっきりしていない.さらに,これらの症状の中には,先のDSM-5では共通特徴としては落とされてしまっているものもある.ということは,個々の患者で脳の異なった箇所が障害を受けている可能性を調べていかなければならないはずである.伊藤は,自閉症においては,脳の個々の機能よりも,脳の全体的で複合的な機能が問題となっていると指摘する.「ここまで自閉症において想定されている機能不全とその責任部位を述べてきたが,ある部位の機能不全が単独で自閉症の原因になっているというよりも,組織間のニューロンネットワークの障害から皮質機能のアンバランスが生じることがその原因と考えられている(neural circuit theory)」(*ibid.*, 84)と述べている.

自閉症を扱った脳研究はインターネットの検索にかけただけでも大変な数(「自閉症」,「脳」というキーワードで178,000件)にのぼるが,自閉症に見られるそれぞれの症状が脳のどの箇所に関わっているかといった研究が多く,それらの研究がどのように自閉症者の教育やリハビリテーションの役に立つかは見えてこない.脳研究は,自閉症者にとってどのような意味を持つのだろうか.

発達障害の場合,脳のどこかに何かの手術によって手を加えれば治療できるというものではない.脳内を直接に操作して特定の神経を接続させる医療方法など開発できそうにないし,どこをどう接続させればどのように心的機能が変化するのかも,おそらく正確には知りえないであろう.そもそも,脳の可塑性を考えるならば,コンピュータの配線でもつなげるように脳に介入するという想定自体が間違っていよう.薬物の効果も限定的であり,そもそも有効な薬物がない障害もある.

医学の基本モデルは,病原を取り除くことで治療するというものであろう.たとえば,コレラ菌を取り除き健康状態に戻すとか,骨折部を以前の通りにつなげるとか,糖尿病患者の血糖値が正常になるなどが,この意味での治療である.脳の疾患の場合,とくに発達障害に関しては,この治療モデルがまったく該当しない.自閉症者の脳状態を"元に戻す"方法など,現在の医学には存在しないし,おそらく,将来も存在しえないからだ.それ以前に,そもそも,発達障害が脳神経のネットワーキング形成の発達上の問題である以上,「元の状態」などないし,「元に戻すこと」という概念自体が意味をなさない.

実際に,自閉症のためのリハビリテーションや教育法としては,TEACCH

（梅永編, 2010) やソーシャルスキルトレーニング (安住・三島, 2009), 感覚統合療法（ブンディ他編著, 2006) などの心理学的（認知的・行動的) なリハビリテーション，あるいは教育法が中心である．現代の脳科学では根本的な原因を取り除くという意味での治療は不可能である．それ以前に，発達障害は，今述べたように，「治す」という言葉を当てはめることが不適切である．これこれの症状を示す人は，脳のこれこれの部位に何らかの異常があります，この部位はこうした心理的機能と関係しています，というだけでは，行動観察で得られた内容を脳にマッピングしているにすぎない．精神科の医師であり，脳波や NIRS で研究を行っている渥美の以下の発言は妥当であろう．「教育の分野で何か困ったことがあると，脳科学がなんとかしてくれるのではないかといわれても，それは難しいです．確かに，脳科学は急速に進歩していますが，まだ教育現場での問題を解決するまでには至っていないと思います」(渥美他, 2009: 8). 自閉症スペクトラムのような発達障害においては，先にあげた伊藤が言うように，組織間のニューロンネットワークの障害が問題となっているならば，なおさら特定箇所への物理的・化学的な介入が治療に繋がるとは，理論的にも思えない．

では，脳への物理的・化学的治療が当分，困難であるとすれば，脳科学は発達障害の教育やリハビリテーションにとって何の役に立つのだろうか．

坂爪によれば，神経心理学が担ってきた役割とは患者の症状解析であり，脳科学も同じ役割をもっているという (渥美他, 2009: 4). たとえば，言葉の理解が悪いといった場合には，何に障害があって言語理解が滞っているのか，それだけでは分からない．音の識別がついていないのかもしれないし，意味を理解していないのかもしれないし，実は，反応の方に問題があるのかもしれない．脳科学は，神経心理学と同じく，症状を細かく解析し，それを教育やリハビリテーションに役立てていくべきだろう．その際に，大切なのは，脳科学で用いられている言葉を行動の言葉へと翻訳し，特別支援教育やリハビリテーションに関わる教師や介護者が理解でき，実践へと結びつけられるような表現にしなければならないことである．

患者の障害がどこにあるのか，その振る舞いの問題点を分析・解析していくとしても，教育や介護の現場では脳内の微視的なレベルの分析を知っておく必要はない．脳科学がやるべきことがあるとすれば，当事者の行動に結びついているような機能単位での障害の分析であろう．本が読めない児童がいるとすれば，その問題が視力にあるのか，言語能力にあるのか，それとも運動能力に関

わるものなのか，あるいは，落ち着いて読むといった情緒面に関わるものなのか，そうした機能単位の分析が必要である．だが同時に，それ以下の微視的な生理学的基盤についての知識は，教育や介護の現場では必要はないだろう．むしろ，教育やリハビリテーションの方法に，神経伝達物質がどうだ，遺伝子の問題がこうだといった脳科学的な知見を直接に結びつけようとする企ては時期尚早であり，神経神話に基づいた教育法を助長する可能性がある．脳科学研究の基本的な問題点と時期尚早な応用の危険性についてはすでに指摘しておいた（河野，2008）．

発達障害に対処していくには，当事者が自発的に問題に取り組み，成長していく以外にない．自発性は，発達と成長にとって何よりも重視すべきものであり，これなくしては発達も成長もありえない．教育にせよ，リハビリテーションにせよ，この自発性をサポートするためのものであり，脳科学も同様である．脳科学は，当事者の自発的な成長を促す教育とリハビリの方法論を開発するために，脳内状態に関する情報を提供する役割を担う．

4. 何が障害なのか──自閉症スペクトラムの本質

自閉症スペクトラムがきわめて広範な症状を含んでおり，DSM は患者に見られる典型的な行動様式を列挙しているだけと言えるだろう．では，自閉症スペクトラムという障害の中核的，あるいは、本源的な特徴とは何であろうか．

一般的には，自閉症スペクトラムは，社会性や他者とのコミュニケーション能力の発達が遅滞する障害と見なされてきた．自閉症（autism）の名付け親は，アメリカの児童精神科医レオ・カナー（Leo Kanner）だとされている．彼は，自分の患者である子どもたちが，他者との感情的接触の欠如や常同傾向やこだわり行動，コミュニケーションの問題などの共通の特徴を示していることから，この子どもたちの症状を，統合失調症の陰性症状である「自閉」の現れとして理解した．さらに，1980 年代後半から，社会性とコミュニケーションの障害という自閉症の定義を裏打ちするように，バロン＝コーエンを中心にして「心の理論」説に立った認知科学的な自閉症理解が台頭してきた（バロン＝コーエン，1997; Baron-Cohen *et al.*, 1985; バロン＝コーエン他，1997）．「心の理論」とは，他者に心を帰属させ，それに基づいて他者の行動を理解・予測・説明するような能力一般を意味する．心の理論説によれば，私たちは心の理論という内的機構を通して他者を理解するという．現在の心理学や脳科学で

も，心の理論を担う中枢の場所を巡って研究がなされている．

　しかし，心の理論説は，他者理解の方法としても，あるいは，自閉症の中核的障害の理解としても，現在では数多くの批判を受けることになる（河野 2005; Leudar and Costall eds., 2004, 2009）．理論心理学や哲学の分野からの批判はとくに厳しく，リューダーとカストール編著の『心の理論に抗して』というアンソロジーでは12本の論文が集められ，さまざまな角度から心の理論説が批判されている．

　心の理論の前提にあるのは次のような考えである．すなわち，心とは相手の「内面」であり，その内面を理解することが他者理解である．そして，私たちには，相手の欲求と信念を理解するための準理論的な認知能力が健常な者には備わっており，これが私たちの社会生活の基盤となっている，というものである．たとえば，心の理論説を唱えるアスティントンによれば，心の理論をもつということは，素朴心理学（folk psychology），すなわち信念と欲求の心理学をもつことに他ならない．素朴心理学においては，心とはその人が内側に持つ信念と欲求の総体であると想定され，この想定を用いてなぜ人がそのように行動するのかが説明されるという．たとえば，私が近所の郵便局に手紙を出しに行くという行動は，「これこれの場所に郵便局があり，そこで手紙を出すと相手に届く」という信念と，「手紙を出したい」という欲求によって説明されるというのである．

　こうした考え方は，理論心理学や批判的心理学，現代の心理学史の観点からすれば，あからさまな，現代心理学に見られる心理主義，あるいは個体還元主義の表明と見なされるであろう（バニアード，2005）．心理主義とは，本来は環境に起因する問題，さらには社会的・政治的であるはずの問題までを，その人たち個人の問題へとすり替えて，問題を「個人化」することである．これは政治的なプロパガンダの典型的な手法であり，心理学はこの政治的手法に加担してきてしまったと，多くの理論心理学者や批判的心理学者が指摘している．心の理論説の批判者は次のような問題を指摘している．(1)対人関係が他人や社会のなかの相互作用としてあること，そしてそれは終わりのない発達の過程であること，(2)心の理論説が，心理状態の対象への帰属について述べるときには，その対象（相手）に心理状態が帰属できることがすでに前提となっている．(3)他者との交流は，もっと身体的で知覚的な次元で始まっていること．(4)他者理解は，もっと直接的で，イナクティブな他者との交流として行われているのであり，心の理論のような他者の表象を要求するものではない．

紙幅の都合で，最後の(4)についてのみ説明を加えよう．心の哲学の分野では，90年代中頃から，心の身体性 (embodied)，状況・文脈依存性 (embedded)，環境との直接的相互作用 (enaction)，拡張性 (extended) を強調する潮流が勢いを増してきた．他者交流についても，その身体性と文脈性を無視した関係性はありえないとする議論が興隆している．そのなかでは，個人が「内面」でどのような他者表象を形成しているかを問題とすることなく，社会的相互作用への身体的な参加として社会的認知を捉えようとする研究が存在する．これは，社会的認知や他者理解における「イナクション説」と呼べるであろう (De Jaegher, 2009; De Jaegher and Di Paolo, 2007, De Jaegher, Di Paolo, and Gallagher, 2010; Di Paolo and De Jaegher, 2012; Di Paolo, Rohde, and De Jaegher, 2010; Fuchs and De Jaegher, 2009; Gallagher, 2008; Gallagher and Hutto, 2008; McGann and De Jaegher, 2009)．イナクション説は，心の理論説もシミュレーション説も拒絶するのは，実際の他者の理解とは，三人称的な立場から他者の内面を表象したり推論したりすることではあり得ず，身体的な交渉による，現在進行形的で，ダイナミックな相互的な意味形成過程なのである．したがって，社会的認知は，個人の認知メカニズムに還元できず，社会的な文脈や他者との創発的過程が個人の心理的メカニズムを補償したり，その代わりとなることもある．

たとえば，言語の理解にしても，ひとりで成り立つものではない．理解とはコミュニケーションの一部である．ある文章が発話され，聞き手の返答が返ってくる．発話した者が期待しているのは，聞き手による返答であり反応である．その返答や反応そのものが理解なのであり，発話の理解とは，発せられたメッセージを自分の中にしまい込むことではない．話者が期待しているのは，聞き手が何かを返答し，賛同し，共感し，あるいは，反駁し，口を結んで黙り込み，何かの行動を起こすことである．理解とは能動的な返答のなかにしか存在しえず，そうであるからこそ，理解はコミュニケーションの一部として組み込まれうるのだ．言語の進行は，個人的な心理作用に還元できない共同行為である．そして，その共同行為には，すでにそれに先立つ文脈があり，そこには，表情や身振りのみならず，その会話の状況も重要なアクターとして参加している．たしかに，自閉症者においては社会的交流やコミュニケーションに齟齬が生じているのではあるが，それは，自閉症者における何らかの認知的・行動的な問題が，他者との相互作用を阻害し，その結果，対人関係能力の発達が障害を受けているのである．

筆者はこのイナクション説の支持者であり，自閉症者に何らかの対人関係の困難があったとしても，それは特定の"コミュニケーション機能"といったものが欠如しているというよりも，脳のなんらかの損傷が他者との相互作用のループの形成を阻害しているからだと考える．イナクティブな立場では，行為者と環境はつねに循環的な関係にあると考える．行為者は，環境との循環的な相互作用によって自己を形成し成長していく．対人関係の困難はこの循環的過程をうまく作れないことに由来する．しかし，ここではイナクション説を肯定し，心の理論説を完全に批判しきること自体が目的なのではない．注目したいのは，心の理論説の中心人物であるバロン＝コーエンが，近著（2011）では，心の理論説（＝マインド・ブラインドネス仮説）から共感化－システム仮説へと立場をシフトしてきていることである．

　従来，自閉症については五つの仮説が存在していた．実行機能障害仮説，弱い中枢性統合仮説，大細胞仮説，マインド・ブラインドネス仮説，共感化－システム仮説である．バロン＝コーエンは，これらを適切に要約していく（2011：第5章）．

　実行機能障害仮説とは，自閉症において問題なのは，運動動作，注意，思考といった活動を調整したり，切り替えたりする能力（脳科学的には前頭前野皮質の損傷による）だという仮説である．この仮説は，自閉症の常同行動やこだわり，言語が流暢でないという特性をうまく説明できる．しかし，自閉症者がなぜ特定の内容にこだわったり，ある特異な情報に強く関心を示したりするのかがうまく説明できない．

　弱い中枢性統合仮説は，定型発達の人に比べて認知の統合度が弱く，細部や限局された知覚にとらわれてしまうというものである．これは，自閉症者の常同行動やこだわり，細部への強い注意力，詳細な記憶，限局されたことへの技能をうまく説明できる．自閉症者は，定型発達者が気のつかないような微細な感覚的性質に反応し，ときに「感覚過敏」を示し，気に障る刺激に対して強い忌避行動をとるが，この知覚の過敏さも弱い中枢性統合仮説はうまく説明できるかもしれない．

　大細胞仮説とは，脳内の情報処理の主要な回路である小細胞回路は損傷していないが，もう一つの主要な回路である大細胞回路が機能不全を起こしているというものである．脳内状態に言及しているが，まだ心理学的実験によって立てられている仮説である．まだ十分な証拠が与えられているとは言い難い．

　マインド・ブラインドネス仮説とは，心の理論説である．バロン＝コーエン

は，この仮説の問題点も紹介しながら，この理論の長所は，自閉症スペクトラムの当事者に共通している社会性とコミュニケーションの困難を説明できることであり，短所は，他の特徴を説明できないことだとしている．そこで，バロン＝コーエンは，共感化‐システム化仮説を支持できる仮説として提案する．この仮説は，自閉症者は「共感性の発達の遅れと障害」及び，「完全か平均以上に強いシステム化の技能」によって特徴付けられるというものである．システム化とは，分析したり，構成したりすることへの衝動である．収集し，機械的に管理し，数的に処理し，抽象化し，規則付け，ものごとにシステマティックな秩序を与えようとする欲求であるという．自閉症者においては，この目的行動が定型発達者よりも著しく強く，システム化可能な情報に引きつけられる．それゆえに，この傾向は当事者にとっての困難となると同時に，ときに優れた能力として現れるのである．

　システム仮説は，弱い統合仮説が脳の中で何かがうまくいっていないことの結果として見ていたものを，システム化という知的機能の強すぎる結果として見る．少し長いがバロン＝コーエンを引用しよう．「共感化‐システム化仮説は，弱い中枢性統合仮説のように，"認知スタイル"の独自性（思考や学習スタイルの特異性）について焦点を当てている．システム化しているときには，ごく細かい部分へ注意を払う必要がある．このことから，弱い中枢性統合仮説のように，優れた注意（知覚と記憶における）が仮定される．……この二つの仮説の違いは，弱い中枢性統合仮説は，自閉症スペクトラム症状のある人が細部の情報に引きつけられることを（時として局所処理と呼ばれる），ネガティブな原因（統合能力に欠けるため）として見るのに対して，共感化‐システム化仮説では，この同じ性質（優れた細部への注意）を，高度に目的的なものであるとして見る．……これら二つの仮説の最大の違いは，弱い中枢性統合仮説では，自閉症やアスペルガー症候群はいつまでも細部に夢中になっていて，全体としてのシステムを理解することには決して至らないとしている（これは，全体を概観する力を求められるから）のに対して，共感化‐システム化仮説では，システム内の多様性に注意を向けて調整する機会を与えれば，徐々に全体のシステムをきちんと理解するようになるとしていることである」（*ibid.*, 102-3）．

　この立場は，共感化ということで，さまざまな対人関係能力の問題を指摘し続ける一方で，システム化という表現によって，弱い中枢性統合仮説や実行機能障害仮説が指摘していた自閉症者の認知の特性を，裏側から捉え直したもの

として解釈できるだろう．自閉症者の認知は，欠如しているがゆえの問題ではなく，過剰であるがゆえの問題なのだ．その過剰さは，ときとして優れた能力として現れる．

この共感化‐システム化仮説を批判するならば，第一に，「共感性の発達の遅れと障害」と「強いシステム化の技能」がどのように関係しているかが不明のままである．また，DMS-5 で指摘されてきた二つの自閉症スペクトラムの特徴を足し算的に説明した折衷案だと言えるかもしれない．しかしながら，以前の心の理論説よりははるかに理論的な説得力を増していると評価できる．引用した最後の部分の「システム内の多様性に注意を向けて調整する機会を与えれば，徐々に全体のシステムをきちんと理解するようになる」という一文は，バロン=コーエンが優れた臨床家であることを示している．

5. 当事者の視点の重要性

以上のことを踏まえて考えると，自閉症スペクトラムの理解は進んでいると言えるのだろうか．ここで力説したいことは，自閉症スペクトラムの研究において，当事者による症状の報告と研究がこれまでの理論的進展のかなりの部分を担ってきたという事実である．

1990 年代以降，ドナ・ウィリアムズ（1993）やテンプル・グランディン（グランディン，スカリアノ，1994）といった人をはじめとして，自閉症スペクトラムの当事者による成育歴や心身状態の報告がなされるにようになった（ガーランド，2000; ホール，2001; ローソン，2001; マッキーン，2003; ロビンソン，2009; ショア，2004; スミス=マイルズ，2004; タメット，2007; ウィリー，2002）．日本でも，彼女たちに 10 年ほど遅れて，数多くの自閉症の当事者，あるいは家族による優れた報告が相次いだ．そこでは，自分の症状や日常生活の困難のみならず，どのようにそうした問題を回避し，乗り越えているかについて，医師や教育者サイドからは決してなされないであろう注目すべき報告や理論化を見ることができる（東田，2007; 星空，2007; 泉，2003; 小道，2009; 森口，2002; ニキ 2005; ニキ・藤家，2004; 高森，2007）．

ここで注目すべきは，当事者報告が訴えている困難について，周囲の人びとと，とくに医師や研究者が見いだす問題との間にズレが存在していることである．すなわち，当事者の多くは，自分にとっての困難として，他者との交流の問題以前に，感覚知覚過敏や運動制御の問題を訴えていることである．

感覚・知覚上の問題は，ウィリアムズやグランディンの著作においても中心的に報告されている．以前，NHK の総合テレビでウィリアムズを取材したドキュメンタリーが放映された．そこでウィリアムズが訴えていたのも，規則的な運動や動物の動きへの強い興味と同時に，スーパーマーケットのような多様な色と音とが交錯する人工的環境から受けるストレスだった．ときに彼女は取材を拒否したが，それは撮影スタッフの人間性に疑問を持ったからではなく，端的に自分の生活のリズムが壊されること，カメラが気になること，スタッフの行動が予測できずに当惑するといった感覚や知覚に関わる問題だった．彼女は，自分の知覚世界が「健常者」の世界と違う独自のものであると言い，「私の世界」と呼んでいた．自分たちと健常者とのコミュニケーションの齟齬は，この知覚世界の相違によると言うのである．

　この主張は，ウィリアムズのみならず，多くの自閉症の当事者手記を書いた人たちに共通している．たとえば，ニキは，「雨やシャワーが痛い」といった触覚の過敏，「プール消毒が怖く，都会はどこでも食べ物の臭いがする」といった嗅覚過敏，そして，何か一つの刺激に強く焦点化してしまい，他の感覚が抜け落ちてしまうシングルフォーカスの傾向を報告している．ここからニキは，自閉症が，感覚知覚異常という意味で「身体障害」であると主張するのである（ニキ・藤家，2004）．あるいは，森口の著作（2002: 207）では，たとえば，電車の中であれば，アナウンス，低周波，車輪の雑音，不規則な加減速，予測不能な動きをする人間の群れ，電車特有の臭い，体臭，衣服の臭い，香水といったさまざまな感性的多様に日々，強く影響を受けることを生き生きと描かれている．この感覚的に攪乱を引き起こす存在であるがゆえに，彼女は「人間が嫌いになった」という．

　自閉症者においては，外的な感覚知覚の問題だけではなく，身体の動き，姿勢，バランス，左右の調整など前庭感覚の過敏や鈍磨，さらに，体内的な固有感覚の問題も顕著である．ここから運動制御の困難も生じてくる．たとえば，自閉症児は身体を揺り動かすノッキング動作を行うことがしばしばだが，これは，こうした微妙な揺り動かしによって気持ちがよくなり，気分が落ち着くといった効果を持っているからだと報告されている．自閉症とされる人たちのかなりの割合が，知覚過敏を有することは広く知られた事実である．だが，これが当事者にとってもっとも重大な問題であることは，当事者が語り出すまでは十分に認められていなかったであろう．綾屋紗月は，自閉症スペクトラム当事者である．綾屋は，自閉症スペクトラムを「大量の身体感覚を絞り込み，ある

一つの〈身体の自己紹介〉をまとめあげるまでの作業が，人よりゆっくりである」（綾屋・熊谷, 2008: 23）状態として定義し，自閉症を，感覚統合・意図（実行）統合の問題として捉える立場を打ち出している．

綾屋によれば，自閉症者の認知の特徴は，知覚世界の一部に注意が集中し過ぎてしまい，全体の文脈を捉え損ねてしまうことである．ここから，他のものへの注意の切り替えや制御が困難になってしまったり（いわゆる，こだわり行動），その逆に，文脈につながりがなく注意が移行してしまったりすることもある．自閉症の人にとっては，情報のどの部分が必要で，どの部分が不必要なのかの判断が難しく，情報を取捨することに混乱を覚える．

こうした自閉症の特徴は，綾屋の主張では，中心的統合（セントラル・コヒーレンス）に問題があることを示している．すなわち，時間や空間の一貫した統合的知覚，事物や人物の統合的知覚，社会的場面の一貫的な理解，コミュニケーションにおける統合性に困難が生じているのである．綾屋によれば，自閉症当事者たちが，言語の運用や他者との交流に困難が存在しているとしても，そうした問題はより根源的な中核的な障害から派生したものにすぎない．この観点から見れば，マインド・ブラインドネス仮説は二次的な特徴にすぎないもの（社会性とコミュニケーションの問題）を自閉症の本質として取り違えた考え方である．共感化―システム仮説についても，システム仮説は，なぜ自閉症者がシステム化を好み，システム化をしなければならないか，その理由について無視していることになるだろう．自閉症者がシステム化を好むのは，感覚知覚的な混乱を何とか統御しようとするからである．

本章は自閉症の本質について結論を出そうとするものではないが，ひとつ明らかなことは，自閉症者のかなりの部分が，対人関係や社会性以前に，感覚・知覚的な混乱に苦しんでおり，その制御の困難こそを第一に訴えているという事実である．自閉症が障害であるのは，周囲の人びとにとっては対人関係の困難ゆえであるのに対して，当事者たちにとっては感覚知覚上の困難ゆえに障害となっている．だとすれば，「自閉」症という名が問題になってくるだろう．「自閉症」という言葉は，「健常者」にとって近づきにくい行動や理解の困難な感覚世界を持つ人たちを指す言葉として用いられているとはいえないだろうか．とするならば，自閉症とは，ある人たちを「健常者」に関係する限りで捉えたときに生じる見方なのである．

このように，当事者からの発言と自己研究は，従来の自閉症理論に大きな変更を迫る内容を含んでいる．自閉症スペクトラムの中核的特徴を明らかにする

には，当事者の研究参加が不可欠である．そして，自閉症スペクトラムが多様で広範な障害であることは繰り返し述べた．とするならば，自閉症という障害を単純に脳の特定箇所の問題に還元することは危険であることが分かるだろう．たとえば，心の理論説のように相当程度に受け入れられた説であっても，それが科学的理論である限り，仮説的であり続けている．対立する他の仮説も存在していることを忘れてはならない．科学的な理論を絶対視してはならない．

6. 障害は社会が生み出すものでもある

最後に指摘しておくべきことは，障害とは社会的なものでもあるということである．障害は社会が生み出しているという側面も無視できない．WHOは2001年に「国際生活機能分類（International Classification of Functioning, Disability and Health; ICF）」という新しい障害概念を提唱した．この障害概念は，相互作用モデルと呼ばれるものである．

ある人の障害の原因は，単純に医学的問題に還元してはならず，それらは健康状態と背景因子（環境因子と個人因子）の相互作用によって決まると考えるべきである．相互作用モデルの考え方に立てば，従来の障害観は，障害が生成する過程における物理的・社会的環境の役割を見落としている．

この相互作用モデルをもとにして，この考えによれば，たしかにある人が医学的に定義される疾患をもっていたとしても，それが社会的機能不全としての

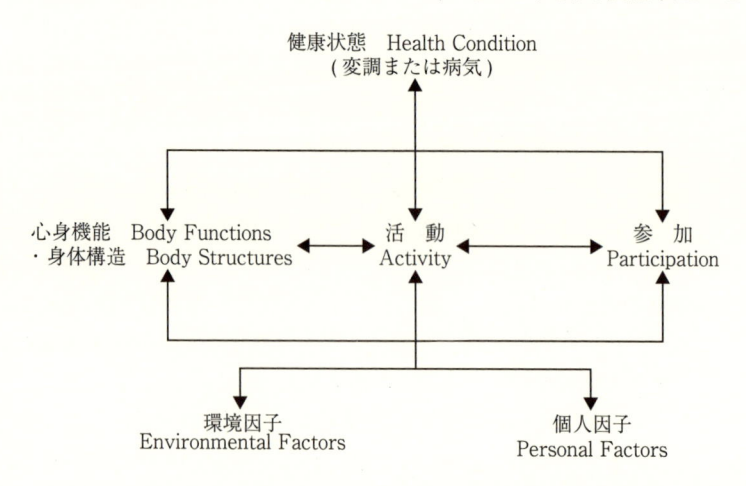

健康状態　Health Condition
（変調または病気）

心身機能　Body Functions　　　活　動　　　参　加
・身体構造　Body Structures　　Activity　　Participation

環境因子　　　　　　個人因子
Environmental Factors　Personal Factors

「ディスアビリティ」となるかどうかは背景因子に依存する．同じ障害をもっていても，個人因子や環境因子によって状態は変化する．ディスアビリティはそのまま個人に帰すべき性質ではなく，ある意味で社会的な不備こそが，損傷のある人を「障害者」にしてしまうのである．

社会の成員は，標準とされている一定の行為の型に従うことが求められていることがしばしばである．たとえば，コミュニケーション能力で言えば，私たちの社会では，話し言葉と書き言葉の両方を，一定の速度で，他人や機械の援助なしに使用できることが期待されているし，教育ではそのためのスキルの獲得が目指されている．しかし，この標準的な行為の型にうまくマッチできない心身上の特徴を持っている人がいる．

自閉症スペクトラムの問題を，一方的に当事者に押しつけることはできない．私たちの社会が想定する身体が，知覚過敏な身体，常同行動をとらねば落ち着かない身体を排除するようにできているとも言えるのだ．ウィリアムズがもっとも嫌うのが，ごちゃごちゃして，宣伝のかまびすしいスーパーマーケットであり，森口が嫌うのが満員電車であることを考えればよいだろう．

何が発達であるかを問いなおすことも重要である．現代の文化心理学では，発達という概念自身が，教育という営みと分離できないことを指摘している．文化心理学の第一人者，マイケル・コールによれば，「文化心理学は，人々の共同の媒介された活動のなかで精神が新生すると仮定する．精神はそれゆえ，重要な意味で，「共同で構成され」かつ分配されるものである」（コール, 2002: 143）．さらに，注意すべきは，個人の発達は能動的なものであるとはいえ，個人は完全に自分が選んだ条件において行為するわけではなく，しばしば他者が設定した環境の中に投げ出されていることである．子どもの発達は，何を教育するかと相関して測られる．絶対的な発達の順序や段階を想定することには，かなりの懐疑を差し挟む必要がある．教師が子どもの特性や個別性を固定的な発達段階説と，それに準じた教育方法・カリキュラム・教材によってしか子どもに接しないのならば，多くの弊害を生むであろう．つまり，うまく教育できない場合には，障害がカリキュラムや教育方法の問題の言い訳に使われる可能性がある．そして，発達段階説の根拠が問題になっているにもかかわらず，障害の一般的な型にはめて将来について悲観的予測をしてしまう．自閉症者のリチャード・アトフィールドは，教師や医師が彼を無能力であるかのように扱ったときのフラストレーションについて書いている．お金を数える仕方とか時計の読み方など，彼にとっては簡単すぎる授業内容を毎回毎回繰り返されたとき

には，彼は絶望の淵に追いやられたという（ビクレン編，2009: 第7章）．

　実際には，どの子どもも学校の勉強でつまずくことがあるのだし，教育においては，子どものどこが悪いのかと問うことは不毛ですらある（問題を子どもの固定的な特徴から来ると考えてしまうため）．何が子どもの成長と発達にとってのニーズであるのかは，教育者と子どもの人格的なコミュニケーションの中ではじめて形成されてくるはずである．教える者−受け取るだけの者といった一方的な関係性においては，教育者と子どもとの交流は貧しいものとなり，子どもの側からの重要なサインや表現を見逃してしまう．

　そうではなく，コミュニケーションとは，互いの身体を介して，何か作品のようなものを（かならずしも，それを意図せずに）共同的に創発させるような過程である．それはダンスのような，音楽のセッションのような，対面式のスポーツのようなイナクティブなプロセスである．そして，コミュニケーションに参与している個人は，子どもも教育者も，自分たちが生み出した作品によって自らが変わってゆく．この交流の中でこそ，子どもの可能性が見いだされ，それを成長させることができるようになるのである．脳科学も含めた医学は，このような人間的交流にとって，優れた情報提供を行う手段でなければならないのである．

謝辞
　本研究は科学研究費基盤研究（B）A4300293「精神医学の科学哲学─精神疾患概念の再検討」の成果の一部である．

■注
　（1）　DSM-5については，以下のウェブを参照した（最終参照日：2012年9月14日）．[http://www.dsm5.org/Pages/Default.aspx]

■参考文献
アメリカ精神医学会（2002）．（高橋三郎・大野裕・染矢俊幸訳）『精神疾患の分類と診断の手引き（DSM-IV-TR）　新訂』医学書院．
渥美義賢・坂爪一幸・坂口しおり・西牧謙吾（2009）．「脳科学と特別支援教育の現在，未来─特別座談会」『月刊 実践障害児教育』427: 2-11.
綾屋紗月・熊谷晋一郎（2008）．『発達障害当事者研究─ゆっくりていねいにつながりたい』医学書院．
安住ゆう子・三島節子（2009）『教室・家庭でいますぐ使えるSST（ソーシャルスキルトレーニング）─楽しく学べる特別支援教育実践101』かもがわ出版．
バニアード，P.（2005）．（鈴木聡志訳）『心理学への異議─誰による，誰のための研究か』新曜社．
Baron-Cohen, S., Leslie, A., and Frith, U. (1985). Does the autistic child have a "theory of mind"? *Cognition*, 21:37-46.

バロン＝コーエン, S. (1997). (長野敬・長畑正道・今野義孝訳)『自閉症とマインド・ブラインドネス』青土社.
バロン＝コーエン, S.・ターガー＝フラスバーグ, H.・コーエン, D. J. (1997). (田原俊司訳)『心の理論―自閉症の視点から 上・下』, 八千代出版.
バロン＝コーエン, S. (2011). (水野薫・鳥居深雪・岡田智訳)『自閉症スペクトラム入門―脳・心理から教育・治療までの最新知識』中央法規出版.
Bertin, M. (2012). Understanding the DSM-5 Autism Criteria: New Autism Diagnostic Criteria Are a Positive Change. *Psychology Today*. [http://www.psychologytoday.com/blog/child-development-central/201201/understanding-the-dsm-5-autism-criteria]
ビクレン, D. 編 (2009). (鈴木真帆監訳)『「自」らに「閉」じこもらない自閉症者たち―「話せない」7人の自閉症者が指で綴った物語』エスコアール出版部.
ブンディ, A. C.・レイン, S. J.・ムレイ, E. A. 編著 (2006). (土田玲子・小西紀一監訳, 岩永竜一郎他訳)『感覚統合とその実践』協同医書出版社.
コール, M. (2002). (天野清訳)『文化心理学―発達・認知・活動への文化・歴史的アプローチ』新曜社.
De Jaegher, H. and Di Paolo, E. (2007). Participatory Sense-Making: An enactive approach to social cognition. *Phenomenology and the Cognitive Sciences*, 6: 485-507.
De Jaegher, H. (2009). Social understanding through direct perception? Yes, by interacting. *Consciousness and Cognition*, 18:535-42.
De Jaegher,H., Di Paolo, E., and Gallagher, S. (2010). Can social interaction constitute social cognition? *Trends in Cognitive Sciences*, 14: 441-7.
Di Paolo, E. and De Jaegher, H. (2012). The Interactive Brain Hypothesis Frontiers. *Human Neuroscience*, 6: 1-14.
Di Paolo, E. A., Rohde, M., and De Jaegher, H. (2010). Horizons for the enactive mind: values, social interaction,and play. In Stewart, J., Gapenne, O., and Di Paolo, E. A. eds., *Enaction:Towards a New Paradigm for Cognitive Science*, Cambridge, MA: MIT Press, 33-87.
Fuchs, T. and De Jaegher, H. (2009). Enactive intersubjectivity: Participatory sense-making and mutual incorporation. *Phenomenology and Cognitive Science*, 8: 465-86.
藤家寛子 (2004).『他の誰かになりたかった―多重人格から目覚めた自閉の少女の手記』花風社.
Gallagher, S. (2008). Inference or interaction: Social cognition without precursors. *Philosophical Explorations*, 11: 163-74.
Gallagher, S. and Hutto, D. D. (2008). Understanding others through primary interaction and narrative practice. Zlatev, J. et al. eds. *The Shared Mind: Perspectives on Intersubjectivity*, John Benjamins.
ガーランド, G. (2000). (ニキ・リンコ訳)『ずっと「普通」になりたかった』花風社.
グランディン, T.・スカリアノ, M. M. (1994). (カニングハム久子訳)『我, 自閉症に生まれて』学習研究社.
ホール, K. (2001). (野坂悦子訳)『ぼくのアスペルガー症候群―もっと知ってよ ぼくらのことを』東京書籍.
橋本俊顕編 (2008).『自閉症スペクトラム―脳の形態と機能で理解する』診断と治療社.
東田直樹 (2007).『自閉症の僕が跳びはねる理由―会話のできない中学生がつづる内なる心』エスコアール出版部.
星空千手 (2007).『わが家は自閉率40%―アスペルガー症候群親子は転んでもただでは起きぬ』中央法規出版.
岩永竜一郎 (2010).『自閉症スペクトラムの子どもへの感覚・運動アプローチ入門』東京書籍.
岩田誠・河村満編 (2010).『発達と脳―コミュニケーション・スキルの獲得過程』医学書院.
泉流星 (2003).『地球生まれの異星人―自閉者として, 日本に生きる』花風社.
小道モコ (2009).『あたし研究―自閉症スペクトラム〜小道モコの場合』クリエイツかもがわ.

河野哲也 (2005). 『環境に拡がる心―生態学的哲学の展望』勁草書房.
河野哲也 (2008). 『暴走する脳科学―哲学・倫理学からの批判的検討』光文社新書.
ローソン, W. (2001). (ニキ・リンコ訳)『私の障害、私の個性。』花風社.
Leudar, I. and Costall, A. eds. (2009). *Against Theory of Mind,* New York: Palgrave Macmillan.
McGann, M. and De Jaegher, H. (2009). Self-other contingencies: Enacting social perception. *Phenomenology and Cognitive Science,* 8: 417-37.
マッキーン, T. A. (2003). (ニキ・リンコ訳)『ぼくとクマと自閉症の仲間たち』花風社.
森口奈緒美 (2002). 『平行線―ある自閉症者の青春期の回想』ブレーン出版.
ニキ・リンコ・藤家寛子 (2004). 『自閉っ子、こういう風にできてます！』花風社.
ニキ・リンコ (2005). 『俺ルール！ 自閉は急に止まれない』花風社.
ロビソン, J. E. (2009). (テーラー幸恵訳)『眼を見なさい！ アスペルガーとともに生きる』東京書籍.
Shanker, S. (2004). The roots of mindblidness. *Theory & Psychology,* 14: 685-703.
ショア, S. M. (2004). (森由美子訳)『壁のむこうへ―自閉症の私の人生』学習研究社.
スミス＝マイルズ, B.・タプスコット＝クック, K.・ミラー, N. E.・リナー, L.・ロビンズ, L. A. (2004). (萩原拓訳)『アスペルガー症候群と感覚敏感性への対処法』東京書籍.
高森明 (2007). 『アスペルガー当事者が語る特別支援教育―スロー・ランナーのすすめ』金子書房.
タメット, D. (2007). (古屋美登里訳)『ぼくには数字が風景に見える』講談社.
梅永雄二編 (2010). 『TEACCHプログラムに学ぶ自閉症の人の社会参加―地域で幸せに生きるために』学研教育出版.
ウィリー, L. H. (2002). (ニキ・リンコ訳)『アスペルガー的人生』花風社.
ウィリアムズ, D. (1993). (河野万里子訳)『自閉症だったわたしへ』新潮社.
ウィング, L. (1998). (久保紘章・佐々木正美・清水康夫訳)『自閉症スペクトル―親と専門家のためのガイドブック』東京書籍.

13 『精神障害の診断・統計マニュアル』(DSM) と医学モデル

石原孝二

1. はじめに

　アメリカ精神医学会 (American Psychiatric Association; APA) が発行している『精神障害の診断・統計マニュアル』(DSM) は，精神医学の動向に多大な影響を与えてきた．DSM は 1952 年の初版 (DSM-I) の発行以来，数次の改訂を経て，現在，第 5 版 (DSM-5) の改訂作業が行われている．DSM-5 の確定版は 2013 年 5 月のアメリカ精神医学会総会で発表される予定になっているが，2012 年 9 月現在，最後のパブリックコメント期間も終え，DSM-5 の全体像が見えるようになってきた[1]．

　DSM は第 3 版の DSM-III 以降，診断基準への医学モデルの導入を目指してきたと言える．DSM-5 の改訂の方向も，医学モデルのさらなる導入という観点から捉えることができる．しかし DSM への医学モデルの導入は順調に進んでいるとは言い難い．その困難さは，研究の蓄積の不十分さにではなく，DSM の精神障害[2]の捉え方そのものに由来するものなのではないのだろうか．本章では DSM の歴史と DSM-5 作成の動向を確認しながら，精神障害の診断基準への医学モデルの導入という問題について検討していくことにしたい．

2. DSM-I と DSM-II

　DSM の初版 (DSM-I) はもともとアメリカ精神医学会が全米精神衛生委員会と協力して作成していた精神病院のための統計マニュアルを改訂・改題して出版したものである．また，DSM の障害分類は，アメリカ医師会の疾病分類 *Standard Nomenclature of Diseases and Operations* の一部を構成するものでもあった (APA, 1952: v-vi, 1)．DSM は精神障害の診断名を（全国レベルで）「公的」に定めた初めてのマニュアルであり，米国のみならず他の国でも広く流通することになる (APA, 1968: ix)．国際的な分類としては，WHO による国際疾病分類の第 6 版 ICD-6 (WHO, 1948) に精神障害関連のセクションが初

めて設けられているが，ICD-6があくまで分類を目的としていたのに対して，DSM-Iは「診断マニュアル」としての性格も持つことに特徴があった．

　DSM-Iの作成にあたっては，「すべての精神医学的診断がもつ記述的性質を認め，精神障害の病因，病理学，予後の見通し，治療に関する考え方を将来明確化するためのデータを集めることを可能にする」分類体系を提供することが目指されていた（APA, 1952: 9）．そうだとすると，分類体系は記述的なアプローチにもとづいて作成されているようにも思えるが，実際の分類体系は病因に関する理論的な前提を背景として作られていた．実際，DSM-Iの大分類のタイトルには「脳組織の機能のインペアメントを原因とする」障害群とか，「心因性の障害」というような言葉が使われている．DSM-Iはまた，「反応（reaction）」という言葉を障害名（「統合失調症的反応」など）や障害に関する記述に数多く使っているが，それはA. メイヤーの心理生物学的な見方を反映していたからだとされる（APA, 1994: xxv）．

　DSMの第2版（DSM-II）では，この「反応」という言葉が多くの障害名から削除されているが，「統合失調症的反応」の「統合失調症」への変更に関して，DSM-IIの序文では次のように言われている．「ラベルの変更は障害の性質をかえるものではなく，障害の性質や原因に関する継続的な議論を妨げるものでもない．用語・統計委員会は障害が何であるのかに関する合意を得ることができなかった．委員会は，障害を何と呼ぶのかに関して合意に達しただけである」（APA, 1968: ix）．この文は，DSMが精神障害の名前や分類体系に関しては統一的なマニュアルを提供することには成功したものの，精神障害の病因や性質の捉え方が学派によって様々に異なるという問題を抱えていたことを示唆している．

3. DSM-IIIと操作的基準

　DSM-IとDSM-IIが抱えていた病因に関する意見の違いという問題は，病因に関する理論的立場を排除する「記述的アプローチ」がDSM-IIIで導入されることによって一応は解決を見ることになる．しかしこの「記述的アプローチ」は最終的なものとして位置づけられていたわけではなく，むしろ病因に関する研究を推し進めるために採用されたものであった．こうした考え方は，C. G. ヘンペルが精神医学への導入を提案した「操作的基準（operational criteria）」の考え方に影響されたものと考えることができる．そこで，DSM-IIIの診断基

準について確認する前に，ヘンペルの考え方について概要を押さえておくことにしよう．

ヘンペルは，アメリカ精神病理学会が開催した1959年の会議の冒頭で，精神障害の分類に関する講演を行っている (Hempel, 1961)．ヘンペルはこの講演で，科学的言明において使用される術語は明確に規定され，すべての人によって同じ意味において使われるものでなければならないと主張する．そのために必要とされるのが術語の「操作的定義」である．「操作的定義」とは科学的語彙の意味を一連の「操作」によって定義するものであり，もともとはP. W. ブリッジマン (Bridgman, 1927: 5) によって提唱された考え方である．

操作的定義に対するこうした捉え方は科学研究の進展に関するヘンペルの想定を背景としている．ヘンペルに従えば，科学は博物誌的な段階，つまり「研究の対象となっている現象を記述し，そうした現象に関する単純で経験的な一般化を行う」段階から，理論的な段階，つまり，「探究の対象となっている経験的な対象の包括的な理論的説明の獲得に次第に重点が置かれる」段階へと進む．医学においては，この進展は症候学的な視点から病因論的な視点への移行にほかならない (Hempel, 1961: 6-7)．化学元素の観察的・現象的な特徴づけにもとづく分類が，原子構造や分子構造にもとづく定義にとって代わられたように，単に症状にのみ基づいた操作的基準は，症状を説明することができる病因論的な理論にとって代わられなければならない，というのがヘンペルの主張だった (Hempel, 1961: 16-17)．

ヘンペルのこの講演の内容はE. ステンゲルやA. ルイスを介してICD-8 (WHO, 1967) およびDSM-II以降の診断基準に影響を与え (Stengel, 1959; Fullford et al., 2006: 331-2)，DSM-IIでも「操作的定義」という言葉が導入されている (APA, 1968: xiv-xv)．しかし，「操作的定義」という言葉が導入されたものの，DSM-IIの記述の性質はDSM-Iと大きく変わってはいない．「操作的定義」もしくは「操作的基準」の考え方が本格的に採り入れられるのはDSM-IIIからである．

3.1 DSM-IIIの記述的アプローチ

上述したように，DSM-Iは精神医学の世界ではすでに一定のインパクトを与えていたが，DSMの第3版 (DSM-III) は精神医学の世界を越えて研究や司法など様々な領域に影響を及ぼすものとなった (Bernstein, 2011)．DSM-IIIの特徴としては，多軸評価システム[3]や明確な診断基準を導入したことがあ

げられるが,最大の特徴はやはり「記述的アプローチ」を採用したことである.DSM-III では記述的アプローチについて次のように述べられている.

　病因や病理生理学的なプロセスが解明されていて,それらが障害の定義のなかに含まれているものを除いて,DSM-III のアプローチは,病因や病理生理学的なプロセスに関する特定の理論的立場をとらない (atheoretical). おそらくいずれは,病因が知られていない障害は,何らかの生物学的病因をもつもの,何らかの心理学的原因をもつもの,また,主として心理・社会・生物的要因の相互作用の結果として生じるものとして明らかになることだろう.(APA, 1980: 7 石原訳)

臨床家たちが病因に関する異なった理解や理論をもっていたとしても,「臨床的な現れ (clinical manifestation)」にもとづいた精神障害の同定においては一致できるというのがこのアプローチの考え方である.この記述的アプローチは上述したように,一般に「操作的定義」とも呼ばれ,ヘンペルの 1959 年の講演にその起源をもっていると考えることができる.
　しかし,DSM-III の操作的定義はヘンペルの講演や DSM-II にはなかった特徴も持っている.DSM-III の診断基準は,(症状に関する基準に関しては)複数の症状(項目)を挙げ,そのうちの一定数を満たすことを条件としている.例えば,「統合失調症的障害」に関しては A(症状に関する基準):「奇異な妄想」や「幻聴」など六つの症状のうちの一つ以上に当てはまること,B:仕事や社会的関係,自立に関して発症前のレベルを下回っていること,C:持続期間が 6 カ月以上であること(前駆期を含めてもよい),D:鬱や躁の症状がある場合には,精神病的な症状のあとに続くものであるか,あるいは,精神病的症状に比べて持続期間が短いこと,E:疾患の前駆期もしくは活動期の始まりが 45 歳以前であること,F:症状は,器質的な精神障害もしくは精神遅滞によるものではないことが条件になっている[4].このような基準の原型はセントルイス・グループ(セントルイスのワシントン大学を拠点としていたためこう呼ばれる)によって 1972 年に発表されたファイナー基準 (Feighner et al., 1972) にあるとされている(山崎, 2009: 84).

4. 医学モデルの（再）導入

　DSM-III は「信頼性」（診断の一致率）を高めることに成功したものの，「妥当性」に関しては問題があるものとして捉えられてきた（APA, 1980: 8; Bernstein, 2011）．精神障害（疾患）の診断基準に関する妥当性の問題は，E. ロビンズとS. B. グーズが最初に指摘したものとされている（Robins and Guze, 1970）．彼らは，精神疾患の分類の妥当性を実現するために五つの段階：①臨床的記述，②実験研究，③他の障害からの区別，④フォローアップ研究，⑤家族研究を提案した．こうしたプロセスは病因や発病，治療のための研究の基盤となる「診断上の同質的なグループ分け」（*ibid*.: 984）を実現するためのものである[5]．なおロビンズとグーズはDSM-III の操作的基準の原型となったファイナー基準の共著者でもあり，ファイナー基準はこうした妥当性を（ある程度）持つものとして提案されたものだった（Feighner *et al*., 1972: 57）．DSM-III の診断基準がファイナー基準を発展させたものならば，そもそも「妥当性」が問題にされるのは奇妙にも思えるが，そのことは「妥当性」に関する問題が根深いことを示すものであろう．

　APA の用語・統計委員会の委員長としてDSM-III の作成責任者であったR. L. スピッツァーは，ファイナー基準を踏まえてResearch Diagnostic Criteria（RDC）を作成している（Spitzer *et al*., 1975; Spitzer *et al*., 1978）．スピッツァーらはRDC を作成する理由について，従来の診断基準（DSM-II）が信頼性に関して大きな問題を抱えており，そのために妥当性が損なわれていることを挙げる．スピッツァーらにとって，診断基準の信頼性の向上は妥当性を確保するための重要な要素だったのである．

4.1 医学モデルと新クレペリン主義

　ファイナー基準の作成の背景には，精神医学への「医学モデル」の導入への指向があった（大久保，2012: 470）．セントルイス・グループの1人で，ロビンズとともに「妥当性」の問題を最初に提起したグーズが共著者になっている論文では次のように述べられている．「過去20年間の間，精神医学における精神医学的な診断への関心の復活とともに，医学モデルが米国の精神医学に再導入された．医学的アプローチは，妥当性に関する最近の論文〔Robins and Guze, 1970 など〕……のうちに暗に含まれている」（Compton and Guze,

1995: 200)．ここで医学モデルが「再導入された」と言われているのは，セントルイス・グループの操作的基準が，1960年代までのアメリカにおける精神分析の影響（First, 2012b: 133）から抜け出し，クレペリンの伝統に立ち返ることを目指したものと言えるからである．その意味において，セントルイス・グループやスピッツァーらの立場はしばしば「新クレペリン主義」と呼ばれる（Klerman, 1978; ホッフ，［1994］1996: 252）．クレペリンと新クレペリン主義者たちは，①精神医学を医学の一分野と見なす点，②精神疾患の生物学的観点を重視する点，③診断基準の明確化を重視する点などにおいて一致しているとされる（*ibid*.: 255-8参照）．

W. M. コンプトンとS. B. グーズが考える「医学モデル」とは，「疾患を診断し，治療計画を立て，転帰を予測する」ことを特徴とするものである．また医学モデルは他のモデル，すなわち，「精神力動モデル」，「社会文化モデル」，「行動的モデル」，「生物心理社会モデル」とは異なり，様々な外的要因によって精神疾患を「説明」するのではなく，精神疾患の主要な器官である脳のメカニズムを探求することを重視するものとされる（Compton and Guze, 1995: 199-200）[6]．

4.2 スピッツァーらによる医学化の試みと精神障害の定義

スピッツァーらもまた，DSM-IIIの診断基準の作成の過程において，精神医学の医学化を進めようとしていた．スピッツァーらは医学的障害に操作的定義を与え，その下位分類として精神障害を位置づけることによって医学化を果たそうとする．スピッツァーらはまず，疾病（disease）と障害（disorder）の関係について，疾病が「病理生理学〔的メカニズム〕がすでに知られている進行性の身体的障害」を意味することが多いのに対して，障害は疾病（および疾患）よりも広い言葉であるとする（Spitzer and Endicott, 1978: 17）．つまり，障害概念はその基底となる病理生理学的メカニズムが知られていないものも包括するのである．そのような意味での医学的な障害とその下位分類としての精神障害をスピッツァーらは次のように定義する．

> 医学的障害は，生体の機能不全から生じる，比較的はっきりと区別される状態である．生体の機能不全は進行した，もしくは極端な形態では，直接もしくは内在的に苦悩やディスアビリティ，あるいは他の種類の不利（disadvantage）に結びついている．不利は身体的なもの，知覚的なもの，

性的なもの，人間関係に関わるものなどである．このような状態を持つ個人は，潜在的には，医療専門職もしくは関連する専門職，そして社会の注意を必要としている．／精神障害は，医学的な障害であって，その現れは主として心理的（行動的）な性質をもつ徴候もしくは症状であり，もしそれが身体的な場合には，心理的な概念を用いてのみ理解されるものに限られる (Spitzer and Endicott, 1978: 18　石原訳)．

スピッツァーらのこの定義は，コンプトンとグーズが示した医学モデルとは整合的でないように見える．（その意味では，スピッツァーを新クレペリン主義者と呼ぶのは適切ではないかもしれない．）コンプトンとグーズらが脳のメカニズムの探求を重視するのに対して，ここでの定義では，精神障害の現れが心理的・行動的な性質を持つものであることが強調されている．また，上述のように，ここでの「障害」とは，基底的な病理生理学的メカニズムが知られていないものを包括する概念なのである．スピッツァーらはさらに，精神障害を生物学的病因や病理生理学的病因が明らかになっているものに限るべきであるという意見に対して，そうした限定は「過度に制限的であるように思われる」(*ibid.*: 36) として退ける．

スピッツァーらは精神障害を基底的なメカニズムに関連づけることによってではなく，医学的障害の下位分類として精神障害を位置づけることによって精神医学の医学化を進めようとしたわけだが，このやり方には，「医学的障害」という言葉自体が一般的ではないという問題がある．WHO の ICD-6 にはじめて精神障害の章が追加されたとき，「障害」(disorder) という名前が付いた章は精神障害の章だけだった (WHO, 1948)．このことは，ICD の分類体系の中で，精神障害が異質な位置を占めていることを示唆する[7]．

4.3　DSM-III の精神障害の定義

スピッツァーらのこの精神障害の定義は，DSM-III の序論（著者はスピッツァーだが）での以下の精神障害の定義と整合的である．

各々の精神障害は，臨床的に重要な行動的もしくは心理的な症候群かパターンであり，個人において生じるそうした症候群やパターンは通常，不快な症状（苦悩）もしくは機能の重要な領域の一つにおけるインペアメント（ディスアビリティ）と結びついている．さらに，行動的，心理的，もしくは生

物学的な機能不全が存在し、そのような動揺が個人と社会の間の関係にのみ存在するわけではないことが推測される。(もし動揺が個人と社会との間の衝突に限定されるのであれば、それは社会的な逸脱であり、称賛できるものであるか否かにかかわらず、それ自体は精神障害ではない)(APA, 1980: 6 石原訳)。

ただし、ここでは、「社会的逸脱」に関する規定が加えられている。この規定は社会的逸脱の医療化を防ぐための重要な規定であるが、医学モデルの導入をさらに困難にするものでもあろう。何が「単なる社会的逸脱」であるかは社会的にしか定まらない。精神障害の定義の中に、社会的文脈が引き入れられているのである。この定義の基本的な部分は DSM-IV-TR にまで引き継がれているが (APA, 2000: xxxi; 邦訳 30-31)、DSM-IV-TR では (DSM-5 ドラフトでも)[8]、社会的逸脱や衝突が「個人の機能不全の症状でない限り」という限定がつけられている。しかし社会的逸脱や衝突が「個人の機能不全の症状」であることが分かるのであれば、そもそも社会的逸脱の排除は不要であろう。

スピッツァーらが提案した「精神障害」の定義は、生物学的な病因が明らかになっていない障害をも包括していた。DSM-III と IV (以下 DSM-III/IV)、そして DSM-5 ドラフトの精神障害の定義もこの点においては共通している。また、DSM-III/IV、DSM-5 ドラフトで採用されている社会的逸脱・衝突の排除規定は、精神障害の定義の中に社会的文脈が入り込んでいることを示している[9]。DSM が精神障害のこのような定義を前提にしている限り、少なくともコンプトンとグーズが理解するような医学モデルの導入は困難なのではないだろうか。

5. DSM-5

DSM-III の次の版の DSM-IV (1994) はページ数を大幅に増やしたものの、多軸診断や明確な診断基準、記述的アプローチなどの、DSM-III の基本的な枠組みが踏襲され、分類や障害名についてもあまり大きな変更は加えられていない。DSM-IV の作成作業においては、システマティック・レビュー、データの再分析、フィールド・トライアルという3段階が整理されたが (APA, 1994: xviii-xix)、DSM-IV の作成責任者だったフランシスによれば、こうした手続きの明確化は、恣意的な変更を避け、DSM-III (-R) との相違を最小限に抑える

ためのものであった(フランシス・大野, 2012: 820)[10].

他方 DSM-5 の改訂は,現在公開されているドラフトなどから考えるならば,DSM-IV の改訂に比べてかなり大きな変更になることが見込まれる.

5.1 新クレペリン主義からの脱却

DSM-5 に向けた改訂作業の初期段階では,改訂は「現在の DSM のパラダイムの限界を乗り越える」(Kupfer et al., 2002: xix)ことが目指されていた.もちろん DSM-5 においてそうした乗り越えが完全に果たされることが期待されていたわけではないが,DSM-5 以降の版の改訂の方向性として,DSM-III/IV の診断体系が乗り越えられることが明確に目指されたのである.その方向性は,二つの意味において,新クレペリン主義を放棄するものと言える.第一にそれは,DSM-III 以降の記述的アプローチから病因論・病理生理学に基づく診断基準への移行を目指すものであった.第二にそれは,カテゴリー的アプローチからディメンジョナル・アプローチへの転換を果たすことを目指すものであった.

病因論・病理生態学に基づく診断基準はもちろん,新クレペリン主義が目指すところであった.しかし,新クレペリン主義は,病因に関する理論的考察を一旦棚上げにし,記述による分類を整備した上で病因・病理生理学的研究を進め,障害名や分類の妥当性を検討し,改訂していくという手続きを想定していた.しかし,DSM-III/IV の分類体系や記述的アプローチ自体が病因の探求を妨げているというのではないかという認識がやがて広まっていくことになる.そうした認識の背景には,SSRI などの向精神薬が DSM-III/IV の分類をまたいで効果があることや,DSM-III/IV のカテゴリーがそれぞれ別個の遺伝学的基盤をもっているわけではない(例えば大うつ病と全般性不安障害は遺伝学的危険因子を共有している)という知見が蓄積されてきたことがある(Kupfer et al., 2002: xviii-xix; 邦訳 2008: 8).

また症候学的なレベルでは,併存と NOS の問題が指摘されてきた(Vieta and Phillips, [2007] 2010: 45-46; Goldberg et al., 2011: 20-1; Bernstein, 2011).併存の問題とは例えば統合失調症とパニック障害など,DSM-III/IV の分類体系の中では併存することが考えられない障害が実際には併存している(Regier, 2007: S3)という問題を指している.そして NOS の問題とは,障害のサブタイプとして採用されている「特定不能(Not Otherwise Specified)」が臨床診断において利用される場合が多いという問題である.併存の問題が DSM-III/

IVの大分類や障害カテゴリーの妥当性に関する問題であるのに対し，NOSの問題は障害のサブタイプの設定の妥当性に関する問題であると言えるだろう．

5.2 スペクトラム概念とディメンジョナル・アプローチ

こうした問題に対して，DSM-5ドラフトでは，スペクトラム概念やディメンジョナル・アプローチの導入，そして章立ての大幅な変更によって対応することが試みられている．

スペクトラム概念については，「自閉症スペクトラム」と「統合失調症スペクトラム」という概念が導入されている．自閉症スペクトラムは，DSM-IVの「広汎性発達障害」に代わるものであり，自閉症障害，小児期崩壊性障害，アスペルガー障害，特定不能の広汎性障害に分かれていたものを一つの障害として統一したものである．他方統合失調症スペクトラムという言葉は，DSM-IVの「統合失調症と他の精神病性障害」の章に代わる新たな章，「統合失調症スペクトラムと他の精神病性障害」のタイトルの中に使われている．この章の中の障害は，重症度の順に配置することが提案され，また，「統合失調症」に関しては，DSM-III/IVでのサブタイプ（パラノイア型，解体型，緊張型など）が廃止されている[11]．

ディメンジョナル・アプローチは，診断基準に定量的な評価を導入するものであるが，精神障害が離散的な実体（entity）ではなく，障害間や障害と健常との間が連続的なものであるという理解を背景にしている．このような理解はDSM-IIIでもすでに示されていた（APA, 1980: 6）．DSM-IVではさらに，カテゴリー的アプローチの限界と「ディメンジョナル・モデル」についても言及されている．カテゴリー的な分類は，①診断クラスのすべてのメンバーが同質であり，②異なるクラスの境界が明瞭であり，③異なるクラスが互いに排他的である場合に最もよく機能するものであるが（APA, 1994: xxii），こうした前提は，DSM-III/IVで前提とされている，精神障害の（他の障害および正常との）連続性や，診断名を共有する個人間での異質性という理解と整合的なものではない．そこでより抜本的な対応策として，ディメンジョナル・モデルの導入も検討されたが，時期尚早ということで導入を見送られ（今後の研究のための付録では，統合失調症に関する簡単なディメンジョナル・モデルが取り上げられたが），診断名を共有する個人間での異質性という問題に対しては，多元基準セット（診断基準として挙げられた症状のすべてを満たさなくてもよい）で対応できるとされた（*ibid.*）．

ディメンジョナル・モデルの最もラディカルな形はおそらく,「統合失調症」や「双極性障害」などの障害名そのものの使用をやめ,症状の量的な評価のみを行うというものであろう(後述するRDoCプロジェクトがその例である).しかし,少なくともDSM-5のドラフトではカテゴリー的アプローチの枠組みを維持しながら,ディメンジョナル・モデルを導入することが試みられている.

統合失調症に関してDSM-IV-TRの診断基準では「特徴的な診断症状」として,次の項目のうち二つ以上を含むことが一つの条件になっていた.①妄想,②幻覚,③解体した会話,④著しくまとまりのない行動もしくは緊張病性行動,⑤感情の平板化・失語・意欲の喪失などの陰性症状.(ただし奇抜な妄想や,自分の思考や行動について途切れることなく解説する声,互いに会話する二つの異なる声の幻覚がある場合には,一つの項目を満たせばよい.)これに対して,DSM-5ドラフトでは,同様に,①妄想,②幻覚,③解体した会話,④緊張病を含む著しく異常な心理運動的行動,⑤感情表出の減退や意欲の喪失などの陰性症状,のうち二つ以上の項目を満たすことが条件となっているが(また①~③については必ず一つ以上満たさなければならない),項目のそれぞれについて0から4(なし・はっきりしない・軽度・中程度・重度)のスケールからなる量的評価基準が導入されたほか,診断の要件とはならない認知障害,うつ,躁に関しても量的評価基準が設定されている.

ディメンジョナル・アプローチ導入の利点として,DSM-III/IVの体系では,閾値下となってしまう症状を記述することが可能になることや(APA, 2000: xxii),障害やカテゴリーをまたいで症状に関する評価を行うことが可能となることが挙げられる.DSM-III/IVの診断基準では排除項目が設定されるなど,「鑑別診断」が重視され,診断の対象となる個人に原則として一つの障害を割り当てるように作られていたが,ディメンジョナル・アプローチは鑑別診断に関わらない症状が見落とされてしまうことを防ぐ効果を持つことが考えられる.

5.3 分類体系の再編

DSM-5ドラフトでの章立ての変更は,病因に基づく診断基準の改訂に関するもっとも重要な変更であろう.DSM-IVでは,鑑別診断を容易にするために「共有された現象的特徴」(DSM-IV-TR: 10)に基づく16の大分類(major class)が設定されている.DSM-5の作成過程では,科学的なエビデンスに依

拠しながら精神障害をより大きなクラスターに再編する「メタ構造」という構想が検討されていた．このメタ構造自体が実際に採用されるのか，採用された場合どのような形になるのかは明確ではないが[12]，少なくとも章立てに関しては大きな変更が提案されている．DSM-5 ドラフトでは章の構成は，病因をより意識したものになっている．例えば，DSM-III/IV で「通常幼児期，小児期，青年期に最初に診断される障害」という章の中に入っていた精神遅滞，学習障害，motor skills 障害，コミュニケーション障害，広汎性発達障害，注意欠陥多動性障害などは，「神経発達障害」の章にまとめられている．また，DSM-IV-TR では「気分障害」の章の中に入っていた「大うつ病障害」と「双極性障害」がそれぞれ独立の章とされ，「双極性障害」の章は「統合失調症スペクトラムおよびその他の精神病性障害」の章のすぐ後に配置され，統合失調症スペクトラムと双極性障害の関係が示唆されている[13]．

　以上のように，DSM-5 は病因にもとづく分類体系の再編やディメンジョナル・アプローチの導入などにより，DSM-III 以来の大幅な改訂となることが予想される．しかし，DSM-5 の改訂は，こうした方向性を全面的に実現したものではなく，その方向性を一部実現したものに過ぎず，基本的には DSM-III/IV の記述的アプローチの枠組みの中にあると考えることもできる（First, 2010: 698）．DSM-5 の Diagnostic Spectra 研究グループ[14]の座長であるハイマンも，「現象学のみに基づいた〔DSM-III/IV の〕カテゴリー的システムは，科学的に支持できず，臨床的にも問題があるものと思われるだろう」（Hyman, 2010: 173）としつつも，「精神障害の根底にある病因論と病理的プロセスの理解を得ることが非常に困難であることを考えるならば，現象学は，DSM-V と ICD-11 において主要な役割を果たし続けるに違いない」（Hyman, 2010: 161）と述べている．

6．RDoC プロジェクト

　NIMH（米国精神衛生研究所）は現在，DSM の枠にとらわれないラディカルなディメンジョナル・アプローチを導入するためのプロジェクト，Research Domain Criteria（RDoC）プロジェクトを進めている（NIMH, 2011; First, 2012a）．RDoC プロジェクトは NIMH が 2008 年に *Strategic Plan* で掲げた「観察可能な行動と神経生物学的な測定（measures）に基づいた精神障害の新たな分類方法」を開発するという目標（NIMH, 2008）に基づき，近年

の医学的・遺伝学的・生物学的・病理学的研究の結果を踏まえて精神障害の分類を根本的に見直そうとするものであり，行動（およびその基底となる遺伝子と脳回路）の機能的なディメンジョン（construct〔構成概念〕）を配置する「行」と，そうした構成概念を研究するための分析ユニットを配置する「列」からなるマトリックスを設定して研究を進めることになっている．

RDoC は現行の障害カテゴリーを「考慮しない」（agnostic）ものとされており，DSM や ICD の現在の障害名や分類システムを完全に無視した形で進められている．DSM や ICD は臨床や研究，さらには行政的な目的で広く使われているため，その改訂においては，これまでの版との整合性や，臨床家の認知度などを考慮せざるを得ない．RDoC プロジェクトはそうした制約を免れるために，RDoC を診断に（少なくとも直ちには）利用されるものとしてではなく，あくまでも研究用の診断基準として提供することを目的としている．DSM-5 が精神障害のカテゴリーを維持したままで，ディメンジョナル・アプローチを導入しようとしているのに対して，RDoC は，基礎的な神経科学的知見の積み上げによって精神障害の分類をゼロから行おうとするのである．

こうしたプロジェクトの存在自体が，DSM の枠組みではディメンジョナル・アプローチや医学モデルの導入が困難であることを示唆していると言えるだろう．他方でまた，RDoC のフレームワークでは，「構成概念」の選択が大きな問題になるだろう．どのような機能を構成概念として選択するのかに関しては，診断基準の「妥当性評価項目」に関する問題と同じ問題が付きまとうことになる．B. ラウンサビルらが指摘するように，「統合失調症の中核的な特徴とは何か」という問いは科学的な問いではない（Rounsaville *et al.*, 2002: 8）．どのような行動上の現れを問題視し，疾病の現れとするのかは，生物学的基盤を重視するものとしての医学の外部の文脈において定まってくる．精神障害がそのような特性を持つ限り，精神医学の医学化は原理的な困難を抱え続けることになるだろう．

7. 結語

本章では，DSM の診断基準の枠組みにおいて，(Compton and Guze, 1995 が提示したような) 医学モデルを導入することが困難であることを示してきた．このことはもちろん，DSM に記載されている個々の障害に対して医学モデルが導入され得ることを否定するものではない．しかし，医学モデルの導入

が成功した障害は DSM から排除される傾向にある．DSM-II まであった（梅毒を原因とする）進行性麻痺による精神病は DSM-III では消えている．また，DSM-5 のドラフトでは，DSM-IV で広汎性発達障害のカテゴリーの中にあった「レット障害」が削除されているが，その理由は「自閉症スペクトラムは（現在のところ）病因によってではなく行動の特定のセットによって定義されるものなので，レット障害のように特定の病因による存在（etiologic entity）を含めるのは適切ではない」[15]ためである．DSM-5 ドラフトでは，病因・病理生理学にもとづく分類が指向されてはいるが，他方でまた，病因が特定された障害を含めることを困難にする枠組みを維持している．

　精神障害の診断や治療，研究に医学モデルを導入するためには，医学モデルの導入が（少なくとも将来的に）可能なもののみに精神障害を限定すればよく，そのこと自体は可能であるように思われる．逆に，医学モデルの導入を阻むものとして精神障害を定義することも考えられる．医学モデルの導入が可能かどうかは，結局のところ精神障害の定義と範囲確定という問題に帰着するだろう[16]．

＊本章は日本学術振興会科学研究費補助金基盤研究（B）「精神医学の科学哲学――精神疾患概念の再検討」（課題番号 24300293，研究代表：石原孝二）による研究の成果の一部である．なお本章の執筆にあたっては 2011 年 9 月に UTCP（東京大学・共生のための国際哲学教育研究センター）の活動の一環として開催したワークショップ「精神疾患研究の科学論―生物学的アプローチの検討」における加藤忠史先生，糸川昌成先生のご講演と両先生との議論からいろいろと示唆を受けた．記して感謝申し上げたい．

■注
（1）　DSM は第 2 版以降は DSM-II, DSM-III, DSM-III-R, DSM-IV, DSM-IV-TR という略称が正式につけられている．第 5 版は当初 DSM-V と表記されていたが，現在では DSM-5 が正式な略称となっている．DSM-5 の診断基準のドラフトは，APA の DSM-5 専用ホームページ（http://www.dsm5.org/Pages/Default.aspx）に各章・各障害ごとに掲載されている（2013 年 2 月現在では閲覧できなくなっている．）．診断基準は最後のパブリックコメント（2012 年 6 月 15 日締切）の結果を受けてさらに修正される可能性がある．またホームページに掲載されているのは診断基準だけであり，DSM-IV-TR などにある「序文」や「本文（descriptive text）」，「マニュアルの使い方」に相当するものは掲載されていない．DSM-5 に関する本章の議論は，上記ホームページに掲載された診断基準のドラフトや資料，関連する公刊論文に依拠したものである．なお日本語の文献としては，『臨床精神医学』41（5）（特集「精神科診断分類の改訂にむけて―DSM-5 の動向」，2012

年5月）がDSM-5のドラフトの内容について詳しく紹介している．
（2）　本章では，disorder を障害，illness を疾患，disturbance を動揺と訳す．
（3）　DSM-III/IV の体系では，多軸評価が採用されている．Ⅰ軸には統合失調症などの「臨床的障害」および「臨床的注意の対象となりえる他の状態」が配置され，Ⅱ軸に「人格障害」と「精神遅滞」が割り当てられている．DSM-5 では，Ⅱ軸に配置されていた人格障害と精神遅滞（DSM-5 では「知的障害」）がⅠ軸に統合されることが決まっているが，多軸評価そのものの扱いがどうなるのかは，よく分からない．
（4）　実際の基準では，妄想や幻聴の内容に関して比較的詳しく記述され，前駆期の定義などもある．
（5）　Kendler（1990）はこうした妥当性を「外的妥当性」と呼び，「診断上の仮説に関して，診断プロセスとは無関係なデータを用いてテストすること」を含むものとして特徴づけている．
（6）　ただし，Compton と Guze は，医学モデルを（精神力動的モデル以外の）他のモデルと対立的にとらえているわけではない．
（7）　Ghaemi（2012: 51）は，DSM の disorder という語を disease に置き換えることを提案している．
（8）　http://www.dsm5.org/ProposedRevisions/Pages/proposedrevision.aspx?rid=465.［2012 年 8 月 19 日確認.］
（9）　なお「統合失調的障害」の診断基準について見たように，個々の障害の診断基準においても，仕事や社会的関係のレベルの低下などの社会的文脈が入り込んでいる．
（10）　フランシスのこの発言は，DSM-5 の改訂作業に対する批判が込められている．First（2010: 697）もまた，DSM-5 のレビュープロセスが DSM-IV に比べても厳密さ・包括さに欠けることを認めている．
（11）　http://www.dsm5.org/ProposedRevision/Pages/SchizophreniaSpectrumandOtherPsychoticDisorders.aspx.［2012 年 8 月 19 日確認］．
（12）　Andrews *et al.*（2009）では，5 つの大きなクラスタ「神経認知クラスタ」，「神経発達クラスタ」，「精神病クラスタ」，「感情（emotional）クラスタ」，「外在化クラスタ」に分ける案が提案されているが，この5クラスターモデルは，松本他（2012: 530）によると，反対が多く実現しなかったとのことである．2011 年 5 月の APA 会長の記事（Bernstein, 2011）では，「メタ構造」は DSM-5 の目次に反映されるとされている．
（13）　http://www.dsm5.org/proposedrevision/Pages/proposed-dsm5-organizational-structure-and-disorder-names.aspx［2012 年 8 月 19 日確認］．クレペリン以来，統合失調症と双極性障害は二大精神病として区別されてきたが，近年，分子遺伝学的には，両者が近接していることが指摘されている（松本他, 2012: 530）．
（14）　診断スペクトラム研究グループは，（分類体系や障害名の）「妥当性評価項目」（validators）として，遺伝的リスク要因，家族性，環境的リスク要因，神経基盤（neural substrates），バイオマーカ，病前性質（temperamental antecedents），症状の類似性，障害間の高い共生起率，疾患の進行，治療反応を挙げているが，羅列的な印象を免れない．この妥当性評価項目については，Andrews（2009; 1995）も参照．
（15）　http://www.dsm5.org/ProposedRevisions/Pages/proposedrevision.aspx?rid=95#.［2012 年 9 月 6 日確認］．
（16）　精神障害の定義と範囲は，精神医学の内部で決定することはできないと筆者は考えるが，このことについては別の機会に論じることにしたい．

第Ⅱ部　精神医学の哲学

■文献
* 邦訳がある文献から引用する際，独自に訳出した場合には，原著のページ数のみを示し，邦訳の表現に従った場合には，邦訳のページ数も併記した．（ただしその場合でも必要に応じて表現を変更した．）

Andrews, G., Goldberg, D. P., Krueger, R. F., Carpenter, W. T., Hyman, S. E., Sachdev, P., and Pine, D. S. (2009). Exploring the feasibility of a meta-structure for DSM-V and ICD-11: could it improve utility and validity? *Psychological Medicine*, 39 (12):1993-2000.

APA (1952). (DSM-I) : *Diagnostic and Statistical Manual. Mental Disorders*, Washington, D. C.: American Psychiatric Association, BN Publishing, 2009. [http://dsm.psychiatryonline.org/data/PDFS/dsm-ii.pdf からも入手可能．]

APA (1968). (DSM-II) : *Diagnostic and Statistical Manual of Mental Disorders*, 2nd Edition, Washington, D. C.: American Psychiatric Association. [http://dsm.psychiatryonline.org/data/PDFS/dsm-ii.pdf からも入手可能．]

APA (1980). (DSM-III) : *Diagnostic and Statistical Manual of Mental Disorders*, 3rd Edition, Washington, D. C.: American Psychiatric Association.

APA (1987). (DSM-III-R) : *Diagnostic and Statistical Manual of Mental Disorders*. 3rd, Revised Edition, Washington, D. C.: American Psychiatric Association.

APA (1994). (DSM-IV) : *Diagnostic and Statistical Manual of Mental Disorders*, 4th Edition, 1994.

APA (2000). (DSM-IV-TR) : *Diagnostic and Statistical Manual of Mental Disorders*, 4th Edition, Text Revision, 2000; 高橋三郎・大野裕・染矢俊幸訳『DSM-IV-TR 精神疾患の診断・統計マニュアル　新訂版』医学書院, 2002.

Bernstein, C. A. (2011). Meta-Structure in DSM-5 Process. *Psychiatric News,* 46 (5). [http://psychiatryonline.org/newsarticle.aspx?articleid=108259. 2011 年 11 月 28 日取得．]

Bridgman, P. W. (1927). *The Logic of Modern Physics*, New York: Macmillan.

Compton, W. M. and Guze, S. B. (1995). The Neo-Kraepelinian Revolution in Psychiatric-Diagnosis. *European Archives of Psychiatry and Clinical Neuroscience*, 245 (4-5): 196-201.

Feighner, J. P., Woodruff, R. A., Winokur, G., Munoz, R., Robins, E., and Guze, S. B. (1972). Diagnostic Criteria for Use in Psychiatric Research. *Archives of General Psychiatry*, 26 (1): 57-63.

First, M. B. (2010). Paradigm Shifts and the Development of the Diagnostic and Statistical Manual of Mental Disorders: Past Experiences and Future Aspirations. *Canadian Journal of Psychiatry - Revue Canadienne De Psychiatrie*, 55 (11): 692-700.

First, M. B. (2012a). The National Institute of Mental Health Research Domain Criteria (RDoC) project: moving towards a neuroscience-based diagnostic classification in psychiatry. Kendler, K. S. and Parnas, J. eds., 2012: 12-8.

First, M. B. (2012b). The development of DSM-III from a historical/ conceptual perspective. Kendler, K. S. and Parnas, J. eds., 2012: 127-40.

フランシス，A.・大野裕 (2012).「インタビュー DSM-5 をめぐって―Dr. Allen Frances に聞く」『精神医学』54 (8): 819-27.

Fullford. K. W. M., Thornton, T., and Graham. G. (2006). *Oxford Textbook of Philosophy and Psychiatry*, Oxford: Oxford University Press.

Ghaemi, S. N. (2012). Taking disease seriously: beyond "pragmatic" nosology. Kendler, K. S. and Parnas, J. eds. 2012: 42-53.

Goldberg, D., Simms, L. J., Gater, R., and Krueger, R. F. (2011). Integration of Dimensional Spectra for Depression and Anxiety into Categorical Diagnosis for General Medical Praxis. Regier, D. R. et al. eds. *The Conceptual Evolution of DSM-5*, Arlington: American Psychiatric Association, 19-36.

Hempel, C. G. (1961). Introduction to problems of taxonomy. Zubin, J. ed. *Field Studies in*

the Mental Disorders, New York: Grune and Stratton, 3-22.
ホッフ, P. ([1994] 1996). (那須弘之訳)『クレペリンと臨床精神医学』星和書店.
Hyman, S. E. (2010). The Diagnosis of Mental Disorders: The Problem of Reification. *Annual Review of Clinical Psychology*, 6: 155-79.
Kendell, R. and Jablensky, A. (2003). Distinguishing Between the Validity and Utility of Psychiatric Diagnoses. *American Journal of Psychiatry*, 160: 4-12.
Kendler, K. S. (1990). Toward a Scientific Psychiatric Nosology- Strengths and Limitations. *Archives of General Psychiatry*, 47 (10): 969-73.
Kendler, K. S. and Parnas. J. eds. (2012). *Philosophical Issues in Psychiatry II: Nosology*, Oxford: Oxford University Press.
Klerman, G. L. (1978). The Evolution of a Scientific Nosology. Shershow, J. C. ed. *Schizophrenia: Science and Practice*, Cambridge, Mass.: Harvard University Press, 99-121.
Kupfer, D. J., First, M. B., and Regier, D. A. eds. (2002). *A Research Agenda for DSM-V*, Washington, D. C.: American Psychiatric Association; 黒木俊秀・松尾信一郎・中井久夫訳『DSM-V 研究行動計画』みすず書房, 2008.
松本ちひろ・丸田敏雅・飯森眞喜雄 (2012).「DSM-5 作成の最新動向」『臨床精神医学』41 (5): 527-33.
NIMH (2008). *NIMH Strategic Plan*. [http://www.nimh.nih.gov/about/strategic-planning-reports/ index.shtml. 2012 年 10 月 8 日確認.]
NIMH (2011). *NIMH Research Domain Criteria (RDoC), Draft 3.1*. [http://www.nimh.nih.gov/ research-funding/rdoc/nimh-research-domain-criteria-rdoc.shtml. 2012 年 10 月 8 日確認.]
大久保善朗 (2012).「精神科診断分類の変遷— DSM-III 以前と以後」『臨床精神医学』41 (5): 469-72.
Regier, D. A. (2007). Dimensional Approaches to Psychiatric Classification: Refining the Research Agenda for DSM-V: An Introduction. *International Journal of Methods in Psychiatric Research*, 16: S1-S5.
Robins, E. and Guze, S. B. (1970). Establishment of Diagnostic Validity in Psychiatric Illness. *American Journal of Psychiatry*, 126 (7): 983-7.
Rounsaville, B. J., Alarcón, R. D., Andrews, G., Jackson, J. S., Kendell, R. E., and Kendler, K. (2002). Basic Nomenclature Issues for DSM-V. Kupfer, D. J. *et al.*, 2002: 1-29.
Spitzer, R. L., Endicott, J., and Robins, E. (1975). Clinical Criteria for Psychiatric Diagnosis and DSM-III. *American Journal of Psychiatry*, 132 (11): 1187-92.
Spitzer, R. L. and Endicott, J. (1978). Medical and Mental Disorder: Proposed Definition and Criteria. Spitzer, R. L. and Klein, D. F. eds. *Critical Issues in Psychiatric Diagnosis*, 15-39.
Spitzer, R. L., Endicott, J., and Robins, E. (1978). Research Diagnostic Criteria – Rationale and Reliability. *Archives of General Psychiatry*, 35 (6): 773-82.
Stengel, E. (1959). Classification of Mental Disorders. *Bulletin of the World Health Organization*, 21: 601-63.
Vieta, E. and Phillips, M. L. ([2007] 2010). Deconstructing Bipolar Disorder. A Critical Review of Its Diagnostic Validity and a Proposal for DSM-V and ICD-11. Tamminga, C. A. *et al.* eds. *Deconstructing Psychosis*, Arlington: American Psychiatric Association, 45-58.
WHO (1948). (ICD-6) : *Manual of the International Statistical Classification of Diseases, Injuries, and Causes of Death. Sixth Revision of the International Lists of Diseases and Causes of Death. Bulletin of the World Health Organization*, Supplement 1.
WHO (1967). (ICD-8) : *Manual of the International Statistical Classification of Diseases, Injuries, and Causes of Death : Based on the Recommendations of the Eighth Revision Conference, 1965, and Adopted by the Nineteenth World Health Assembly*, Geneva: World Health Organization.

山崎真也 (2009).「精神科診断において操作的診断基準は信頼性問題を解決したか」『医学哲学医学倫理』27: 79-88.

第Ⅲ部
座談会　精神医学と哲学の出会い

加藤　　敏（自治医科大学精神医学教室教授）
加藤忠史（理化学研究所脳科学総合研究センター・シニア・チームリーダー）
河野哲也（立教大学文学部教育学科教授）
榊原英輔（国立精神・神経医療研究センター病院第一精神診療部精神科レジデント）
田所重紀（千葉大学医学部附属病院精神神経科医員）
信原幸弘（東京大学大学院総合文化研究科教授）
横山輝雄（南山大学人文学部教授）

　討論参加者

坂上雅道（玉川大学脳科学研究所教授）
村井俊哉（京都大学大学院医学研究科精神医学教室教授）
山岸俊男（玉川大学脳科学研究所教授）
小口峰樹（玉川大学脳科学研究所研究員）
菅原裕輝（京都大学大学院文学研究科博士後期課程）

　司会者

中山剛史（玉川大学文学部人間学科准教授）

1. 精神疾患は「心の病」か「脳の病」か

中山（司会） それでは座談会を始めさせていただきます．精神疾患は，一般のイメージからすると「心の病」というふうに思われていますが，これに対して，加藤忠史先生のような脳神経生物学の見方からすると，うつ病にしても，双極性障害（躁うつ病）にしても，統合失調症にしても，そうした精神疾患は「脳の病」である，ということになると思います．ここには，精神疾患は「心の病」か「脳の病」か，という一つの対立軸があるのではないかと思います．この点に関しまして，皆さんはどうお考えでしょうか．

信原 そのときに「心」と「脳」の関係を明らかにしないで，「心の病」か「脳の病」かと言われても，一体何を問うているのか，ほとんど意味不明なのではないでしょうか．特に私のように物的一元論[1]を取っている者からすると，心だって脳，あるいは脳を含むような何かなわけだから，何を一体問うているのだということになってしまうので，この問いの意味自体をもうちょっとはっきりさせていただければと思います．二元論的な前提の下でこれを問うているのであれ

> **注1** 物的一元論とは，心を含め，存在するものはすべて物理的なものであるという立場．逆に，心身二元論とは，心と身体は根本的に異なる種類の存在であるという立場．

ば，その問い自体に対して反論しなければならないでしょう．

中山 双極性障害でも，統合失調症でもいいわけですが，精神疾患は脳の病だというのは，ある種の因果関係，たとえば，抑うつ状態というのは脳の伝達物質のセロトニンが減少することによって起こるのだ，というような自然科学的な因果関係（⇒因果論的な「説明」）に基づく見解だと思うのですが，そうすると精神疾患は「心の病」ではなく，脳の中の物質レベルでの問題，つまり「脳の病」ということのみに終始してしまうのではないかと思います．それゆえにまた，その治療には薬物療法が十分だ，もしくはそれだけで十分だという立場になってしまうのではないかと思います．

信原 そのときに因果関係だと言っているのは，何と何の間の因果関係なのですか．何が原因で，何が結果であるような因果関係を言っているのですか．

中山 たとえば，セロトニンでもいいですが，それが減少すると抑うつ感情というものが高まるということですね．

信原 その抑うつ感情が結果になっていますよね．抑うつ感情というのは，では何なのですか．それは脳の状態とは異なる心の状態であって，ということは結局，心身二元論を前提とした上での話になっているわけですか．

横山 精神疾患を「脳の病」とみなす立場は薬理療法，「心の病」とみなす立場は精神療法という大雑把な枠組みをまず

立てておいて議論しましょうということなのですか．

中山 それでも結構です．たとえばうつ病にかかると抑うつ状態で，何の気力もなくて元気が出なくなる．あるいは双極性障害の「躁」局面だと非常にハイになってしまう．そういった主観的な心の気分とか感情といったものが，いわゆる通俗心理学で言うところの「心」の理解ということかもしれませんね．ところが脳神経生物学や精神医学の観点からすると，そうした症状が脳の中のいろいろな神経伝達物質に関わってくるわけですし，あるいは最近で言えば，遺伝子レベルでの解明ということになってくるのではないかと思います．

加藤忠史 病気というのは臓器がなるものでありますが，「心」というのは脳の機能なわけですから，その機能が病気になるということはあり得ない．やはり病気になるのはモノであるので，「心に症状が出る脳の病気」という以外の解釈が私には全くありえないように思えるのですが．

中山 たとえば，先ほどのセロトニンとかドーパミンといった要因，あるいはもっと生物的，遺伝的な要因──加藤先生が研究なさっているミトコンドリア説[2]など──ですが，そういう物質的な要因で心が「うつ」になったり，ハイになっ

注2 双極性障害の病因がミトコンドリアの機能障害にあるという仮説．ミトコンドリアは細胞の中にあるエネルギー代謝に関わる細胞内小器官．

たりするのではなく，結局，何に影響が出るということになるのですか．

坂上 私なりの解釈をすると，本来，脳の治療をしたい．その脳の故障が基本的には行動に──認知というのをどういうふうに測るのか，心をどういうふうに測るのか，まだ私にはわからないのですけれども──現れると，その行動に変化が表れたことをヒントに脳の治療をするというのが精神医学だと考えています．

加藤忠史 たとえば精神療法が効くから「心の病」だという観点は全く違うと思います．私は糖尿病でも，ある種の心理療法が必要だったりするだろうと思いますし，それはどんな治療法でも使えばいいのであって，心理療法が効く理由が何か考えると，やはり脳の機能を変化させていった結果，治るわけですから．

坂上 ただ現実的には原因がほとんどわからないことが多いので，脳のどこに問題があるかは，行動面において，たとえば生活環境に適応できているか，いないかとかいうことを最終的な基準にして治していくということをやらざるをえないわけですね．

2.「うつ病」と「疑似うつ病」の違い

加藤忠史 現状で区別できていないというのはおっしゃる通りで，いま現在，クリニックにうつ状態の患者さんが来たときに，それが脳の病であるうつ病であるのか，うつ病のふりをしている人なの

か，心の悩みなのか，それは精神科医がある程度区別しようとするわけですけれども，100％は区別できないという現状はあると思います．しかし研究が進めば，それはもうちょっとクリアになるだろうと思います．

信原 そういう視点を精神科医の人たちというのはみんな共有しているのですかね．

中山 たとえば，心はすべて脳がつくり出しているということは精神科医の方はみな思っているのですか．

村井 おそらくそういう視点では普段考えていないにしても，心はすべて脳がつくり出すという一般的前提に関して否定する人は非常に少ないと思います．ただ，そういう前提に基づくなら，いま加藤忠史先生がおっしゃったような，脳で起きてくる「うつ病」と，脳と関係のない心の病としての「うつ病のふり」というような区別自体が崩れてくるように思います．うつ病のふりをしていて脳の病気ではない，というほうについても，それもまた「脳の現象」なのですから，一方で，脳の病気（⇒うつ病）とそうでないもの（⇒疑似うつ病）が峻別できるという考え方は，多くの精神科医が共有していると思います．ただ，このような区別がうまく合理的に説明できるかどうか，よく考えてみると，この区別には非常にあいまいな部分があるのではないかと思うのですが……．

田所 そこをもう一度確認したいのですが，加藤忠史先生がおっしゃるような，脳の病気としての「うつ」と，そうじゃない「うつのふり」，つまり単なる「心の病」としての「うつ」とは何が違うのでしょうか．それをもう少し明確にしていただきたいのですが．

加藤忠史 何が違うかを研究しているのですけれども，将来的にはわかるようになるだろうと考えていますが，現状ではできないから新型うつ問題が起きたりするわけです．

田所 先生のいまの仮説は，脳科学の研究によってその違いが明らかになるはずだ，というものなわけですね．

加藤忠史 おそらく，神経細胞の樹状突起，あるいはその樹状突起上にあるスパイン（棘）が萎縮したりすることによって，実際に神経回路が構造的に変化しているために情報処理が進まないのがうつ病だろうと多くの研究者は考えていると思います．実際は体が動くのに，会社に行きたくないから動かないと言っているというのとは全く違う状況であると．それが現状では診察室では完全には区別できない．

田所 たとえば，まだ研究しないとわからないのでしょうけど，彼女に振られて落ち込んで会社に行きたくなくてうずくまっている人でも，もしかしたら樹状突起の変化があるかもしれませんね．

加藤忠史 いや，それはそこまでいったら病気というふうに呼ばれるかもしれませんし．

坂上　報酬系に問題があるかもしれませんね（笑）。

田所　つまり先生がおっしゃるような，「病気か否か」が神経生物学的な知見として区別されるのかどうか．まさに私はそこにすごく興味を持っているのですけど，それは何の保証もないような気がするのです．

加藤忠史　やはり量的な問題というのは途中で出てくるかもしれないですね．正常な範囲の抑うつ反応の神経基盤とうつ病のそれはどこが違うのかということですよね．そこには何らかの価値観みたいなものが入ってくると思うのです．ただやはり自己回復力ということが病気かどうかという判定の上では重要ではないかと思います．つまり，それがホメオスタシスの範囲内かどうか．

田所　それが脳科学という視点からだけで，将来的に区別がきちんとできるようになるのかどうか．そのへんはもちろん，やってみないとわからないですけれど．

村井　逆に，今まで我々が偽物のうつ病だと思っている方に，神経生物学的な知見があって，本物だと思っているうつ病には，意外とそれが見つからないという結果もあるかもしれないですね．

横山　先ほど村井先生がおっしゃったように，すべて生物学的には脳に関係がある．ただ，今までは一つと思っていたものが全然違うものの混合であったということでしょうか．つまり，本当の「うつ」とは脳の対応する状態がかなり違っているのに，普通に見たらあまり区別がつかないような「うつ」も存在するという問題ですか．従来は一つと思われていた「うつ」がじつは単一のものではなくて，脳内では二つの異なった状態があるのに日常的観察では区別ができない，ということでしょうか．

村井　すべては脳と関係しているのだけれども，我々が脳と別の次元では区別していなかったものを，脳の次元のスケールでは区別するような指標が出てくるのではないか，そういうことですね．

横山　ええ，そういう場合，社会的にそれにどう対応するのか，難しいところがありますよね．つまり，専門家が見ればはっきり二つは違うものなのに，日常的にはあまり区別がつかない場合にどうするか．やり方は二つあるのではないかと思います．社会のほうをその認識に合わせて新しい区別を導入するのか，それとも日常的なものはそのままにしておいて，専門家は別に対応するというようにするのか，そういう種類の話なのでしょうか．そうだとすると，「心か脳か」という問題設定はちょっと変な感じがするのです．すべては脳と関係があるわけですからね．

加藤忠史　やはり脳か心かというより，自己回復力の範囲内かどうかということのほうが重要な感じがしています．現実的に患者さんが会社でものすごくひどい目にあっているとかいう悩みを延々と訴

えられて落ち込んでいらっしゃる．その上司が代わった途端に「ああ，良かった」と言って翌日から元気になる人と，上司が変わったのに全然良くならない人がいるわけですね．それは上司が代わってみれば，すぐわかるのですけれども，その上司を代えてみない限りは診察だけでわかるかどうかという問題で，私はある程度わかるように頑張っているのですけど，完全には区別できない．脳の研究が進めば，もうちょっとわかるのではないかなと思います．

信原 それでわかるようになったときに，加藤忠史さんのおっしゃり方だと，上司が代わっても，うつ状態が変わらないようなときの脳のあり方というのは病的だと．だけれども，上司が代わればすぐ良くなるような人の場合は，うつの状態のときでも脳の状態は特に病的ではないのですか．

加藤忠史 適応的だと．

信原 というふうに区別ができるはずだ，というのが基本的な前提ですね．

加藤忠史 はい．

3. ソーシャル・ブレイン（社会脳）・自己回復力

加藤敏 最近はいわゆるソーシャル・ブレイン（社会脳），つまり脳は絶えず社会的に構築されているということが言われています．そういう意味では「純粋な脳」はないわけですね．このことは動物にもある程度あてはまりますが，とりわけ人間の場合は，まず生まれてまもなく，自分が属す社会，文化をいろんな形で取り入れる，たとえば言語を学び，習慣を学ぶ，そういう中で脳の神経細胞の新たなネットワークが形成される．うつ病，ないし抑うつはソーシャル・ブレインの観点から捉えることが必要だと思います．

うつ病でも，軽いうつは確かにあるわけです．普通の人でも，親しい人が亡くなれば悲しみの毎日をしばらく過ごす．この軽いうつは「正常な抑うつ」といえます．そのレベルと，人が亡くなった後，自殺を図るケース——これは重篤なうつですね——とは，やはり脳の神経細胞レベルで違いがあると思います．そうした重篤なうつでは，「自分はもう生きる資格がない」，「死ぬしかない」と思い込むわけですが，そこでは主体としての判断，意志が大きく損なわれている．この精神病レベルの病態では，脳神経細胞の変化が大きいと思います．そうした重篤な「うつ」の場合には，なかなか治らない，つまり回復力が少ない，自由度が少ないといえます．

その一方で，たとえば人が亡くなって悲しむという「正常な抑うつ」においてもたぶん脳神経細胞は変化しているわけですが，そのときは悲しむけれども，人が来ればそこそこ会話はできる．つまり，主体としての自由度が高い．

信原 そのへんはたぶん，加藤忠史先生が言われた自己回復的であるのか，そう

でないのかという区別にも対応しているのではないかと思います．親しい人が死んで，もう死ぬしかないようなうつ状態になって，励まされても全然回復しないというのはやはり脳の観点から見ても，脳自体が自己回復的ではもうないような変化を被ってしまったと．そうするとその人に対して何らかの治療的な介入をするとしたら，薬物療法的な，あるいは認知行動療法的な介入をするしかなくて，通常の意味での励ましとか——私は合理的な説得と言っていますが——，その合理的な説得で人生の意味を説き直すとかというようなことでは，その脳をうつ状態でないようなあり方へと回復させることはできない．そういう区別なのかなというふうに思うのですが．

加藤忠史 やはり病気というのは基本的に大体どれも悪循環で，脳もどうにも戻らなくなってしまっているという状態に陥っており，そこに何らかの薬理学的療法，あるいは精神療法でも，DBS（脳深部刺激療法）でもいいのですが，何か直接に変化を与えないと回復しないという状態が病気なのだろうと思います．

信原 そのときに脳は常に脳自体であるわけではなくて，それは先ほど加藤敏先生が言われたポイントだと思うのですけれども，常に環境の中でいろんな刺激を受けながら存在しているわけですよね．ただ脳の自己回復力と言っても，脳単体で考えるわけにはいかなくて，どういう環境に置かれているのか，その環境からの刺激や相互作用の中には他人との会話とか，そういうものも含まれるわけですよね．そして脳深部刺激というのもそういう刺激の一つだし，薬理的な刺激もそうだし，いろいろなものがあって，だけどそういう刺激を何らかの仕方で区別することで，こういう種類の刺激を与えないと，もう脳は自分では回復できないというような場合にのみ自己回復能力を失ったというふうに言うべきで，言葉をかけて励まして良くなってくるのだったら，脳としては自己回復力がまだあるのだと，こういう区別をしなければいけないと思うのですね．そこをどういうふうに区別できるのかというのをちょっとお聞きしたいのですけどね．

村井 その区別はうまくいかないように思います．おそらく認知行動療法をやっている先生方からすると，自己回復力と特別な治療的介入とは，それぞれがどこからどこまでというふうには切り離せない形で治療は進んでいきますよね．

田所 そういった理由で私は，自己回復力というのは，加藤忠史先生がおっしゃるような，病的か病的じゃないかというカテゴリー間の区別の根拠にはなり得ないと思うのです．あくまで程度問題で，そうするとやはり，「病的なうつか，そうでないうつか」という区別を脳だけに求めるというのはかなり難しいのではないかと．

信原 程度問題で，あいまいな領域があるからといって区別は不可能だ，という

議論は非常に貧しい議論だと思うのですよ．そんなことをいったらほとんどの議論がそうです．

榊原 ちょっと思ったのですが，自己回復力があるかないかという区別と，本当の疾患なのかどうかという区別は本当に重なっているのでしょうか．自己回復力がない場合は，医療の関与が必要になりますが，そのような場合のすべてが，加藤忠史先生が研究対象としている病気にあたるのかどうかがわからないということと，病気であっても，セルフリミテッドな疾患（自己限定性疾患）[3] というのがあるわけですね．その場合は病院にかからなくても治ってしまう．それは自己回復力の範囲内だからということになりますが，だからといって病気ではないということにはならないと思うのですが，そこらへんはどうでしょうか．

田所 自己回復力というのも一つのきっかけにはなるのですね．医療の介入をどの程度すべきかというところの芯にはなると思います．ただそれは病気か病気でないかというカテゴリーに分ける根拠にはならないのではないかと思います．といってもそれは，どの程度医療の介入をすべきかとか，どの程度本人の自助努力に任せるかということの目安としては非常に大事な視点だと思いますね．

信原 それは「医療」という概念をどう

注3 特定の治療の下で，あるいは治療なしでも，一定の過程を経て自然に回復する傾向のある予後良好な疾患．

用いるかによるのではないでしょうか．「医療」と，そうではなくてカウンセリング的な介入とを分けるというような観点からすると，やはり病気なのか，そうではないのかということを分けざるをえない．カテゴリー分けするといってもあいまいな領域を残さないということではたぶんないと思うのですけどね．たとえば赤と黄色を分けるのだけど，実際には連続的につながっていると言おうと思えば言えるわけですよね．だからといって赤と黄色を分けるのは意味がないということにはならないわけですよ．

田所 その場合，なぜ分けるのでしょうかね．そのことこそが問題なのではないでしょうか．

横山 保険制度とか法律の適用などの問題があります．そういう場合は中間事例を無理やり分けなければいけない．ただ，社会制度としてあいまいなところをどちらかに決めなければいけないとしても，信原さんがおっしゃったように，黄色と赤は違うという自然的区別はあり，前提が崩れるという問題とは別次元の話だと思うのです．社会制度上の区別と自然的区別の違いがあると思います．

4. ヤスパースの「了解」概念

加藤敏 今の話を聞いていると，ヤスパースの「了解」概念が現代においても有効であると思います．要するに多くの精神科の疾患の診立ては，血液検査してわ

かるわけではなく，社会生活場面での主体の行為・判断能力が問題になります．たとえば「日本中の人に迷惑をかけたので，死にたい」と言って，自殺を図ったうつ病の患者さんに，治療の必要性を説得しても全く応じないとなると，この振舞いは了解不能なわけです．あるいは「自分は大変な機械を発明した，これを売るんだ」とか，「CIA が自分に介入してくる」などといって社会的な問題行動をおこす——こういう，説得をしても治療に応じない人は放っておけないですよね．これは強制的な治療介入が必要なケースです．そういう精神病段階の病態とは別に，主体としての自律性が保たれている神経症段階の病態があります．この段階にある患者は，自分が病気であるという自覚があって治療を受ける．

5. 双極性障害と統合失調症の場合

中山 通常の神経症レベルであれば，十分了解可能であるわけですが，精神疾患，とくに統合失調症などになってくると，ヤスパースのいう意味での「了解」ということは不能になってしまうので，その場合には脳の中の神経システムの異常ということが問題になるということだと思います．

　一つ別の方向からの質問ですが，先ほどの精神疾患についてのお話の中で，うつ病の話が具体例として出てきました．そのさい，重篤な本当のうつ病と，「軽いうつ」もしくは「嘘のうつ病」というお話でその差異が問題とされましたが，ただ同じ精神疾患の中でも，うつ病と，それから双極性障害（躁うつ病）や統合失調症とでは，だいぶ事情が違ってくるのではないかと思います．聞いた話では，この三つを比較すると，うつ病が一番遺伝的要因が低い．先ほど，社会脳のような話も出てきましたが，そういうことから環境とか社会性とか，社会との関わりということがかなり大きな発病の要因となる．それに対して双極性障害というのは 60〜70％ぐらいが遺伝的な要因であるわけで，統合失調症も遺伝的要因が比較的高めであるようです．要するにより重篤な精神疾患ということになるわけですが，こうしたうつ病以外の他の二つの精神疾患である双極性障害——特に加藤忠史先生は双極性障害を日本の第一線で研究なさっていると伺っていますので——と統合失調症の場合についてもう少しお伺いしたいと思います．

加藤忠史 双極性障害はゲノム研究・脳画像研究などが盛んに行われて，いまの到達点としては，さまざまな遺伝的要因によって細胞の中のカルシウムというイオンが高くなりやすい．そのために細胞が細胞レベルのストレス，虚血であるとか，酸化ストレスとか，そういったものに対して若干脆弱性を持っている．そのために脳の中で特定の神経，これは情動をコントロールしている神経系統もありますが，そういう神経系がだんだんおそ

らく構造的に変化をして萎縮するのか,可塑性が失われるのか,そのへんはわかりませんが,そういうことが起きた結果,気分のコントロールという機能が次第に失われていって,躁状態やうつ状態が起きてしまう.そのような病気と考えられます.その細胞脆弱性の基盤としてはさまざまな要因が考えられていて,カルシウムチャネルという遺伝子であるとか,小胞体,あるいはミトコンドリアといったものが候補に上がるわけです.こういったものが候補になるというのは他の神経疾患,てんかんとかアルツハイマー病とかパーキンソン病とかと何ら変わりないわけです.ですから症状としては確かに心の症状が出ているけれども,細胞レベルで起きていることというのは現在,神経疾患と呼ばれている疾患と大差ないのではないかというふうに私は考えています.

中山 先生の今までのお話からすると,たとえば統合失調症であっても,他の精神疾患であっても,基本的には区別はない.要するに,いまある身体の物質的なレベルでの不具合であったり疾患であったり異常であるということになるのではないかと思います.今のお話で双極性障害についての科学的なメカニズムのお話をしていただいたのですが,ただやはりそこでも「心」の症状,つまり「心」という言葉が出てきたのですけれども,そこで言われた「心」というのはどういう意味で言われたのでしょうか.先生のこれまでのお話からすると,精神疾患は結局は「脳の病」にほかならないのだと,つまり,「心」などというものは存在しないのだ,という立場であると思えるのですが……

加藤忠史 「心」を持ち出さないとすれば,情動のコントロールにかかる神経系が障害された結果,時々過剰な行動が増えたり,睡眠が減少して非常に活発になる時期があったり,あるいは行動の量が低下する時期があったりというようなことが起きている.そのときの主観的な体験というのは気分そのものであり,その疾患を体験している最中においては気分がハイだとか,落ち込んでいるというふうに感じられるということであって,自覚症状としてはそういう心の症状が出ているということです.

中山 脳神経生物学という先生のスタンスからすると,「主観的体験」ということはどういうふうに位置づけられるのでしょうか.結局,随伴的なものなのか,それとも客観的な脳内のプロセスと主観的な体験とが同等なものとして多元的に対応するという位置づけなのでしょうか.

加藤忠史 精神医学は医学の一分野ですので,将来的には臓器の病態,病理学的基盤というのを見て,それを診断して治療するということが目標なのですけれども,現状ではそもそも病理学的な基盤がわかっていない上に,それを見る技術もないということで,それを推計する方法

としで患者さんご本人の主観的な体験でどういう状態になっているのかということを伺うことによって脳の病態を推測しているというのが現状であろうと思います。ですからその主観的体験を伺うのは，必ずしも悩みを聞こうと思って聞いているわけではなくて，どういう悩みをどのように訴える方なのかということを見ることによって，その人の脳内の病態を想像しようとしているのです．我々が問診をしているのは，脳の病態がどうなっているのかを推測しようと試みているということだと思います．

6. 動物もうつ病にかかるのか

中山 それでもう一つ，先生が最近お書きになられた話[4]で，動物にもうつがある．ネズミの実験では，ネズミにもうつ病的な状況があると．それはやはり構造として脳の中の人間と類比的に語れるような部分の欠損みたいなことがあるけれども，しかし動物というのは通俗的には心がないと考えられることもあるわけですよね．ところが心の病としてのうつ病に動物もかかるらしい．あるいは動物モデルで人間の治療ということを考えているというような部分がありましたよね．逆に先生のお立場からすると，はたしてネズミの実験で本当に人間の精神疾患の

注4 加藤忠史『動物に「うつ」はあるのか──「心の病」がなくなる日』PHP新書，2012年．

治療ができるのだろうかという疑問を呈されているところがあったかと思います．そうだとすると単にネズミと人間は変わらないというふうに言い切っていただければ，すっきりと脳神経生物学主義ということになると思うのですが，やはりネズミの実験が人間にどうあてはまるのかといったときに，人間存在の，それこそ特異性とか独自性というようなことを我々は語らざるを得ないのではないかと思うのですね．非常に陳腐な言い方になるかもしれませんけれども，我々には動物にはない「心」，精神なるものがあって，さまざまなものを主観的に体験，内的に体験しているということですね．

加藤忠史 私は動物に心がないから精神疾患がないというようなことを書いたつもりはなくて，そういうふうに主張する方々がおられるということを紹介しただけです．私は動物に心があると思いますし，心というのは脳の機能ですから，脳があるのだから心もあると思います．かなり共感できる部分もあって，当然，犬や猫を飼っている人は常に共感しながら一緒に生活している．ただ言語がないし，主観的な体験を聞けないとか，そういう困難はあるけれども，基本的な脳の機能，心の機能はかなり近い共通性があるというふうに感じています．

7.「言語」の役割

中山 いまのお話で「言語」ということ

が出てきましたが，田所先生と榊原先生の論文では，精神療法，とりわけ認知行動療法に関して，「言語的介入」というようなお話が出てきました．ネズミのうつ病というものが仮にあったとして，動物のうつ病と人間のうつ病ということにはやはり言語があるかどうか，つまり言語を介しての意味了解ができるかどうかが決定的な違いになってくるのではないかと思います．言葉によって意味がわかる，ということがなければ言語的介入は意味をなさないわけですね．ネズミに認知行動療法をやろうと思っても全然通用しないので，結局薬物投与のみということになるのではないかと思うのですが，そこらへんの問題を田所先生，榊原先生も含めてちょっとお伺いしたいと思います．

田所 ここは大事なところだと思います．私は加藤忠史先生のおっしゃった「主観的体験」というのと「言語」というのと，これはまさしく不即不離の関係にあって，まさにこれこそが，精神疾患が単なる身体的な病気とは区別されるところの一つの重要なポイントなのではないかと思います．例えば糖尿病というのは，別に本人が主観的にどういう体験をしているかどうかということは別にして完全に身体的なところで，その人が糖尿病か糖尿病じゃないかということがわかって，なおかつ治療もそれに基づいて行われる．だけどうつ病などの精神科の病気というのは，明らかに主観的な体験が最終的にターゲットになるのであり，それを治さないかぎりは治療とは言えない．そういう主観的なものが入っているからこそ，精神科の病気は実は単なる身体的な病気として扱えないのではないかということです．

坂上 でも本当はもうちょっと丁寧に行動を調べていくと，たとえば精神疾患のモデル動物の実験をやったら，実は症状が数値としてスケーリングできるような部分は実はあるのではないですか．

田所 主観的な症状ですか．

坂上 ええ．ひょっとしたら，本当かどうか，私は医者ではないからわからないんですけど，言語というのは一番わかりやすい，手っとり早いスケーリングの方法だから，みんなそれに頼っているだけであって，もちろん時間がないからそれしかやりようはないと思いますけど，本当は丁寧にやれば，もっと行動の中でどういう変化が起これば，これが症状だということがきちっと整理できるのではないか．そうすると逆に今度は動物実験なんかもやりやすくなってくる．

加藤忠史 認知療法の基盤となっているのは，うつ病では否定的認知が強く，オールオアナッシング思考とか，そういう特定の認知パターンが優勢になっていて，それを変えていくということだと思います．そういうパターンと，何か症状を見たときに扁桃体が賦活しやすいというバイオロジカルな状態とが相関しているという研究がかなり出てきて，認知療

法によって扁桃体の賦活が下がるというようなことも要因になって、最近では認知療法を介さずにニューロフィードバック療法[5]で扁桃体の賦活そのものを減らすことによって認知療法と似たような治療ができるのではないかというような説も出てきております。なので、ひょっとして動物のうつ状態のときに扁桃体が過剰に賦活しているとして、それをニューロフィードバックで、賦活しないようにさせたら同じように効果があるかもしれなくて、そういうレベルになっていくと、いま認知療法でやっていることが直接脳を操作することでできるようになる可能性もあるのではないかというふうに思うのです。

村井 人間の心が動物の行動と同じように、行動的とか生物学的に扱えないかという議論に向かっていますが、一方で、人間の心の場合は生物学的に扱う方法と、もう一つ別の方法として、直接に心を心として扱う「了解」というやり方があります。こうした別の方法があるのならば、使えるところは使ったらいいのではないでしょうか。人間の心がすべて行動的、生物学的に説明できるかどうかというのは、それはそれで一つの大切な論点ですが、もう一つ別のものがあれば、それを使ったらよいのではないかと思います。それをどういうふうに使うのか、どこまで使えるのかというところに、僕自身は大いに関心があります。

8. プラセボ（偽薬）の効果について

加藤敏 いまのご指摘に関連して、最近私が興味を持っているのはプラセボという問題で、プラセボ効果は、「言葉」の問題と関係があるのですね。抗うつ剤が多数開発されているけど、かなりの数の抗うつ剤はプラセボ、つまり偽薬に対して決定的に勝っているという治療成績を出せない。治験をすると、偽薬もかなり効くのです。この結果には、抗うつ剤の治験では、本人が同意できることが条件になるので、重症のうつ病、つまり精神病段階の患者さんが対象になりにくいということも関係すると思います。20〜50％の偽薬がそこそこ効く。完治はしないけれども、うつ症状を半分ぐらい良くするというデータがあるわけですね。これは大事なことです。それからおもしろいことに、やはり薬に期待している人の方が効果が良い。

さらに最近のPET（陽電子断層撮影法）研究で、実際に薬で抗うつ剤によって反応して良くなっている人の脳の変化と、プラセボ効果で偽薬によって良くなった人の脳の変化が非常に似ているという知見が出されている。いわゆる偽薬を飲んで治療して良くなった人でも、実は脳の明らかな変化が認められている。

> **注5** 脳からの信号を画像や音などの知覚情報に変換し、それをリアルタイムで対象者にフィードバックすることで、対象者自らが脳の状態を制御できるようにする技術。

プラセボ効果は社会脳ひいては「信仰」という問題につながるのですね．聖書によると，イエスは言葉による癒しの治療をたくさん行っている．奇跡治療と言われているけれども，この奇跡治療が全くの嘘じゃなくて，少なくとも一部著明な効果を出していることが推し量られると思います．さらに言うと，おもしろいことにパーキンソン病のように明らかな脳の病因がわかっている疾患でもプラセボ効果があることを示す知見が出されています．

痛みでもプラセボが結構効く．やはり脳の変化，PETの研究で実際の鎮痛薬を投入したのと，同じような変化が出ているという研究がある．人間では，言語的な介入によって，脳の変化を来しやすいという面がある．言語だけじゃなくて，治療環境の総体が脳に影響を及ぼすことが考えられます．本人にとって良い環境は多分脳の治癒力を引き出す．抗うつ剤と偽薬の研究をしてみると，抗うつ剤の効果も偽薬の治療の型に似ていることから，抗うつ剤はうつを治す自己治癒的な過程を引き出す「引き金効果」があるのではないかという研究もあります．私はレジリアンス**6**の観点を重視していますが，治療環境だけでなくて，日常の環境においてもそうなのだけど，人間には失調状態から回復する，より成長する

注6 「自己治癒力」に基づく疾病からの回復の力動的過程などを意味している．加藤敏編著『レジリアンス　文化　創造』金原出版，2012年ほか．

という生の方向性がそなわっていると思います．その点では，人間は動物に比べ，可塑性がより高いのではないかと思います．

加藤忠史　最近プラセボの反応率が高くなって臨床試験が失敗しているというのは本当にそうなのですけれども，アメリカで行われている試験で特にその傾向があって，それはプロの患者さんみたいな人がいて，治験をたくさん掛け持ちして，謝礼をもらうためにいろんな病気のふりをして，しかも治ったふりをする．そういう人がいるのでプラセボでも評価が良くなると，そういうことがあります．

坂上　いまの話とも関連すると思うのですけれども，刺激環境をどういうふうに理解するかという意味で，たとえばいま社会脳研究というのが脳科学でも随分多くなってきて，その前からもう社会科学でも実験的な研究がたくさん行われているのですけれども，そういう研究の結果はそもそもどのぐらい精神医療の中で使われているのですか．

加藤忠史　何も使われていません．

坂上　そうですよね．だからたとえばプラセボ効果なんていうのはまさに対人間の，人と人との間の関係が非常に大きな作用を及ぼすわけですよね．だからいろいろ難しいことを考える前に，本当はその刺激環境というのをもうちょっときちっと理解できるような方向に研究がいかないと，なかなか科学的に病気を理解す

第Ⅲ部　座談会　精神医学と哲学の出会い

るのは難しいような気が，ちょっといまのお話を聞いていて思ったのですけどもね．

村井　おっしゃる通り難しいと思います．何も使われていない．

加藤敏　プラセボ効果とは逆の薬の直接作用では説明できない，悪い効果を及ぼすノセボ効果があることも忘れてはならない．薬には副作用などの説明書きがたくさん付いてますよね．またジャーナリズムでも，薬について好意的な情報がある一方で，薬は副作用が多いなど悪いほうの情報も増えていますね．そうしたマイナスのイメージの影響下に，本来の薬の効果を発揮しない．それをノセボ効果と言うのですね．このノセボ効果が増大しているということも大きな問題ですね．そういう現象は，脳と薬，また脳と社会が非常に緊密につながっていることをよく示すと思います．

中山　いまのお話からちょっと飛躍するかもしれませんけど，プラセボ，偽薬ですよね．それが人間の例えばうつ病の患者さんなどにもかなり効くし，パーキンソン病なんかでも効く．先ほどの動物の治療と，それから人間の治療という話を考えると，動物の場合どうなのでしょうね．やはりある意味，状況を理解して，意義，言葉を理解する人間のみに効くのか．それとも動物でも結構効くのか．それはどうなのでしょうか．

加藤忠史　基本的にはプラセボ効果はないと想定して実験しています．

信原　そもそも動物にプラセボという形で何かを投与する，与えるということはどうやって可能なのですか．効くか効かないかの前に．

河野　まず動物に薬と認知してもらわないと．これは薬だと．

横山　何らかの形でそれを実験できるようにすることは可能なのでしょうか．

加藤敏　お菓子をあげるとか，そういう報酬的なものを出すということはある．

加藤忠史　その実験はすごくおもしろいと思いますね．動物にプラセボ効果があるのか．誰もやってないかもしれませんが，可能だと思います．

坂上　ただ実験者効果というのはありますよね．誰が実験するかによって結果が変わってくる．それはある意味でプラセボにつながる話だと思います．

加藤敏　面白いことに，人間の脳が最もプラセボに反応しやすく，またノセボ効果も多いといえる．

坂上　それは間違いない．

中山　やはりそこから何が言えるか．つまり動物と人間の存在の特異性ということになった場合，先ほど言語や社会の問題など出ましたけども，――まあ実験をやってみないと動物はわかりませんけど――プラセボ効果は人間にのみあると．逆からすると，人間の特殊性ということについて，どういうことが言えるのでしょうか．

坂上　いや，人間にだけじゃないと思いますよ．

241

横山 信頼は動物にもあるのではないでしょうか．

信原 信頼に基づくのだけど，要するにこれで治ると思うかどうかということですね．

加藤忠史 たとえば内側前脳束というドーパミンの神経束のところに電極を入れて，レバーを押すと気持ち良くなれるということを学習してもらう．その後，実はレバーを押しても全然刺激してないのだけど，何か先ほどと似たような効果がちょっと出たりというようなことはありえますよね．まだあんまり実験されてないかもしれないけど，プラセボ効果はあるかもしれないですね．

河野 でも刺激者によって餌を食べる，食べないというのはすごくはっきり分かれるわけだから．

坂上 そうそう，そういうのはありますよね．だから餌もそもそも同じ量を与えても，慣れた人が与えた場合と，慣れてない人が与えた場合で主観的報酬価が変わってくるということはある程度行動的に測れますから．もう少しキチンと証明すべきだとは思いますが，そういうことはありうるのではないでしょうか．

加藤忠史 もともとネズミに「うつ」があるかという話は，ネズミがうつになったとしても認知行動療法はできないだろうという話で，そのことから，うつ病というのが人間に特別な疾患なのかどうかという話だったと思うのですけれども，僕はそれは何とも言えないのではないかと思っています．確かに認知行動療法はネズミにはできなくて，人間にはできると思うのですけど，それは治療論の話で，まだうつ病とは何なのかというのはわかってないわけですよね．ですのでそれがわからないとネズミに「うつ」が本当のところ，あるのかないのかというのもわからないし，認知行動療法がネズミにできないからネズミに「うつ」はないとはちょっと言えないのかなと．

村井 プラセボの話を伺って感じたのですが，確かに動物でも類似のものがあるかなと思います．そうは言ってもやはり人間のプラセボ効果というのは大きくて，それは何かというと，プラセボ効果とは，多分「文脈」みたいなものだと思うのですけれども，ある文脈で同じような薬を使っても効果が全然違ってくる．その文脈が，これは薬ですよという一言によってコロッと変わってしまうということです．それは人間特有で，その特有なのは「言語」のためかなというふうに思います．

田所 たぶん動物にプラセボを用いた際の実験者効果というのは状況反応で，まさに村井先生のおっしゃる通りだと思うのですけれども，あくまでそれは反応として出るということで，自分で「いま僕はこういう状況にあるからこうなる，いまこれが薬として与えられたからきっと効くだろう」と——私はそれを「自分語り」ということで重要視しているのですけど——，そういうことをやった上で効

果が出るというのとはかなり大きな違いだと思います.

加藤敏 おそらくプラセボ効果は信念に大きくかかわるということですね.治るという信念があるかないかが大きな意味を持つ.信念の延長線上に宗教が位置する,そのへんが動物との大きな違いです.人間は自分たちが拠ってたつ言語的な準拠枠を持っている.かつて,毛沢東を強く信奉していた中国人民は,小さな外科手術は麻酔なしで受けることができたという.毛沢東の言葉を信じることで,報酬系が働き,痛覚がおさえられたと思われます.

村井 言語がほんの一言で全体のフレームを変えてしまう力を持っていると.

加藤敏 社会脳のリセットが言葉によってなされるのです.

田所 やはり言語が本質的な働きをしていると.

坂上 私は日頃,実験にサルを使っているのですけれども,やはりサルはネズミと比べると,かなり予測的な活動が多いのです.特に脳の発達を見ても,同じ報酬系でも,いわゆる大脳基底核系の報酬予測と大脳皮質系の報酬予測というのは大きく違っていて,我々の説ではたとえば内部モデルというのをつくって,それを利用しながら次の状況を予測していくというのが大脳皮質の――特に我々は報酬系でやっていますけれども――報酬情報処理の特徴です.そういう意味ではサルなんかはかなりいわゆるモデルベースな,内部モデルを使った予測ができるので,もうちょっと精神科の基礎実験に,ネズミだけじゃなくて,サルをたくさん使っていただければ.

村井 言語がつくる信念の,そういうドラスティックなフレームワークというのは,先生がおっしゃる内部モデルというのとパラレルなのですか.

坂上 非常に密接な関係があります.さらにそれを一緒にうまく構造化するコントロールができるのが言語だと思うのです.そのフレキシビリティがまた非常に重要なところかと思います.

信原 密接には関係があるけれども,それでもやはりサルは言語を持っていないということの決定的な違いというのも捉えなければいけないのではないかと思いますね.だから言語が可能にする内部モデルというのは,やはりそうでないものが可能にしている内部モデルとはやはり根本的に違うという面もあるのでしょうね.

坂上 根本的かどうかはわからないですね.何を根本的と言うかの問題だと思います.特にチンパンジーと人間となってくると,かなり手ごわいですよ,チンパンジーは.

信原 チンパンジーと人間を相当違うと見るか見ないかですけどね.

村井 人間の持っている言語が作る,そういう信念モデルみたいなものの先駆になっているかもしれないという仮説で見ていくということですよね.先生のおっ

しゃる内部モデルということは．

坂上 ええ，そういうことです．

9.「脳バンク」について

中山 加藤忠史先生はご論文の最後のところに脳バンク（brain bank）について書かれていましたが，血液バンクとか臓器バンクと同じように，脳バンクというのを作りたいということですね．そうすると動物ではなくて，人間の脳でも治療のための実験とか研究というのができるというようなお話なのでしょうか．ちょっとそのへんのところをお聞かせいただければと思います．

加藤忠史 精神疾患を解明するにはやはり人でできることというのは限りがあって，ゲノム研究とか脳画像研究とか血液を使った研究ができるのですけれども，神経細胞のレベルで電気生理とか，そういうことはほとんどできないということなので，ゲノムの異常から神経細胞の機能変化，神経回路の構築の変化が起きて，最終的に脳の機能が変化するという，その全部を一連のものとして理解しようとするとつながらない．動物だけでもつながらないし，人だけでもつながらない．動物だと最後の精神症状のところがわからないので，いずれにしても不十分であるということになる．全体をつなぐには両方をうまく組み合わせなければいけないし，動物モデルでわかった脳の病態というのは最終的には人で確認しな

ければいけない．ところがやはり脳というのは神聖なものであるという観念がもともとありますし，精神疾患研究の倫理的問題に関するいろいろな過去のいきさつもあって，現在，人の脳の研究というのは非常に低調であまり行われていない．それをもうちょっとやらなければいけないということです．

10. 脳の言葉と心の言葉

信原 ちょっとお聞きしたいのですけども，加藤忠史先生の立場からすると，プラセボ効果にしろ，言語の効果にしろ，すべては「心」の言葉を用いないで，「脳」を語るだけで話が完結できるというふうに考えておられるのではないかというふうに思うのですけれども，そうなのかどうか．最終的に加藤先生が考えている脳科学の理想的な発展状況の下ではそうならないのか．つまり「心」を語る言葉を抜きにすべてを語って，精神疾患の治療も記述も全部できるというふうに想定しているのか，想定していないのか．この点はどうなのでしょうか．

加藤忠史 全部脳で解釈できるかというのと，全部脳で語れるかというのは，ちょっと微妙に違うと思うのですね．というのは，やはり我々が行動して何かを考えたり，感じたりしていることはすべて脳で起きていることなので，基本的には脳の機能を反映していると思っています．しかし，それが脳の言葉で全部語れ

るかというと，たぶん今何か感じたときの神経細胞の興奮のパターンとか物質のパターンとかがどうなのかというのを全部調べられる技術ができたとしたら，それを記録することはできると思うのですね．いまここの神経細胞がこんなふうに発火している．物質はどれがどれだけ出て，どこへくっついていると．それを記述したとして，それは解釈できないですよね．ものすごい量の神経細胞，グリア細胞の動態がリアルタイムでミリ秒単位で1時間並んでいたとして，「これは何ですか？」と言われたときに解釈できない．どうやったら解釈できるかというと，そのデータを基に完璧なシミュレーションを実現するアンドロイドみたいなロボットをつくって，そのデータを基に動かしてみると，「ああ，いま笑っていたのかとか，怒っていたのか，何か議論していたのか」とか．そういうことをわかるためには，やはり我々が認識できるような言語というか，表出にしないとわからないですので．ですから脳の言葉だけで語ることは難しいと思います．

信原 脳の言葉は必ずしもそういう脳のミクロな記述に限定される必要はないわけですよね．

加藤忠史 でも物質レベルで考えていくと分子までいかないと語れないと思います．

信原 分子レベルで語ることと，たとえば気象学が雲のかたまりみたいなものを語るようなレベルで語ることと，いろんなレベルで語れるわけですよね．物質でも．

坂上 信原先生のおっしゃっていることは，分子をモニターするのではなくて，たとえばシングルユニットのアクションポテンシャル（活動電位）にかけるだけで解釈できるのではないですかというような話と解釈しているのですが，それとも違う？

信原 もっと膨大な神経集団の全体的なふるまい．

加藤忠史 そのふるまいをすべて記録できる方法があったとしたら，そのデータすべてでその人が何を感じ，何をしていたかはわかるとは思うのですけれども，現実問題としてはちょっとそれを解釈できないと思いますけど．

信原 必ずしもどう感じているのかということが解釈できる必要もないのですけれども．解釈できる必要があるのは，そういう脳状態のときにどういうふうに語りだすのかとか，どういうふうなふるまいをすることになるのかとか，うつ状態というのも，うつ的な主観的気分は問題にしないで，うつ的な行動様式を問題にしていると．それは脳のこういう状態からはそういうふうになると．脳の状態がこういうふうに変われば，そうではないような行動様式になっていくというふうなことが語られれば十分で，それ以上の主観的な何かというのが脳に対応づける形で語られればいいですけど，それができなくても必ずしも特に問題はないとい

うふうな形で考えられないかどうか.

坂上　それはたとえば，いま我々にとって最もネックだと思っているのは，すべての活動がモニターできても，なぜここにこれが存在するということが意識できるのかが全く説明できないことです．それがたとえばわからなくてもいいのかという意味ですか．

信原　それはむしろ意識という概念の問題になっていって．

坂上　たぶん意識だけじゃないと思いますよ．

信原　意識的であるということが行動としてはこういうふうな行動なのだというふうに言えるのであれば，脳の状態からこういうふうな行動ができる場合と，そうでない場合という形で区別できればそれで十分なのでは．

坂上　ニューラル・コリレイト（神経相関物）だけでいいと？

信原　ニューラル・コリレイトだけでいいというのは，そのニューラル・コリレイトが結局のところふるまいとしてはどういうふうなものになっていくのかということまでわからないと……．ニューラル・コリレイトでも隣のニューラル・コリレイトとどういうふうに関係していくのかという，それもわかってこないと．

坂上　そのダイナミックスがわかればいいということですよね．

信原　はい．

坂上　やはりニューラル・コリレイトには違いないけど，

信原　特にニューラル・コリレイトというふうに決める必要はもう最終的にはないですよね．

田所　つまり我々の普通の一般的な心に関する語り方みたいなものを，そのままそっくり脳科学の用語で置き換えられるのかという，多分そういう問題だと思います．

信原　置き換えられないけど，置き換えないで脳の観点だけで，脳の言葉だけですべてが出尽くしていると．でもそれが最終的に加藤先生が求めていることでなければ，加藤先生の立場は非常に曖昧なものになってしまうと思うのですね．

加藤忠史　その語るというのがよくわからないんですけど．すべて脳で起きていることだとは思うけれど，すべて脳のレベルで記述しようとすると情報量が多すぎて取りあつかうことができない．とにかくしゃべったほうが効率がいいからしゃべると思うのですけど．

横山　ただ一番問題なのは主観的なものが残ってしまうかどうかです．日常的な語りの中にあるものが消えてしまうことがあります．たとえば，かつてのフロギストン（燃素）[7]のように．脳科学が進歩すると日常的には自明な存在であると思っていたある種の対象が実はないのだ

注7　燃焼とは，かつて，「燃素（フロギストン）」という成分の放出過程であると考えられていた．だが，フランスの化学者ラヴォアジエ（1743-1794）による酸素説の登場によってフロギストンの存在は否定されることになった．

ということが起こり得ると思うのですよ．古い語り方が残るとしても，それは「心」が脳と別に存在することを言っているのではなくて，「圧縮記述」というべきもの．全情報を全部常に必要なわけではないので，ある目的のために，治療かもしれないし，行動予測かもしれませんが，マクロなところだけ，必要情報だけ取って処理するという場合に残るかもしれない．全情報なんか集めちゃったらかえって困るというか．

ただし，そういうときに「心」だとか，「意識」だとか，ヤスパースのいう「了解」だとか，そういうものを，その程度のものとして理解してよいかは検討すべき問題です．

加藤忠史 結局，主観的体験としては我々には「心」があって，その心に基づいて行動しているということになっていますけど，やはりむしろ脳科学研究の最先端としては，主体というのは後付けで，いまこうしたというのをモニターしているだけであって，というような感じで，本当に脳科学を極めると自由意志というのはどこかに行ってしまうというように多くの神経科学者は感じているのではないかと思います．だから後付けで「自分はこうした」というふうに感じているというのが主観的な主体の存在であって，という感じがします．

加藤敏 僕は，脳科学，あるいは分子生物学研究の成果で，おもしろい結論が出ていると思うのは，統合失調症や躁うつ病を遺伝子解析で診断できるだろうと考えて研究を進めてきたのだけれど，問題はそれほど単純ではないことが明らかになってきたことです．統合失調症にきわめて多くの関連する遺伝子があるという知見は，遺伝子解析が行われたのだけど，それがどういう病因的な意義をもつのかわからないことを，当面指し示す．言葉テキストの解読作業にたとえれば，言語配列の解読はしたものの，それがどういう意味作用を持つのかわかってないということです．私は構造論の言語学に関心を持っていますが，A（アデニン）G（グアニン）G（シトシン）T（チミン）の四つの塩基によって織り成される遺伝子配列は，構造論的な言語に近い側面があると考えています．つまり，ラカンのいうシニフィアン（記号表現）[8]の連鎖に比較できる．

さらに言うと，遺伝子の情報発現に際しては，環境の変化も大きく関与する．エピゲノム[9]という部位で遺伝子情報の発現を調整するわけですね．一卵性双生児のエピゲノムの研究では，生後，1カ月，2カ月，そして1年，10年後，40

注8　「シニフィアン（signifiant）」はフランス語で「意味しているもの」を指し，「記号表現」・「能記」などと訳される．他方，「シニフィエ」は「意味されているもの」を指し，「記号内容」・「所記」などと訳される．フランスの精神医学者・哲学者のジャック・ラカン（1901-1981）は，ソシュールの構造主義的言語学の影響を受け，シニフィアンの差異とシニフィエとに注目している．

年後と比較すると，エピゲノムの分子生物学的構造は，年齢が上がるほど，また生活している環境の違いが大きいほど，変化が大きくなるという研究があります．先ほど述べた社会脳は可塑性がきわめて大きい．

11. 精神疾患における「治療」の問題

中山 先ほどは言語の話が出ましたし，社会の話も出たのですが，精神疾患における「治療」という問題も一つの重要なテーマですね．皆さんの各章を読ませていただきましたが，精神疾患の「治療」ということについて微妙に結論が違っていたりするのですね．たとえば，症状を消失させることや，社会へと再適応させること，あるいはまた，それ以上のもっと新たな人生の創造などという論点もありました．この点について，どなたかよいご意見がありましたら，お願いいたします．まずは，実際に精神療法をなさっている田所先生と榊原先生，そこらへんのことをお伺いできればと思います．

田所 それはたぶん，少なくとも精神療法ということに限って言えば，すごく議論は紛糾するところなんですね．そもそも精神療法って何をするのが目的なのかというところで，いろいろな見解がありえます．私はとにかく「行動」を変える，生活習慣を変えることという形で，議論させていただきたいと思います．

中山 それはどう変えるのですか．たとえばうつ病の患者であれば，もうちょっとポジティブな現実認識や認知ができるような形で変えていくのですか．

田所 ですから，そういう行動目標という点からすると，うつ病の人の治療目標は，以前に所属していた会社などの職場，どこでもいいですけど，その人が持っている社会的な場での適応能力を改善してあげる．適応的な生活習慣をまた戻してあげる．あるいは，できればもっとそれ以上に，以前よりもストレスに強いような生活習慣をつくってあげる．

中山 社会的適応というか，あるいはストレス耐性力を強めると．

田所 それは最終的には社会的行動に還元できるかもしれませんが．

中山 榊原先生はいかがでしょうか．

榊原 そうですね．認知行動療法に関する限り，治療の目標はやはり寛解10と社会機能の回復だと思っています．その回復というのが元の状態に復旧するという意味なのかというと，それ以上のことを目指しているところもあるのではないかなと思っていて，それは認知行動療法はうつの再発予防効果がありますので，

注9 ゲノム配列を変化させずに，DNAに化学修飾が施されることで，遺伝子の発現が調整される変化をエピジェネティックな変化と言う．エピゲノムとは，ゲノムとこのエピジェネティックな情報の総体のこと．

注10 医学的な意味での「寛解」とは，「完治」とは異なり，一時的にせよ，永続的にせよ，症状が好転したり，消失したりして，臨床的に問題のない程度にまで回復することを意味する．

その再発予防というのは単なる復旧じゃなくて，それ以上のプラスアルファというのを目指しているように思います．

中山 いまは精神療法の立場から答えていただきましたが，加藤忠史先生は脳神経生物学的な視点からすると——あるいは薬物療法も含めて——，最終的な治療の目標というか，そもそも治療とは何かということをどのように考えていらっしゃいますか．

加藤忠史 病気によってだいぶ違うのですけれども，私の場合は双極性障害という病気を専門にしていますので，躁状態やうつ状態によって生じる社会的な後遺症みたいなものを防いで，社会に適応できるようにする．その人の本来の力を発揮して社会に適応できるようにするということで，双極性障害の場合は比較的迷わずに目標を持って治療できるような気がします．しかしたとえばアスペルガー障害11といった場合に，医者のほうは社会的にうまく適応するようにということばかり考えて治療するけれども，実は当事者が困っているのは知覚過敏とか運動制限の問題だったというふうに全くすれ違いがあったりして，それは発達障害の場合は生まれたときからずっとそういう状態になっているわけですので，その場合にそれを平均概念とか社会への適応というかたちで一面的に考えて，こうす

> 注11 広汎性発達障害の一種で，知的障害や言語障害を伴わずに，対人関係への無関心，同一動作の繰り返しなど自閉症の症状を表すものをいう．

べきだというふうに簡単に言えるかというと，それはちょっと難しいところもあるように思います．

12. 精神疾患と文化・社会の問題

中山 いまのは双極性障害やアスペルガーの話でしたが，たとえば統合失調症の場合——これは少し双極性障害にも若干かぶる面があると思いますが——，ゴッホとヘルダーリンのように，ある種の精神的高揚，脳神経細胞の高揚や興奮に基づく精神行為，そこからある種のクリエイティブな創造性ということがあって，ヘルダーリンにしてもゴッホにしても，そこからすばらしい芸術作品を生み出したわけです．彼らは両方とも社会的不適応であったし，はたして社会的適応ということがいいのか，治療というのはそういうことなのだろうかという視点もありうると思うのですね．つまりゴッホなり，ヘルダーリンがもう治ったので，ネクタイを締めて満員電車に乗って，普通の職場に戻って適応したとすると，それは「治療」されたことになるかもしれませんが，彼らが持っていた本来の力が消えてしまったという，ある種の創造性の喪失ということにつながる場合もあり得るのではないでしょうか．もしよろしければ小口さん，何か一言補足をお願いします．

小口 中山先生の論文と加藤敏先生の論文でそれぞれ取り上げられていたと思う

のですが、精神疾患、特に統合失調症に関して言えば、それがある種の高度な芸術活動に結びついているというような側面がある。もし統合失調症の治療法が開発されたとすれば、もちろんそれは統合失調症で苦しんでいる患者さんたちにとっては福音であることは間違いないと思うのですが、他方で、それが可能にしていた、我々の文化が高い価値を置いている創造性を抑えることにもなる。このような形での精神疾患が持っている文化的な価値というものをどのように考えていって、それに対する治療を行っていくかというのがある種、社会の中での精神疾患の位置づけというものを考えるときには問題になりうるかなと思うのです。

加藤忠史 非常に難しいことなのですけど、二つ視点があると思います。一つはやはり病気を抱えて生きる方そのものが世の中に感銘を与えるということはあることでありますので、芸術的意義があるから病気でないとか、病気であるとか、それは判断基準にはあまり考えにくいかなということです。もう一つは精神疾患というものが本当に意味がないというか、病としてなくすべきものかというと、必ずしもそうではないと思います。

やはりこういう病気の遺伝子というのが世の中に存在しているというのは、人間という種の多様性ということを反映していて、それが時代によって病気というふうに判断されるが、実は時代が変わると適応的になったりする。そういうことは幾らでもあることで、たとえば糖尿病というのはいま病気とされていますが、もともとは少ない食べ物で血糖を上げるという能力を持っているために飢饉で生き残れたと。その時代は非常に適応的だったものが、いくらでも食べ物があると、ついつい食べすぎて病気になってしまうということです。

そういう観点で精神疾患というものを見ていくと、やはり同じような側面があって、現代の社会の中では病気とされてしまうけれども、実はそういう人じゃないと生き残れない時代があるかもしれないということです。だから病気＝マイナスなものというふうに一面的には見られませんが、結局、現代社会の中でハッピーに生きていくためには何とか適応せざるを得ないというところもあって、そういう状況の中では病気として治療されるということになると思いますけど。

小口 加藤敏先生の論文の中でもちょっと関連する論点があるかなと思うのですが、価値規範と平均規範という分け方をされていて、おそらくDSM-5[12]などの中では価値規範という側面が非常に強くなってきている。より高度な統御を行うことができるような、そうした個人を尊ぶような、そういうあり方になっている。その点ではそれを目指すように精神医療全体が動いていくと、おそらく多様

注12 『精神障害の診断と統計の手引き』第5版。座談会開催時点では改訂作業が進められている（⇒第13章（石原論文）を参照）。

性のあり方というものを削っていく方向にむしろ向かうのではないかと思うのですが、その点についていかがでしょうか。

加藤敏 いまのご説明、私も確かに同様の見解です。いずれにしてもいまの学校教育全体が明治以降、西洋の教育システムを導入して、ある種の進化的なモデルで教育してきたという面があります。それが現代ではさらに進んでいるということですね。人間の正常なあり方について言えば満遍なく、どんな人とも交流できて、そして仕事も早くできることを「正常」規範にしようとする動きがある。他方で現代社会は、どうも感情よりも知的なものを優先する傾向を強めている。高度資本主義の社会では、人間に期待するハードルが高くなっている。そのため生きづらくなっているという問題は、精神疾患を考える上で大事なところですね。

その一方で、IT社会のお陰でより良好な状態で生活している人が結構います。そういう中に妄想を持った人がおり、ネットで妄想を語って、サイトをつくっている。現代において、統合失調症の妄想のスケールが小さくなり、病勢がひと頃に比べると軽くなっている。そうした病態の軽症化の要因に、ITによって、匿名での、あるいは偽名を使っての発信で、より自由に言葉によって自分を確立できるようになったことも関与していると考えられる。IT社会は、統合失調症の患者に対して統合失調症を乗り越えるレジリアンスの場を提供しているという側面があると感じます。

現在の高度資本主義社会で最も被害をこうむっているのは、いわゆる躁うつ病圏の人じゃないかと思います。つまり現代の職場では、仕事の要求水準が高く、仕事をできるだけ多く、そして早くこなさなければならない。そのため1日の睡眠時間が2、3時間などと短くなってしまう。この時、軽い躁状態、つまり「適応性の軽躁状態」が出現することが少なくない。躁うつ病（気分障害）は基本的にはリズム障害です。リズムの失調を来しやすいような素地を、いまの高度資本主義がつくっているのは間違いない。医療関係者でも結構躁うつ病が多い。あるいは教育関係にも多い。これは社会の要請に応えるなかでの副産物といえる。相対的にリズムは上がっている。それだけ仕事への負荷が増えている。全体としてそういう点では自由人が減っているというか、少なくともそれをあまり許容しないという面はある。その点で社会の大きな変化が精神疾患に大きな影響を及ぼしているのは間違いない。

村井 ピーター・クレイマーという精神科医が、現代は「ハイテク資本主義」の時代である、と言っています。資本主義・プラス・ハイテクなので、たくさんのタスクを同時にこなすことが要請される。そうなると、加藤敏先生がおっしゃるようなハイポマニック（軽躁的）な人が重宝される。彼が言う主張をさらにも

う一歩進めると，そういう状況では「疾病」の概念自体がシフトして，たとえば従来であれば，普通の恥ずかしがり屋ぐらいだった人が，社交不安障害ということになってくる．そうすると，その人は，自発的な行動として抗うつ薬を使うようになる．そうして病気と健康という疾病概念の境界がシフトしていく．そういうことがどの程度の規模で起きているかは別として，一つの流れとしてそういうことはあると思います．

山岸 いま第3次産業がどんどん増えていますよね．そうすると第3次産業は基本的に共感能力とか，人とうまくやっていく能力が必要になって，そちらのほうが強調されて，そうした能力に問題のある人はちょっとかわいそうな状態にあるのではないかと思うのですけれども，そういう人たちが生きる社会的なニッチ（生態的地位）がずいぶん減っているのではないでしょうか．

加藤敏 私は産業医の指導をする関係で，IT企業の現場を訪問する機会があります．ひたすらコンピュータを前に仕事をし，仲間との会話はなく，あるとすればコンピュータのメールによってで，檻みたいなところで仕事をやっているのです．皮肉なことに，こうしたIT関連の作業は，社交が苦手な人にとっては逆に都合が良い面がある．

山岸 そういうニッチがあればいいと思うのです．昔，田んぼを耕していたのと同じようなことですから．たとえば人口の9割が田んぼを耕していたときには，今ほど人とうまくやる能力は必要なかったですね．そういう人たちが第3次産業に入って，人とうまく付き合わないといけない．それはそれなりにかなりすごいストレスです．

河野 エンジニアでもかなり人付き合いができないと実際にはなれないですよね．そうするとそういう能力が低くて，社交性が低いと厳しいこともありますよね．

中山 先ほどの加藤敏先生のお話に戻りますが，加藤先生の論文の中で議論として提起されていたと思うのですが，結局，「治療」ということを一つは「平均性」ということを軸に考えるようなタイプ，これは社会適応ということですね．二番目は「価値規範」という言い方をされていましたね．つまり本来あるべき人間ということに照らして，それに対して，たとえ少数であっても，もっと高い基準を設けて，それに基づいて正常／異常を分けるのか，あるいはゴッホとヘルダーリンのような，むしろ「異常」とされる人間も尺度を変えれば，彼らこそ実は本当に正常ということになるかもしれませんね．加藤敏先生のご論文でも時代とか社会による文化的準拠枠というようなことをお書きになられていて，古代社会であれば，現在，「異常」と見なされている人間もむしろ重宝されて，神の言葉を伝えるのだとか，あるいは聖なる声を聞くのだという形で，むしろ非常に高

く見られていた．ところが現代社会では，その逆で「異常な人間」ということで，場合によったら社会的な排除の対象となるということもあり得ると思うのです．そのへんのことをちょっともう少しお伺いしたいんですが．

加藤敏 ちょっと話をずらしますけれども，欧米でポスト・サイカイアトリーという言葉があります．「精神医学の後」という意味ですが，つまり治療に関して，医者が，精神科医が治療するのではない．むしろ自助グループのようなところで治療がなされることに注目する．日本で言うと，北海道・浦河にあるべてるの家が一つの例になるかもしれません．

精神科医療の枠組みを脱構築するといってよい動きが，いまイギリス等で認められます．その際，ネットで自分の言葉や考えを自由に発信できるということは大きな意義をもつと思います．普通の人でもそういう面が確かにあって，ネット社会は，自分の場を言葉で確立するという効果はあるのではないかという気がします．そういう点で，絵画療法とかコラージュ療法といった，非薬物療法をもっと大事にしなければいけないと思います．人々がそれぞれ主体としての個別性，特異性に根ざして，ささやかな詩人，芸術家になるという可能性について，もっと考えなければいけないことですね．

中山 そろそろ時間も迫って参りましたが，どなたかこれだけは最後に言いたいということはございますか？

13. 感想——「座談会」に参加して

菅原 これだけは聞きたいのですけど，現場の精神科医の方とか科学者の方とかに伺いたいのですが，僕も哲学を専攻しているのですけど，今回たくさんの哲学者の方々が集まって議論されたのですが，実際に現場にお持ち帰りできそうな嬉しいこと，何かそういうのがあったら嬉しいと思うのですが，どうでしょうか．

山岸 その逆も聞きたい．

菅原 逆に哲学者にとって何が嬉しかったのかと．哲学的なインプリケーションということになると思うのですけれども．

村井 僕は今回の議論はよかったと思います．現場で臨床をしているとすごい業務量で，時々やはりぐっと引いてすごく俯瞰的なところからものを見るというのは，また次の外来とか，臨床を続ける活力になるのではないかと．

菅原 実際に活動する上で嬉しい知見みたいなのは？

村井 具体的にこれだというのはなかったですが，引いてみるというのがよかったです．現場で患者さんを診ているときは，今回の議論のようなレベル，たとえば，心と脳の関係，といったことは考えないですから．精神科の臨床は非常に実用的な学問で，本当に実務的な部分で普

段は仕事をしていますので，そういう意味で，今回の議論はよかったと思います．

加藤敏 僕は，哲学系の方がDSM-5を一生懸命読まれているのを知り，驚きます．あんな難しい無味乾燥なのをよくまあ（笑）．ただ希望を言うと，やはり文系の人も1年に1回，2回は臨床現場を見ていただくということも結構大事なのではないかと思いますね．我々は患者さんと正面から向きあい，治療にあたるという，そういう実践的な要請を突きつけられる．それはかなり緊迫した場面です．DSM-5はそういうなまの臨床現場から引いたところで作られています．哲学の方に臨床の現場に足を運んでいただくと，哲学と精神医学との相互理解がさらに進むと思います．

菅原 哲学サイドの方で逆に嬉しかったことは何かありますか？

信原 いつも感じることですけど，話を深めて，お互いに何かを得るところまで進めようとすると，非常な労力と時間がかかって，なかなかこういう2時間，3時間では到底そういうところに行き着かないなあというのが，いつもの実感です．どうすればいいんでしょうねと言っても，時間と労力をかけるしか解決方法はないと思うのですけどね．でも，かけられないのが現状．哲学者の側もかけられないし，精神科医の方々もかけられないというのが現状だと思います．だけど，時間と労力をかけて，双方が得られるものを得た方がはるかに有益なのだろうなあとはいつも思っています．

横山 今日もちょっとわかったんですけど，ガミーの本を哲学者だけで読んでいるときと相当違うことがわかってきた．「実証的」というような言葉の使い方が他の哲学書と違うんですよね．そういうのはやはり本を読んでいるだけではあまりよくわからないですが，こうやって話をするとわかる．あと信原先生がおっしゃったことに賛成なのですけれども，長く共同作業をいろいろやっていると分野間のコミュニケーションが多少は改善されているのではないかと思います．若い方はむしろもっと積極的にどんどんやってみるとよいと思います．こうしたことは，昔に比べれば進んでいるのではないかと思います．

河野 私だとどっちかというと教育現場，特に特別支援教育に接しています．教育現場では心理学や医学の実験系の研究が役に立たず，現場経験のない研究者や医者の悪口が多いです．哲学は多角的にものを見て，医者，心理学者，教師，そして子どもをつなげる役に立ちたいですね．

中山 私は率直に言って，非常におもしろかったと思います．やはり皆さんスタンスが全く違っていて，お二人の加藤先生も全然違いますし，それぞれの方のスタンスのお話を聞けたのは非常によい刺激になりました．どうもありがとうございました．

坂上 私はいつも哲学者の方々ともお話しさせていただいていますし，村井先生や加藤忠史先生のお話も聞かせていただいていますが，ちょっと新鮮だったのは，とりあえず私から「意識のメカニズムがわからない」と振ってみたのですけど，何も食いついてくれなかったところはちょっと意外でした．

田所 たまたま私は両方，精神医学と哲学をやらせていただいているんですけど，私は村井先生とはちょっと違って，臨床のまさに現場で本当に悩むんですね．この患者さんにどういうアプローチをすれば治るのだろうか．あるいは治るってどういうことなのだろうかと．今日みたいにいろんな考え方があって，しかも自分の使っている言葉が共有されてないということを知るだけでも価値があって，それはやはり臨床に確実に反映されるのではないかなと思います．どうもありがとうございました．

加藤忠史 何を言えばいいのかちょっとわからないのですけど，哲学というのが何なのか私にはよくわからないなと．日常語の哲学としては，自分はこうやって研究しています，というようなものは自分としても持っているつもりで，そういうことを今日語ったつもりなんですけれども，精神医学と哲学といった場合に，それは何なのか．哲学が出たときというのは，まだ自然科学自体がほとんど始まっていなくて，「人間とは何ぞや」ということから始まったと思うのですけれども，その時代，アリストテレスなんかが脳科学の技術を持っていたら，多分やっていたのではないかと．だから神経科学，精神医学そのものが哲学であるというふうに私は感じていますし，将来そうなってほしいなと思っています．

榊原 自分が認知行動療法を実際に勉強していく中で，認知行動療法の考え方と精神医学の考え方は違うなと気づかされたのが今回寄稿させていただいたきっかけでした．この座談会でも精神療法が話題になり，患者さんに精神療法を行うというのはどういうことなのか，ネズミにも精神療法ができるのか，という疑問点を持ってらっしゃる方が他にもおられるということがわかったので，やはりここには問うべき問題があると思いを新たにしました．

中山 それではここで，このシンポジウムを締めさせていただきます．皆様，どうもありがとうございました．

あとがき

　本書は，2008年に上梓した『脳科学と哲学の出会い——脳・生命・心』の続編である．前作は，玉川大学21世紀COEプログラム「全人的人間科学プログラム」の活動の一環であり，脳科学と哲学とのインターラクションを試みた脳科学研究所「生命観部門」の活動の成果を共同研究書として編纂したものであった．本書『精神医学と哲学の出会い——脳と心の精神病理』は，その後，継続して玉川大学グローバルCOEプログラム「社会に生きる心の創成——知情意の科学の再構築」が採択されたことを背景に，新たに「脳科学リテラシー部門」と名称を変えた哲学系・人文系のグループが開催してきた一連のインターラクティブな研究成果を踏まえて，新たに論集として編纂したものである．

　このように新たに立ち上げられた脳科学リテラシー部門では，「脳科学と意識」，「脳科学と言語」，「脳科学と宗教」，「社会科学と脳科学」，「記憶と証言」などのテーマでの研究会を実施してきたが，昨年来，新たに「精神医学と哲学」というテーマでの研究会を2度開催した．「はじめに」でも述べたように，このテーマでの第1回目の研究会（2011年2月27日開催）では，思春期の自己制御発達に着目して精神疾患研究を行われている笠井清登氏（東京大学医学部精神神経科），臨床精神病理学という観点から統合失調症を中心に研究されている生田孝氏（聖隷浜松病院精神科），分析哲学的な知見を利用して精神医学の基礎に関する研究を進められている田所重紀氏（千葉大学附属病院精神神経科）に精神医学および現場の精神科医の視点から講演をしていただき，また第2回目の研究会（2012年3月3日開催）では，神経生物学の立場から，主に双極性障害の研究を第一線で行っておられる加藤忠史氏（理化学研究所脳科学総合研究センター），長年数多くの著作を通じて，精神医学と哲学の対話を実践されてきた加藤敏氏（自治医科大学精神医学教室），現象学の立場から精神医学の現場の「語り」を研究されている村上靖彦氏（大阪大学大学院人間科学研究科）に講演していただき，それに続いて，哲学を中心とした人文系の先生方，研究員の方々を交えて白熱した議論が展開された．そうしたプロセスの中で，精神医学サイドの方々のみならず，哲学サイドのメンバーにも執筆して

いただき，共同研究本を刊行したらどうかという声が上がってきた．以上が，本書の企画が成立した経緯である．こうした本書の企画・立案に際しては，共編者である信原幸弘氏から多大なご助言やご提案をいただいた．今回の執筆陣および座談会には，榊原英輔氏（国立精神・神経医療研究センター病院），松丸啓子氏（高千穂大学人間科学部），石原孝二氏（東京大学大学院総合文化研究科）にも加わっていただいた．なお，座談会には急遽，ナシア・ガミー著『現代精神医学原論』（みすず書房，2009年）の翻訳者である京都大学大学院医学研究科の村井俊哉氏にも特別参加していただいた．この場を借りて御礼を申し上げたい．

今回も「精神医学と哲学」をめぐって座談会を開催し，それが本書にも掲載されることになった．当初は議論が迷走するのではないかと気が気ではなかったが，ご登壇の先生方から大変興味深い発言をしていただき，また次々と重要な論点を出していただいて，無事有意義なディスカッションを終えることができたのではないかと思う．あとは読者諸賢のご判断を仰ぎたい．同じ精神医学のサイドに属しながら，神経生物学の立場の加藤忠史氏と，臨床哲学に定位されている加藤敏氏という対極的なスタンスに立つお二方のご発言も本書の見どころの一つであろう．

さて，2010年の Nature 誌の第1号に「精神疾患の10年」という記事が掲載されたことは「はじめに」でも言及したが，いよいよ精神疾患の解明と治療のさらなる進展に向けた新たな一石が投じられようとしている．そうした「精神医学の新展開」の流れを見すえつつ，本書は精神医学と哲学との新たな出会いを模索する一つの試みである．こうした試みが呼び水となって，精神医学と哲学をめぐる議論が改めて活性化することを祈念したい．

最後に，脳科学研究センターの「脳科学リテラシー」部門の企画・運営をはじめ，本書の編集——とりわけ，座談会の編集作業——において多大なご協力をいただいた本学脳科学研究所研究員の小口峰樹氏，そして出版・編集にあたり，多大なご尽力をいただいた出版部の成田隆昌氏に改めて感謝の意を表したい．

2012年11月　　編者代表　　中山剛史

執筆者（50音順　＊は編者）

生田　孝　　第5章
1949年，北海道生まれ．名古屋大学大学院理学研究科博士課程（理論物理学）修了，大阪大学医学部卒業．博士（理学，医学）．マールブルク大学（フンボルト財団給費）を経て，現在，聖隷浜松病院精神科部長，名古屋市立大学医学部臨床教授．主な著書：『青年期心性の臨床』（金剛出版，2000年），『語り・妄想・スキゾフレニア』（金剛出版，2011年）ほか．

石原　孝二　　第13章
1967年，群馬県生まれ．東京大学大学院人文社会系研究科博士後期課程修了，博士（文学）．北海道大学准教授を経て東京大学大学院総合文化研究科准教授．主な著書：『当事者研究の研究』（編著，医学書院，2013年），『科学技術倫理学の展開』（共編著，玉川大学出版部，2009年），岩波講座『哲学』第5巻（分担執筆：岩波書店，2008年）ほか．

笠井　清登　　第2章
1971年，香川県生まれ．東京大学医学部医学科卒業．国立精神神経センター武蔵病院精神科レジデント，ハーバード大学医学部精神科臨床神経科学部門客員助手等を経て，現在，東京大学大学院医学系研究科精神医学教授．博士（医学）．主な著書：『精神科研修ノート』（共著，診断と治療社，2011年），『TEXT精神医学』改訂4版（共編，南山堂，2012年）ほか．

加藤　敏　　第7章
1949年，愛知県生まれ．東京医科歯科大学医学部卒業．自治医科大学精神医学教室教授．博士（医学）．専門は精神医学．主な著書：『人の絆の病理と再生―臨床哲学の展開』（弘文堂，2010年），『統合失調症の語りと傾聴―EBMからNBMへ』（金剛出版，2005年），『創造性の精神分析――ルソー，ヘルダーリン，ハイデガー』（新曜社，2001年）ほか．

加藤　忠史　　第1章
1963年，東京都生まれ．東京大学医学部医学科卒業．滋賀医科大学精神科助手．東京大学医学部精神神経科を経て，2001年理化学研究所脳科学総合研究センター精神疾患動態研究チームチームリーダー．2009年より同センター シニア・チームリーダー．博士（医学）．主な著書：『脳と精神疾患』（朝倉書店，2009年），『双極性障害』（ちくま新書，2009年）ほか．

河野　哲也　　第12章
1963年，東京都生まれ．慶應義塾大学大学院文学研究科博士後期課程単位取得修了．博士（哲学）．国立特殊教育総合研究所特別研究員，防衛大学校助教授，玉川大学文学部准教授等を経て，現在，立教大学文学部教育学科教授．主な著書：『〈心〉はからだの外にある』（NHKブックス，2006年），『善悪は実在するか』（講談社メチエ，2007年）ほか．

榊原　英輔　　第3章
1983年，神奈川県生まれ．東京大学医学部医学科卒業．横浜市立市民病院での初期臨床研修を経て，東京大学医学部附属病院精神神経科に入局．現在，国立精神・神経医療研究センタ

一病院第一精神診療部精神科レジデント.

田所　重紀（たどころ　しげのり）　　第4章
1975年，神奈川県生まれ．千葉大学医学部卒業．同大学大学院医学薬学府博士課程修了．博士（医学）．現在，千葉大学医学部附属病院精神神経科医員，東京大学大学院総合文化研究科（哲学専攻）在学中．精神保健指定医．臨床心理士．主な論文：「認知行動療法における動機づけと疾病の外在化の変化について」（『認知療法研究』3巻，2010年）ほか．

中山　剛史（なかやま　つよし）*　　はじめに　第10章　あとがき
編著者紹介参照

信原　幸弘（のぶはら　ゆきひろ）*　　第8章
編著者紹介参照

松丸　啓子（まつまる　けいこ）　　第11章
東京都生まれ．名古屋大学大学院教育学研究科博士後期課程単位取得退学．筑波大学助手，高千穂商科大学助教授等を経て，現在，高千穂大学人間科学部教授／東北大学大学院文学研究科博士課程在籍．主な著書：『脳科学と哲学の出会い』（分担執筆：玉川大学出版部，2008年）．主な論文：「精神分析に対するヤスパースの批判」（『理想』第671号，2003年）ほか．

村上　靖彦（むらかみ　やすひこ）　　第6章
1970年，東京都生まれ．基礎精神病理学・精神分析学博士（パリ第7大学）．大阪大学大学院人間科学研究科准教授．主な著書：『自閉症の現象学』（勁草書房，2008年），『治癒の現象学』（講談社，2011年），『傷と再生の現象学』（青土社，2011年），『レヴィナス―壊れものとしての人間』（河出書房新社，2012年）ほか．

横山　輝雄（よこやま　てるお）　　第9章
1952年，東京都生まれ．東京大学大学院理学系研究科科学史・科学基礎論専攻博士課程単位取得退学．南山大学文学部助教授等を経て，現在，南山大学人文学部教授．主な著書：『生物学の歴史―進化論の形成と展開』（放送大学教育振興会，1997年），『ダーウィンと進化論の哲学』（責任編集，勁草書房，2011年）ほか．

編著者

中山　剛史（なかやま　つよし）
1963年，東京都生まれ．早稲田大学大学院文学研究科哲学専攻博士後期課程単位取得退学．玉川大学文学部専任講師を経て，現在，同学部人間学科准教授．主な著書：『脳科学と哲学の出会い──脳・生命・心』（共編，玉川大学出版部，2008年），『哲学の歴史⑩──危機の時代の哲学』（第Ⅳ章「ヤスパース」執筆担当，野家啓一編，中央公論新社，2008年）．

信原　幸弘（のぶはら　ゆきひろ）
1954年，兵庫県生まれ．東京大学大学院理学系研究科科学史・科学基礎論専攻博士課程単位取得退学．関東学院大学専任講師等を経て，現在，東京大学大学院総合文化研究科教授．主な著書：『心の現代哲学』（勁草書房，1999年）『考える脳・考えない脳』（講談社，2000年）『意識の哲学──クオリア序説』（岩波書店，2002年）ほか．

精神医学と哲学の出会い
──脳と心の精神病理

2013年4月15日　初版第1刷発行

編著者 ────	中山剛史・信原幸弘
発行者 ────	小原芳明
発行所 ────	玉川大学出版部
	〒194-8610　東京都町田市玉川学園6-1-1
	TEL 042-739-8935　FAX 042-739-8940
	http://www.tamagawa.jp/introduction/press/
	振替　00180-7-26665
装　幀 ────	渡辺澪子
印刷・製本 ────	モリモト印刷株式会社

乱丁・落丁本はお取り替えいたします．
Ⓒ Tsuyoshi NAKAYAMA, Yukihiro NOBUHARA 2013 Printed in Japan
ISBN978-4-472-40468-9 C3047 / NDC490

玉川大学出版部の本

脳科学と哲学の出会い　―脳・生命・心―

中山剛史・坂上雅道 編著

脳科学の発達による脳と心や意識の解明がもたらす新しい展開や世界観の変革の要点を、脳科学と哲学の立場から明らかにする。脳科学の重要問題の核心に迫った討論も掲載。
A5判並製・256頁・本体4,000円

＊

脳と心と教育

J. P. バーンズ 著　高平小百合・奥田次郎 監訳

脳科学や神経科学と心理学・教育学を関わらせることは、従来あまりなかった。本書では、それぞれの関連する研究成果が教育現場でどう役立つかを示す。教員、保護者必携。
A5判並製・272頁・本体3,800円

＊

畏　敬

O. F. ボルノー 著　岡本英明 訳

畏敬を中心に、尊敬、羞恥、イロニーなど、他者とのあいだに距離があり、神聖なるものの究極なるものによって呼び覚まされる感情の意義を解明。
A5判上製・224頁・本体5,400円

＊

思索と生涯を語る O・F・ボルノー

H.-P. ゲベラー　H.-U. レッシング 編　石橋哲成 訳

質問に対して、ボルノーが答える対話形式により編集。物理学から哲学・教育学研究、希望の哲学へ辿りついたボルノーの全容が浮き彫りにされる。
B6判上製・200頁・本体2,400円

＊

ランゲフェルト教育学との対話　―「子どもの人間学」への応答―

和田修二・皇紀夫・矢野智司 編

「子どもであること」の理解に新たな見方を提示したランゲフェルトの教育思想を手がかりに、教育問題や教育学の課題の在処を多次元的に示す。
A5判上製・392頁・本体6,200円

表示価格は税別です。

玉川大学出版部の本

回り道 —文化と教育の陶冶論的考察—

K. モレンハウアー 著　眞壁宏幹・今井康雄・野平慎二 訳

芸術作品や自伝の考察から教育の根本原理を明らかにする。教育・自己形成と文化との「忘れられた連関」を想起させる手法を導入し、教育学に大きな影響を与えた著作。
A5 判上製・272 頁・本体 5,200 円

　　　＊

子どもは美をどう経験するか —美的人間形成の根本問題—

K. モレンハウアー 著　真壁宏幹・今井康雄・野平慎二 訳

人間形成にとって美はいかなる意味をもつか。絵画と音楽という異質な領域を具体的素材に即して総合的に扱い、ドイツ教育界に衝撃を与えた著作。
A5 判上製・264 頁・本体 5,300 円

　　　＊

中学生からの対話する哲学教室

S. ケイ、K. トムソン 著　河野哲也 監訳

愛、嘘、正義、環境など哲学のさまざまなテーマについて考えるテキスト。アメリカの中高で使用されている教科書を日本語訳。先生への手引付。
B5 判並製・188 頁・本体 2,400 円

　　　＊

大学改革の社会学

天野郁夫 著

高等教育システムを支配してきた秩序が、一連のドラスティックな改革によって崩壊しつつある。新しい秩序は何を基軸に据えればよいかを考える。
A5 判上製・288 頁・本体 4,200 円

　　　＊

日本の大学教授市場

山野井敦徳 編著

日本の大学教授市場はどのように発展してきたのか。帝国大学創立以降の展開を多角的に考察し、流動性のある市場にするための問題提起を行う。
A5 判上製・344 頁・本体 5,800 円

表示価格は税別です。

玉川大学出版部の本

リーディングス　日本の高等教育　全8巻
企画編集 橋本鉱市・阿曽沼明裕
高等教育がいま直面している問題群の全貌を文献とその解説から明らかにする。
A5判上製・平均376頁・各本体 4,500円

第1巻　大学への進学　―選抜と接続―
　　中村高康編
第2巻　大学の学び　―教育内容と方法―
　　杉谷祐美子編
第3巻　大学生　―キャンパスの生態史―
　　橋本鉱市編
第4巻　大学から社会へ　―人材育成と知の還元―
　　小方直幸編
第5巻　大学と学問　―知の共同体の変貌―
　　阿曽沼明裕編
第6巻　大学と国家　―制度と政策―
　　村澤昌崇編
第7巻　大学のマネジメント　―市場と組織―
　　米澤彰純編
第8巻　大学とマネー　―経済と財政―
　　島　一則編

*

大学教員準備講座
夏目達也・近田政博・中井俊樹・齋藤芳子 著
学生の教育や高度な研究、地域への貢献など専門性の高い職務能力を期待されている大学教員が知っておくべき知識や技能。大学教員を志す人へ。
A5判並製・224頁・本体 2,400円

*

大学教員のための授業方法とデザイン
佐藤浩章 編
大学教員に求められる知識と技能を提供。授業で学習内容をどう構成するか、どう教えるのかを説明する。すぐに使える資料や授業実践例を掲載。
AB判並製・160頁・本体 2,300円

表示価格は税別です。